体が
勝手にやせる
食べ方

おいしくて、簡単にできる
「腸」やせレシピ132

農学博士
辨野義己
〔監修〕

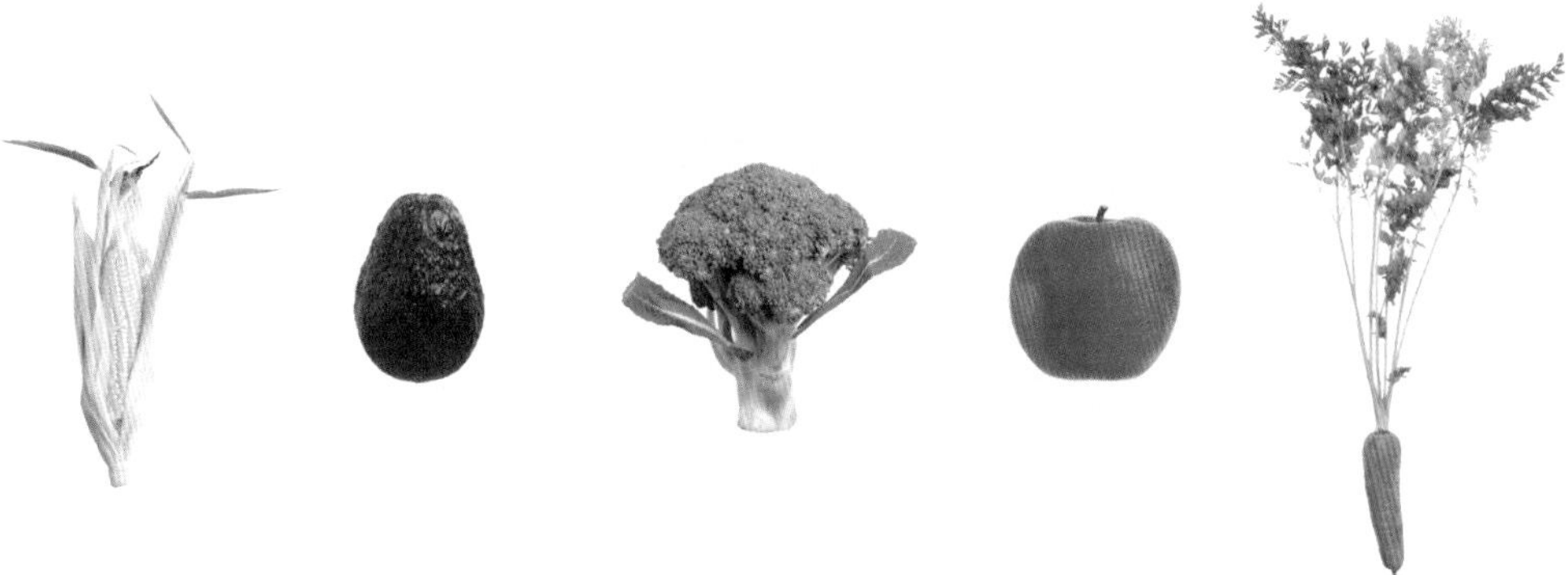

三笠書房

同じものを食べているのに、やせる人、太る人の違いとは？

同じ量・同じカロリーを食べていても、やせる人もいれば、太る人もいます。これまでの科学ではこのなぞについて、人による運動量の違いや体質などというだけで、決定的な答えを出せませんでした。

最近の研究によって、このなぞは解明されつつあります。そのカギを握っているのが、「腸内細菌」なのです。

詳細は本文に譲りますが、**腸内細菌のバランスによって、やせたり、太ったりする**ことがわかってきました。そして、腸内細菌のバランスを良好に保つだけでも、肥満対策に有効に働くのです。

食の欧米化によって、多くの人の腸内細菌のバランスは荒れている状態です。それが、大腸ガンなどの腸疾患はもとより、肥満、糖尿病、高血圧、自閉症、うつにも影響を及ぼしているのです。

しかし、ライフスタイル、特に食事に気をつけることによって、腸内細菌のバランスは保たれ、体重は適正なものに変化していきます。腸の年齢も若返り、免疫力（病気に対する抵抗力）は確実に高まります。

私自身、腸内細菌のバランスを保つ食事に変えたところ、**1年間で10kgの減量に成功**しました。花粉症もなくなり、見た目も**10歳以上若返った**と人からいわれます。

何歳からでも遅くはありません。食物繊維の多い食事やヨーグルトが、スリムで健康な体を作ってくれます。

さあ、ページをめくり、体が勝手にやせる食べ方を覚えていきましょう。

辨《べん》野《の》義己《よしみ》

もくじ

2章 体が勝手にやせるレシピ

● 本文中の計量単位は、1カップ＝200ml、大さじ1＝15ml、小さじ＝5mlです。
● 電子レンジの加熱時間は、出力600Wのものを基準にしています。500Wの場合は、1.2倍を目安に加熱してください。なお、機種によって多少異なる場合があります。
● 食材のエネルギー（kcal）は100g当たりです。
●「総量」とは料理に含まれる不溶性食物繊維量（16ページ参照）と水溶性食物繊維量（16ページ参照）の合計で『日本食品標準成分表2020年版（八訂）』をもとに編集部で算出したものです。
● 掲載されている食材の100g当たりの大きさは撮影時の食材をもとに編集部で算出したもので、あくまでも目安です。
● 食材の栄養についてはとくに秀でているものを選びました。
● 食材の品種は、地方によって多少いい方が違う場合があります。

1章

太る、太らないは「腸内細菌」で決まる！

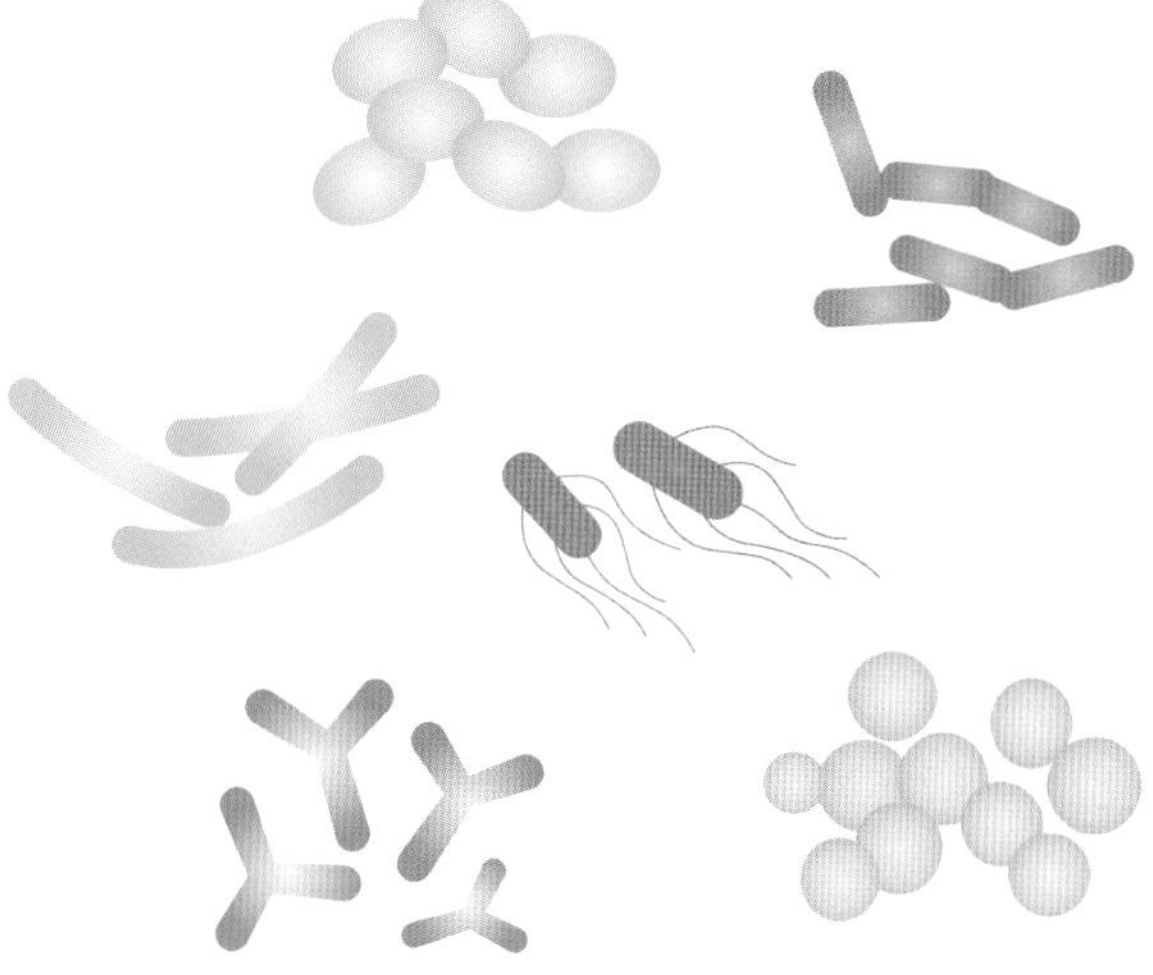

「腸にいい食事」がやせる決め手だった！

肥満の主原因は遺伝ではない

腸といえば、食物の栄養や水分を吸収し、排泄だけをする器管だと思っている人は多いのではないでしょうか。しかし、腸の機能はそれだけにとどまりません。免疫力（病気に抵抗する力）やアレルギー、ガンなど、さまざまな病気の抑制をはじめ、腸は肥満とも強い関係があることがわかってきたのです。**腸内細菌をコントロールすることで、肥満を予防・解消できる**かもしれないのです。

肥満の原因は、一般的には食べすぎと運動不足といわれています。

しかし、同じ食事量を摂っていても、太る人もいれば、やせる人もいます。この違いには、腸内細菌が深くかかわっているのです。これは、２００６年に、米国ワシントン大学医学部のジェフリー・ゴードン博士のグループによる研究成果によって、明らかになりました。

ゴードン博士らは、肥満の人とやせた人では、腸内細菌に特徴的な傾向があることを突き止めました。そして、１年間、肥満の人を食事指導し、ダイエットさせたところ、やせた人の腸内細菌に近づいていったのです。

太りやすいか、やせやすいかという体質は、遺伝的に変えようがないと思われていました。しかし、この実験結果は、「肥満型の腸内細菌」の存在を明らかにし、腸内細菌のコントロールで、**体質まで変えられる可能性を示した**のです。

肥満型の腸内細菌が棲んでいると、食べ物の分解・吸収能力が強まり、さらに太りやすくなってしまいます。まさに「肥満の負のスパイラル」です。

でも安心してください。腸内細菌は、毎日のように変化しています。食事を中心とした毎日のライフスタイルを意識的に改めることで、コントロールは可能なのです。

たとえば、肉食中心の人が３日間、魚や野菜を中心とした食物繊維の多い食事に変え、そこにヨーグルトを加えるだけで、腸内細菌のバランスは大きく変化します。これだけで、「肥満の負のスパイラル」から逃れることができるでしょう。

実際、私自身も52歳のときに食事の内容を大きく変えて、１年間で10kgの減量に成功しています。ここで、私のケースをお話ししたいと思います。

私自身が10kgやせて、10歳若返り、花粉症もうそのように消えた

大腸ガンの危険を感じ食事内容を一変

身長１７０cmで体重82kg、ウエスト91cm、体脂肪28%。そして、痛風、高コレステロール、重度の花粉症、大腸ガンの危険性……。

これが、ダイエット前の私です。

しかし、52歳のときに受けた健康診断で、コレステロールが高く、大腸ガンの危険を指摘されたのです。そこで、これまでの生活を改善する決意をしました。

ポイントは**食生活**と**運動**です。

毎朝5時に起床し、愛犬とともに散歩に出かけるようにしました。両足に各２kg、両手に各１kgの重りをつけ、歩きます。途中でボール投げを20～30回、脚の蹴り上げを１００回、脚上げを１００回。歩数計にして５０００～８０００歩です。

これを毎日行いました。

そして、食事です。朝食は、悪玉コレステロールを下げるオレイン酸の多いオリー

ブオイルが入ったドレッシングをかけた緑黄色野菜（ブロッコリー、オクラ、トマトなど）のサラダ、食物繊維たっぷりのサツマイモ入りヨーグルト３００ｇとシャケ1切れ、ごはん1杯とみそ汁です。

昼食は、自宅からふかしたサツマイモを持参し、ヨーグルトと混ぜて食べました。

夕食は、肉を控えて魚中心のメニューに切り替えました。副菜には、野菜や海藻などの食物繊維豊富の食材を積極的に摂ります。お酒はやめられないので、赤ワインや日本酒は飲んでいました。

こうした生活を始めてから**1年後には、体重は10kg減の72kg、体脂肪22%**になりました。さらに腸内細菌を調べてみると、年齢からしたらかなり若い、理想的な腸内環境に改善されていました。

もっと驚いたのはアレルギー症状が改善されたことです。ダイエット前までは、毎年ひどい花粉症に悩まされていました。ところが、腸内環境を改善したら、**花粉症はうそのように症状が軽減された**のです。

それ以外にも、頭がシャキッとさえ、仕事への集中力が明らかにアップしました。53歳にして理想的な体を手に入れることができたのです。

体が勝手にやせていく
食べ方のルールを教えます

自分の適正体重を知ろう！

腸内環境のバランスを整えて体重をへらすことは、従来のダイエットとは大きく異なります。**無理な食事制限はありません**し、食事制限によって起こる**便秘や肌トラブルなどとも無縁**です。

食物繊維の多い食事を摂ることで、**体が勝手に適正体重に向かっていきます。**今まで以上に肌の調子もよくなりますし、体は健康になっていくことでしょう。

そこで、まずあなたの適正体重を知ってください。適正体重こそが、健康で長生きできる体の土台となります。

この適正体重は体重と身長の関係から算出され、「ＢＭＩ（ボディ・マス・インデックス）」と呼ばれています。世界保健機構（ＷＨＯ）や日本肥満学会でも採用されており、次ページの数式で算出します。

ＢＭＩで注意が必要なのは内臓脂肪です。ＢＭＩが標準値であっても、いわゆる**隠れ肥満**である可能性があります。24ページの「腸年齢チェックテスト」で1つでも「はい」があった方は、隠れ肥満が疑われます。たとえ標準値であっても、腸内細菌のバランスを整える必要があるでしょう。

あなたの適正体重を知ろう

●ＢＭＩの算出法

$$\mathrm{BMI} = \frac{\text{体重 (kg)}}{\text{身長 (m)} \times \text{身長 (m)}}$$

●日本肥満学会の肥満基準

・やせ型　18.4 以下
・適正体重　18.5 ～ 24.9
・肥満　25.0 以上

例　身長 158cmで体重 53kgの場合には、
53 ÷（1.58 × 1.58）=21.230572
BMI 21.2 で適正体重である

●日本肥満学会による 標準体重（BMI22）の算出法

$$\text{身長 (m)} \times \text{身長 (m)} \times 22 = \text{標準体重 (kg)}$$

例　身長 162cmの場合
1.62 × 1.62 × 22=57.7368
標準体重は約 58kg

体が勝手にやせていく食べ方のルールを教えます

大腸の中を「長寿《ちょうじゅ》菌優位」にしよう

腸内環境が良好な状態とは、大腸の中にビフィズス菌と酪酸産生《らくさんさんせい》菌（20、21ページ参照）がバランスよく棲《す》んでいる状態のことです。私は、この2つの菌を併せて**「長寿菌」**と名づけました。

長寿菌には、ガン細胞の抑制や免疫力の活性といった効果のほかに、もう1つ、驚くべき特長があります。それは、**肥満の防止と改善効果**です。つまり、腸内環境を**長寿菌優位の状態にすれば、体は勝手にやせていく**ということです。

腸内環境を長寿菌優位の状態に保つには、規則的な快便が目安となります。そのためには、食物繊維を積極的に摂ることが重要です。

食物繊維は、小腸だけで消化されずに大腸まで届き、水分を吸収して便のかさをふやし、かつ腸に適度な刺激を与えて排便を促します。さらに、酪酸産生菌が「酪酸」という物質を作ることを促進させるのです。

また、ヨーグルトや乳酸菌飲料もおすすめです。ヨーグルトでも、乳酸菌飲料でも、1日にまず200～300gを摂る習慣を持ちましょう。

摂るタイミングは、食事中や食後にしてください。空腹時は、胃酸に乳酸菌が負けてしまうことがあります。食物繊維と一緒に摂ると理想的です。

私たちの腸内環境は、**人によって菌の種類やバランスが千差万別。**だれにでも相性がいいヨーグルトというものは存在しません。

自分なりにピンときたものを選び、1週間程度試してみることです。快便になったり、肌がしっとり潤ったりしたら、自分に合っているサインです。

もし何も効果を感じられなければ、別のヨーグルトを選びましょう。根気よく自分に合ったヨーグルトを探していけばいいのです（選び方は23ページ参照）。

腸内環境を良好にする理想的な食事とは、簡単にいえば**昔ながらの和食**です。ごはん、具だくさんのみそ汁、野菜、魚が中心のメニューです。

また、食事内容以外には、意識してよく咀《そ》嚼《しゃく》することが大切です。満腹感を感じやすくなりますし、何より消化にもいい影響を与えます。

食事は私たちの体を作るもとです。ストレスをため込まないように工夫して、無理なく適正体重になって健康を手に入れましょう。

腸内環境を改善する5大要素

1 食物繊維

「不溶性」と「水溶性」を2対1の割合で摂ろう

食物繊維には、水に溶けない「不溶性食物繊維」、水に溶ける「水溶性食物繊維」の2つがあります。その働きは、主に2つあります。

1、大腸で水分を吸収して便のかさをふやし、腸壁を刺激して便をスムーズに排泄させること。

2、腸内の長寿菌のエサになり、ガン細胞の抑制や免疫力の活性を高める「酪酸《らくさん》」産生を促進させること。

不溶性食物繊維は、イモ類、豆類、野菜に多く含まれていますが、同時にしっかり水分を摂らないと便が固くなります。そこで必要になるのが、ヌルヌルとした粘度性がある水溶性食物繊維。海藻類やキノコなどに多く含まれ、適度に摂ると便をスムーズに体外へと排出できます。

食べるコツは、不溶性食物繊維と水溶性食物繊維を2対1の割合で摂取すること。

食物繊維の含有量が多い主な食材

不溶性食物繊維

イモ類

サツマイモ
サトイモ
ジャガイモなど

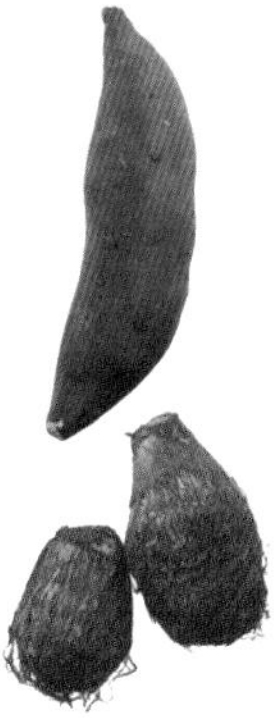

野菜

ゴボウ
カボチャ
ブロッコリー
オクラなど

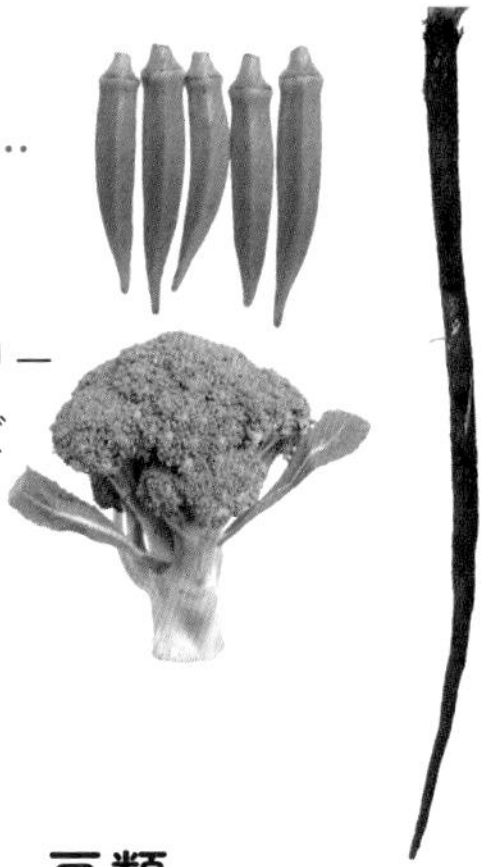

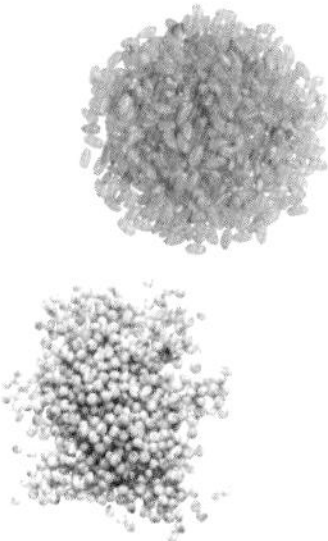

穀類

玄米
ライ麦
小麦
雑穀など

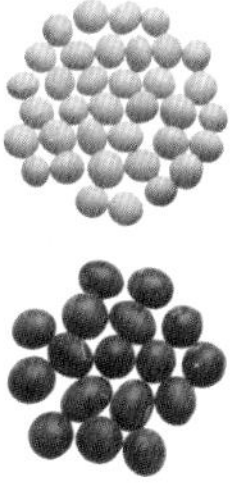

豆類

インゲン豆
エンドウ豆
大豆など

水溶性食物繊維

果物

バナナ
リンゴ
イチゴ
キウイフルーツ
柑橘類など

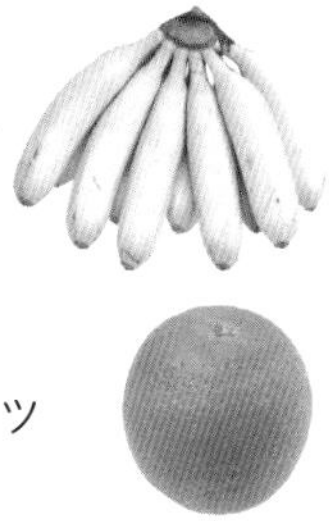

野菜

白菜
キャベツ
モヤシなど

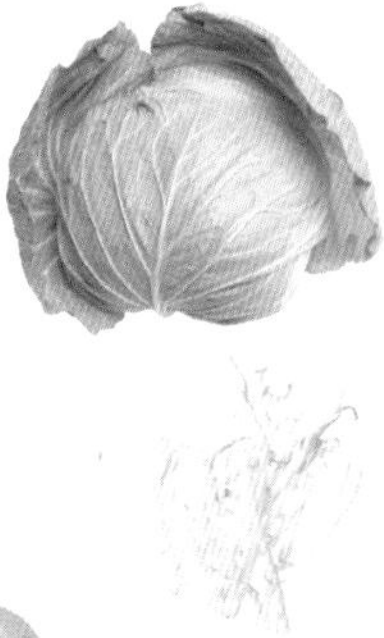

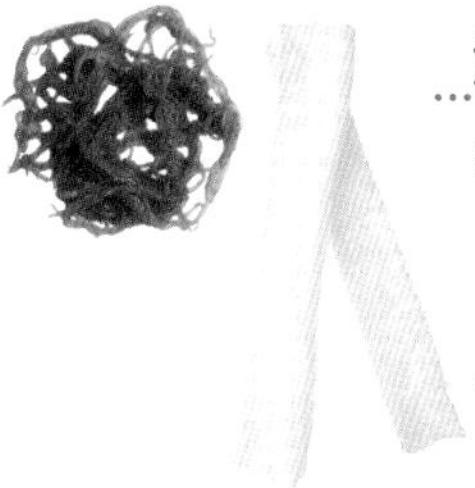

海藻類

寒天
コンブ
ワカメ
モズクなど

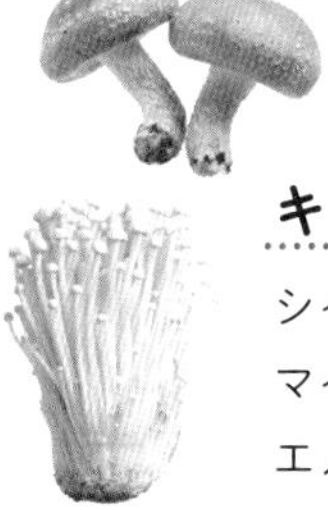

キノコ類

シイタケ
マイタケ
エノキダケなど

1 野菜ジュースを摂ろう

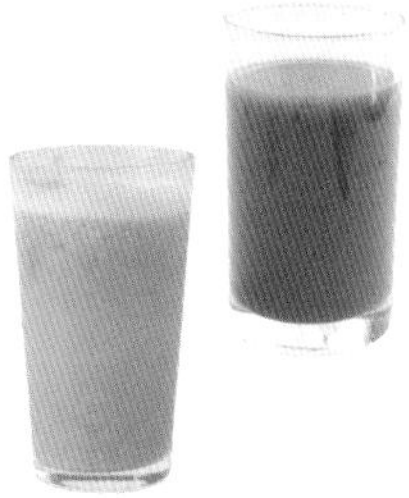

野菜には食物繊維がたっぷり含まれています。ですが、生野菜ではかさがあり、1日の目標量とされている350gを摂るのは大変です。そこで好きな野菜をすりおろしてジュースを作れば、簡単に食物繊維を摂ることができます。

2 朝昼晩に野菜入りの副菜を

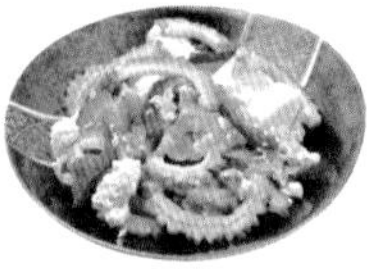

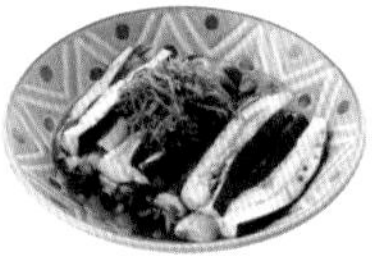

1日の理想とされる食物繊維量（女性18g、男性21g）を1食で摂るのは無理があります。そのため、3食で分散して意識的に食物繊維のある食材を摂りましょう。ただし、生野菜はボリュームのわりには、意外と食物繊維量を摂れません。煮物やおひたし、みそ汁など、熱処理された野菜を毎食1つは食べるようにするといいでしょう。

3 肉類は食物繊維の多い食材で代用しよう

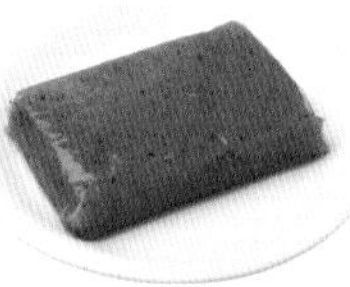

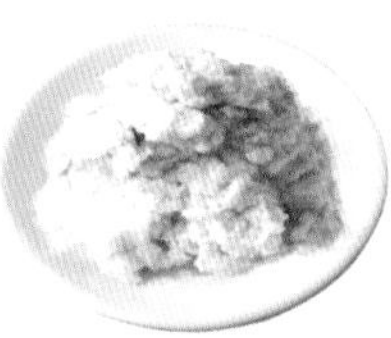

肉類の摂りすぎは腸内の悪玉菌を育てることになるので、控えるようにしましょう。もし肉をたくさん食べたいのであれば、たまには食物繊維の多い食材で肉の代用をさせて調理をするのも一つの手です。たとえば、ひき肉であればおからを、豚ロース肉であれば薄く切ったコンニャクなどを使うとよいでしょう。

4 主食のご飯に雑穀をプラス

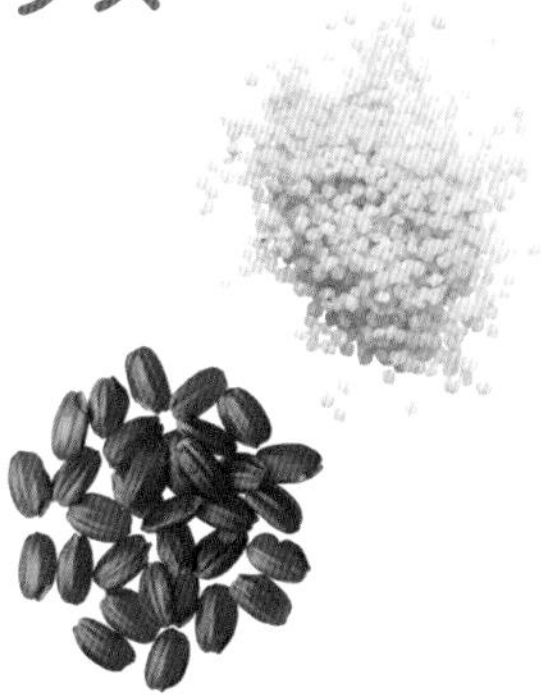

玄米ご飯や白米に雑穀ミックスをプラスした主食に替えることで、手軽に食物繊維が多く摂れるだけでなく、ミネラルも豊富になります。また、よく咀《そ》嚼《しゃく》することにより、過食を防ぐ働きもあります。

5 間食には季節の果物やドライフルーツを

間食や食後のデザートには、水溶性食物繊維が豊富に含まれているリンゴや柑橘類またはドライフルーツを摂るようにしましょう。ただし、ドライフルーツはエネルギー（カロリー）が高いので、その点には注意を。

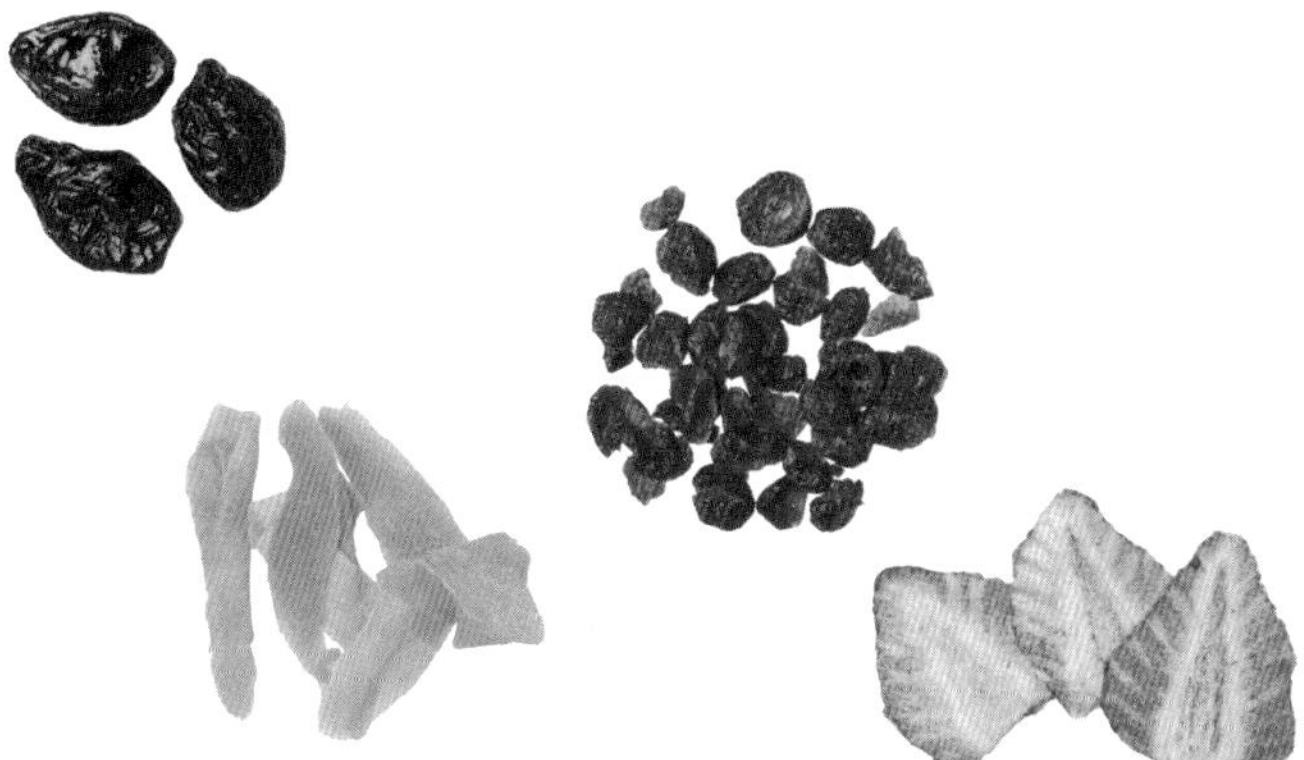

腸内環境を改善する5大要素

2・3・4 乳酸菌・ビフィズス菌・酪酸産生菌

ガンを防ぐ、免疫力を高める

腸の中を長寿菌優位にするためには、食物繊維の意識的な摂取とともに、ヨーグルト・乳酸菌飲料を活用するといいでしょう。

ヨーグルト・乳酸菌飲料には、乳酸菌やビフィズス菌が含まれています。

乳酸菌とは、ブドウ糖などの糖類から乳酸を生産する微生物の通称で、通《つう》性《せい》嫌《けん》気《き》性《せい》菌といって酸素があっても生育できるのが特徴です。

ビフィズス菌は糖類、とくにオリゴ糖をエサにして、酢《さく》酸《さん》と乳酸を作り出し、偏《へん》性《せい》嫌《けん》気《き》性《せい》菌といって酸素があると生きられない細菌です。

それぞれの菌で、腸内に存在する数もまったく違います。乳酸菌がうんち１g当たり10万～１００万個程度に対し、ビフィズス菌は１００億個以上も常在しています。腸内の**長寿菌の割合や量の決め手は、ビフィズス菌が握っている**といえるでしょう。

ビフィズス菌の代表的なものには、「ロングム菌」「アドレスセンティス菌」「ブルーベ菌」といった菌種があります。なかでも「ロングム菌」「アドレスセンティス菌」は日本人の腸に多く常在しています。

「ロングム菌」は老化によって、急激に減少することが研究でわかりました。そのため、日本で発売されている主なビフィズスヨーグルトには、「ロングム菌」が使われています。

さらにビフィズス菌は、腸内環境を整えるほかにも、免疫力を高め、病原菌の感染防止やビタミンの生成などさまざまな働きがあります。

酪酸産生《らくさんさんせい》菌は、食物繊維を利用して酪酸を作ります。食物繊維をとればとるほどその活動は向上します。

酪酸産生菌の数はうんち１ｇ当たり１０００億個以上。どなたの腸内にも常在しています。そして、ガン予防や免疫力の維持をはじめ、肥満の防止・改善などに貢献しているのです。

乳酸菌、ビフィズス菌、そして、酪酸産生菌をバランスよく保つことが体にとって重要だということです。

5 オリゴ糖

ビフィズス菌のエサとなる

オリゴ糖とは、砂糖や麦芽糖《ばくがとう》の仲間で、小腸で吸収されずに直接大腸まで届くのが特徴です。大腸内に届いたオリゴ糖は、ビフィズス菌の腸内増殖に貢献し、酸性化を促して病原菌の増殖を抑えます。

また、腸を刺激してぜん動運動（腸が内容物を肛門のほうへ送る運動）を活発にして排便を促します。さらに、血糖値や中性脂肪値の上昇をさせにくくする効果や虫歯の発症を抑える効果もあります。

オリゴ糖の種類には、主にタマネギやゴボウなどに含まれる「フラクトオリゴ糖」、みそ、しょうゆに含まれる「イソマルトオリゴ糖」、寒天に含まれる「アガロオリゴ糖」、リンゴに含まれる「アラビノオリゴ糖」、大豆に含まれる「ダイズオリゴ糖」などがあり、どれもビフィズス菌の増殖を促します。

オリゴ糖は食材以外にも、甘味料として市販されているものがあります。これらは**砂糖よりもカロリーが低く、食欲を抑える効果も期待**できるので砂糖代わりに料理に使用するといいでしょう。

ただし、一度に大量のオリゴ糖を摂ると下痢になる可能性があります。量はおなかの調子を見ながら調節しましょう。

ヨーグルト・乳酸菌飲料を選ぶ際には「トクホ」を参考に

トクホとは、「特定保健用食品」のこと。具体的には人間がバンザイをしているようなマークとともに「消費者庁許可　特定保健用食品」と印字されています。このマークがついている商品は、プロバイオティクスの医学的な効果が保証されているのです。

プロバイオティクスとは、**体に有益な働きをする生きた微生物やその微生物を含む食品**のこと。食物繊維と一緒に摂ったり、食後にデザートとして摂ったりして、プロバイオティクスの効果を実感してみてください。

あなたの腸年齢がわかる

腸内細菌のバランスを調べるには、その人のうんちを調べる必要があります。
ここでは、うんちを調べなくても簡単に腸の状態がわかる
「腸年齢チェックテスト」をご紹介します。
さあ、あなたの腸年齢をチェックしてみましょう。

【腸年齢チェックテスト】

以下の質問に「はい」と答えた数はいくつありますか？

★トイレに関する質問

□ いきまないと出ないことが多い
□ 排便後も便が残っているような「残便感」がある
□ 便が硬くて出にくい
□ コロコロとした便が出る
□ ときどき便がゆるくなる
□ 便の色が黒っぽい
□ 便が便器の水に沈むことが多い
□ 便がくさいといわれる

★生活習慣に関する質問

□ トイレの時間が不規則
□ おならがくさいといわれる
□ タバコをよく吸う
□ 顔色が悪く、老けて見られる
□ 肌荒れや吹き出物に悩んでいる
□ 運動不足が気になる
□ 寝つきが悪く、寝不足気味
□ ストレスをいつも感じる

★食事に関する質問

□ 朝食を食べないことが多い
□ 朝食はいつもあせって、短時間ですます
□ 食事は時間を決めていない
□ 野菜が不足していると感じる
□ 肉が大好き
□ 牛乳や乳製品が苦手
□ 週に４回以上外食をする
□ アルコールを毎日多く飲む

【腸年齢の判定】

「はい」と答えた数は何個？

4個以下　腸年齢は実年齢より若く、理想的です。

5～9個　腸年齢は「実年齢＋10歳」。
これ以上高くならないように注意。

10～14個　腸年齢は「実年齢＋20歳」。老化が進行中。
生活習慣を改善しよう。

15個以上　腸年齢は「実年齢＋30歳」。このままでは危険。
食事、運動、すべての生活習慣を変えてください。

2章

体が勝手に
やせるレシピ

この章では、腸内環境を改善し、
腸年齢を若返らせるレシピを紹介します。
免疫力を高め、いつまでもスリムで若々しい
健康体でいるために役立ててください。

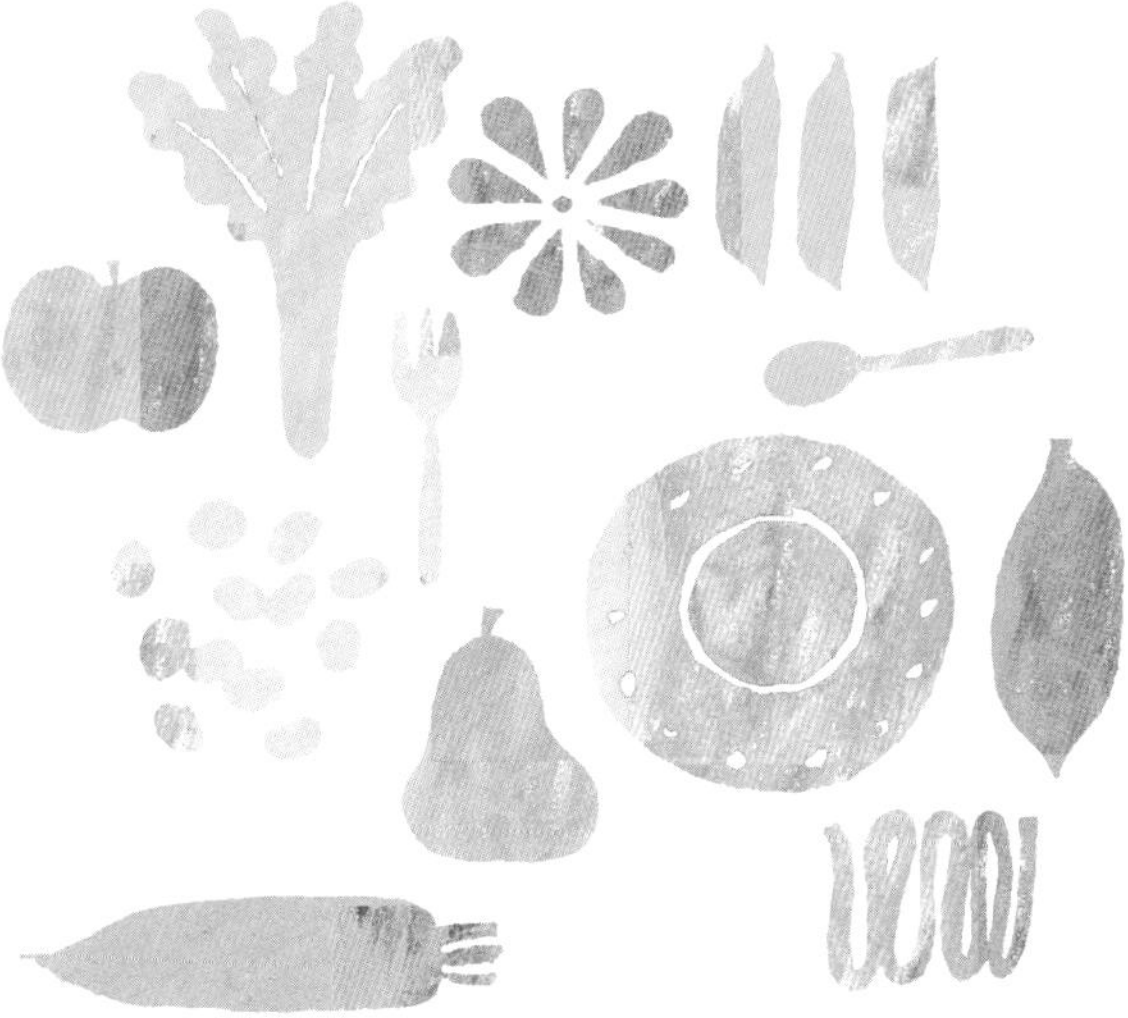

サツマイモ

食物繊維とビタミンの宝庫

サツマイモは便の量をふやし、排泄を楽にする不溶性食物繊維のセルロースを多く含む食材です。

サツマイモを切る時に出る白い液「ヤラピン」には便を柔らかくする作用があり、食物繊維の働きとともに長寿菌の活性化、便秘改善、大腸ガンの予防が期待できます。

ビタミンCの含有量はイモ類のなかでもトップクラスで、加熱に強いのが特徴です。

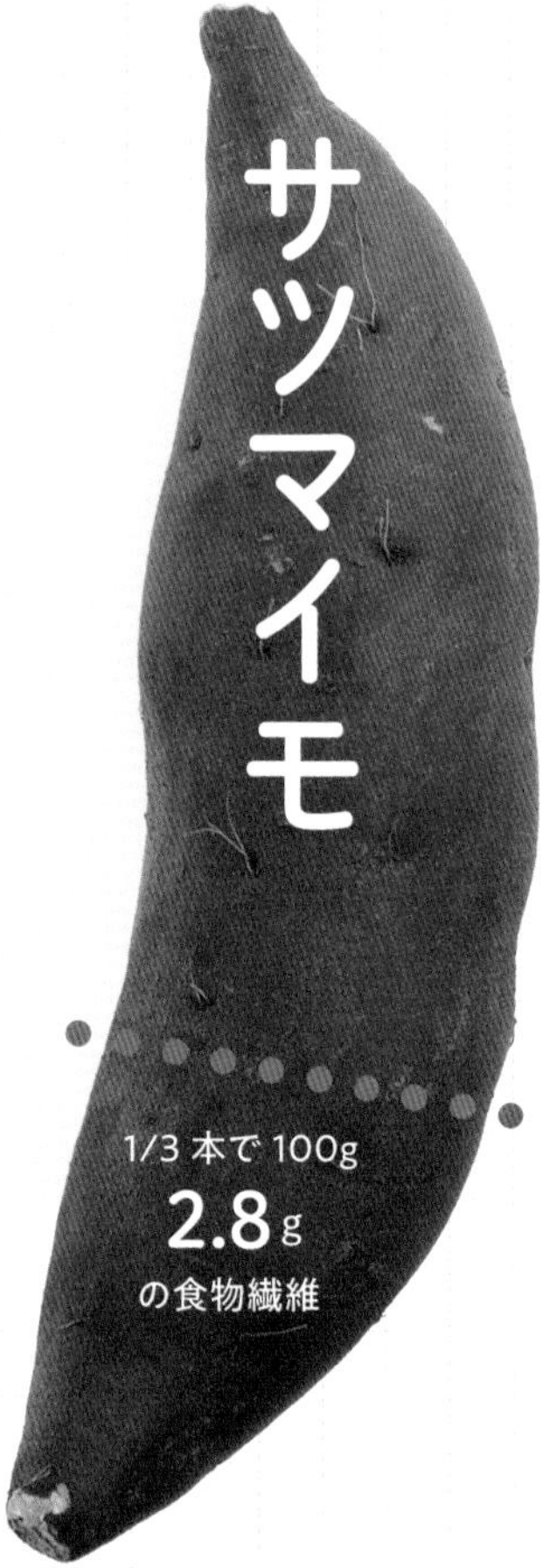

エネルギー：127kcal/100g 当たり
栄養：でんぷん、ビタミンC、E

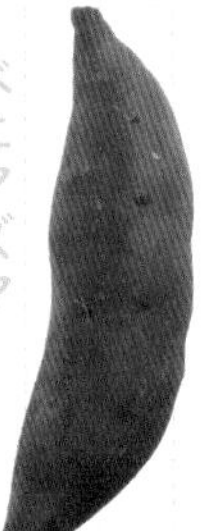

ベニアズマ

関東地方の代表的品種。中身は鮮やかな黄色。粉質で加熱すると甘みがますので、焼きイモに最適。

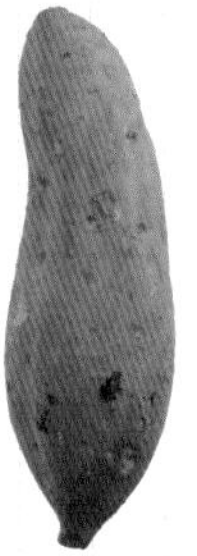

安納イモ

種子島特産。オレンジ色の果肉にはカロテンが含まれている。甘みが強く、ねっとり系。

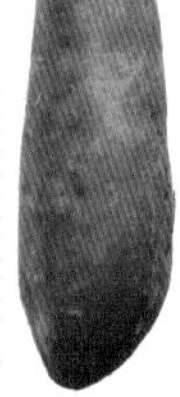

鳴門金時

西日本を中心に作られている代表的な品種。上品な甘さと見ための美しさを兼ね備えている。

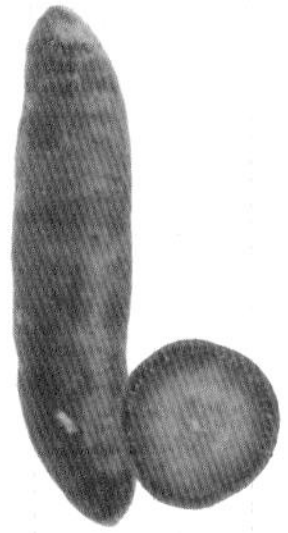

パープルスイートロード

従来の紫イモと比べると段違いに味がいいと評判の品種。甘みもたっぷり。

主菜 サツマイモのチーズリゾット

食物繊維たっぷりで
腹持ちも抜群！

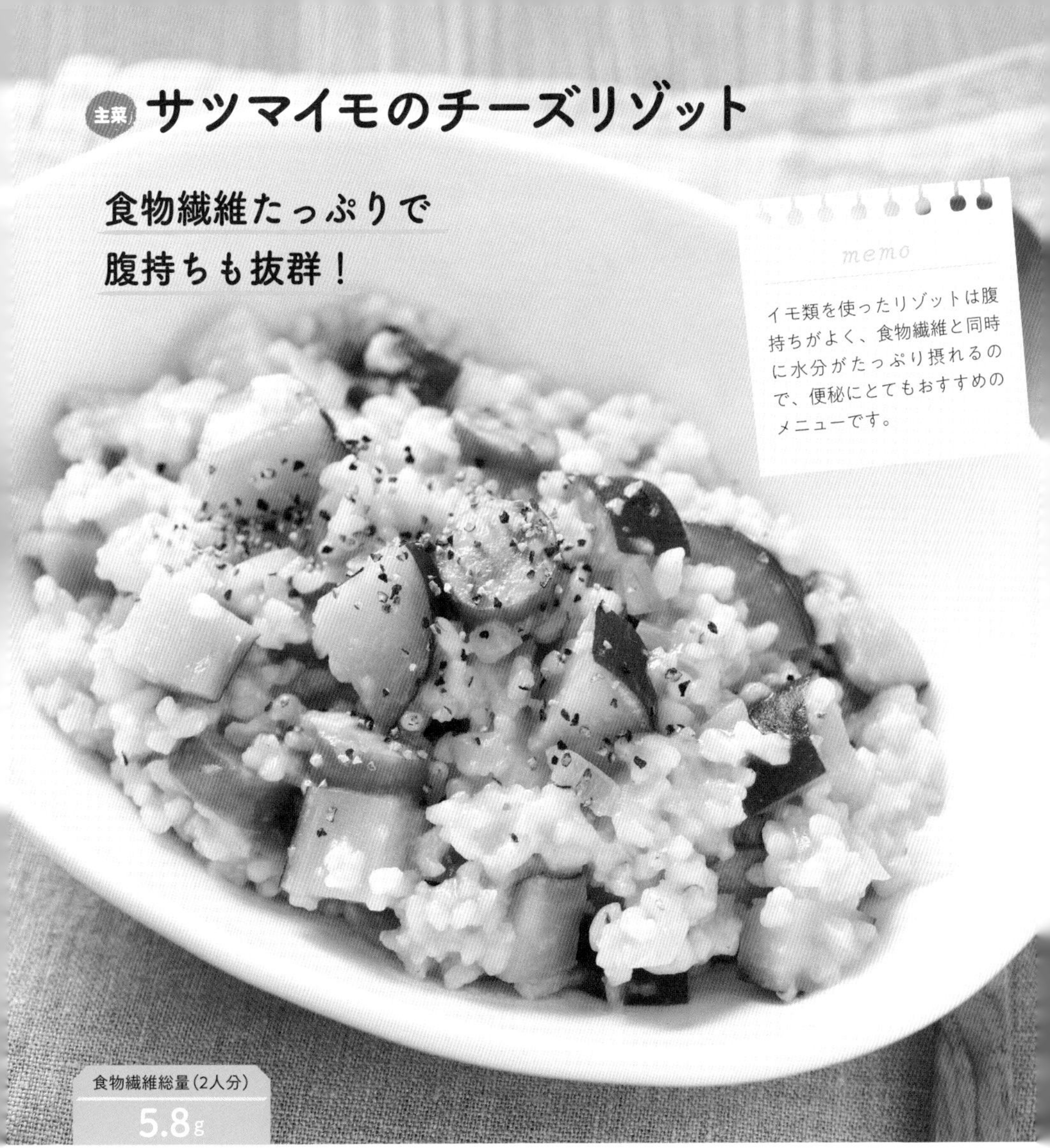

memo

イモ類を使ったリゾットは腹持ちがよく、食物繊維と同時に水分がたっぷり摂れるので、便秘にとてもおすすめのメニューです。

食物繊維総量（2人分）
5.8g

材料（2人分）

サツマイモ…小１本
タマネギ…1/2 個
ウインナーソーセージ…3 ～ 4 本
オリーブ油…小さじ 1
玄米ご飯…茶碗 2 杯分
A　顆粒洋風だし…小さじ 1 と 1/2
　　水…1 と 1/2 カップ
粉チーズ…大さじ 1
粗びき黒コショウ…適量

作り方

1 サツマイモは皮をよく洗い、皮つきのまま 1㎝角に切って水にさらす。タマネギは粗《あら》みじん切りにする。ウインナーは 5㎜幅に切る。

2 鍋にオリーブ油を熱し、タマネギ、ウインナー、水気をきったサツマイモを加えて油がなじむまで炒め、ご飯、A を加えて汁気がほぼなくなるまで煮詰め、粉チーズを加えて全体的に混ぜ合わせる。

3 器に 2 を盛り、粗びき黒コショウをふる。

副菜 常備

サツマイモとコンブの佃《つくだ》煮《に》の煮物

材料（作りやすい分量）

サツマイモ…１本
ニンジン…1/3 本
コンブの佃煮…45g
ショウガ…1 かけ
だし汁…1 と 1/2 カップ

作り方

1 サツマイモは皮をよく洗い、皮つきのまま 1.5㎝幅の輪切り、ニンジンは 5㎜幅の輪切り、ショウガは千切りにする。

2 鍋にだし汁、ショウガ、ニンジンを入れて煮立て、サツマイモとコンブの佃煮半量を加え、サツマイモが柔らかくなるまで煮る。煮汁が 1/3 量くらいになったら残りのコンブの佃煮を加え、汁気がなくなるまで煮詰める。粗熱《あらねつ》をとり、冷蔵庫で 3 ～ 4 日間保存可能。

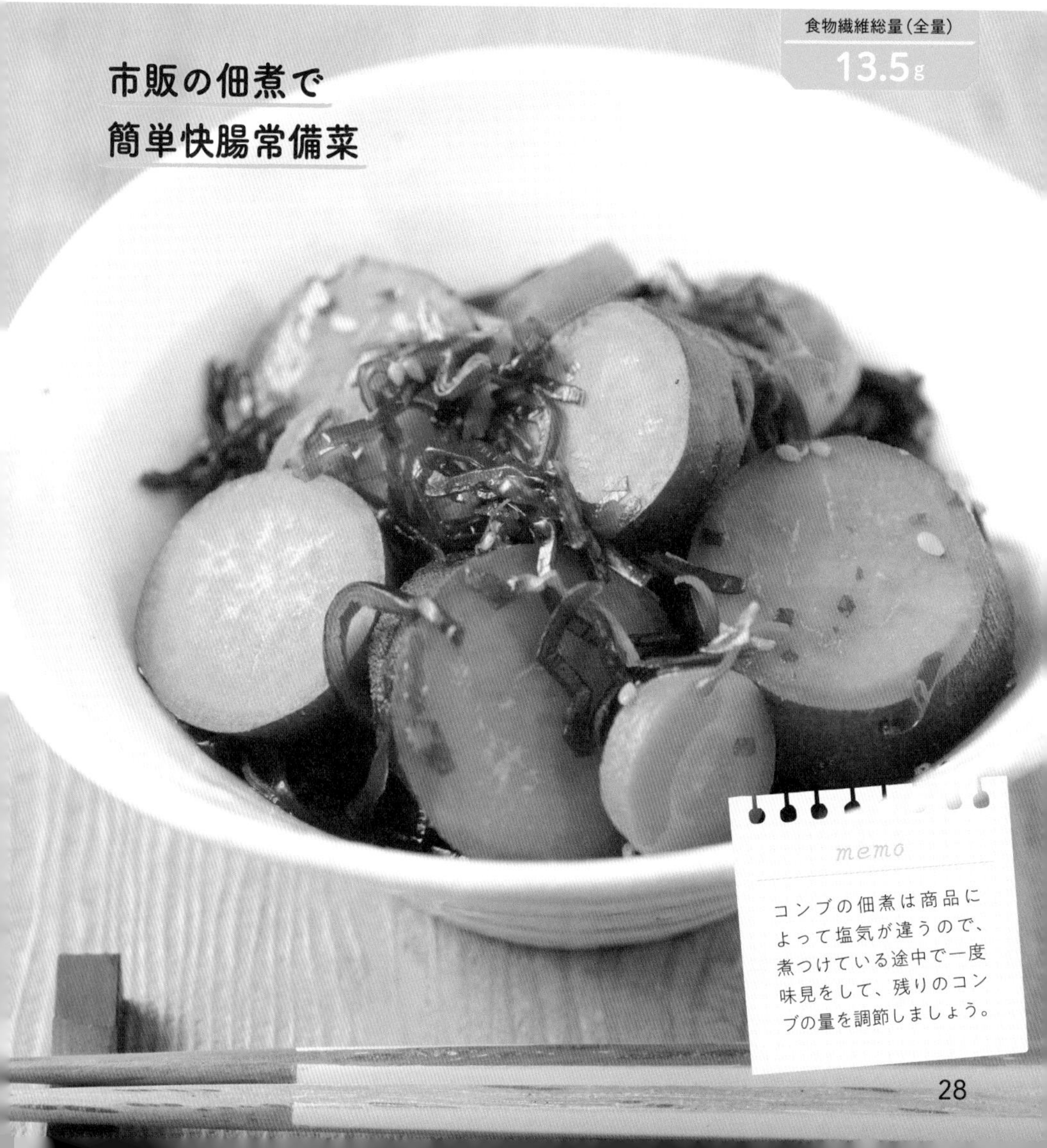

食物繊維総量（全量）
13.5g

市販の佃煮で簡単快腸常備菜

memo

コンブの佃煮は商品によって塩気が違うので、煮つけている途中で一度味見をして、残りのコンブの量を調節しましょう。

おやつ 朝食

バルサミコソースがけ ふかしイモ

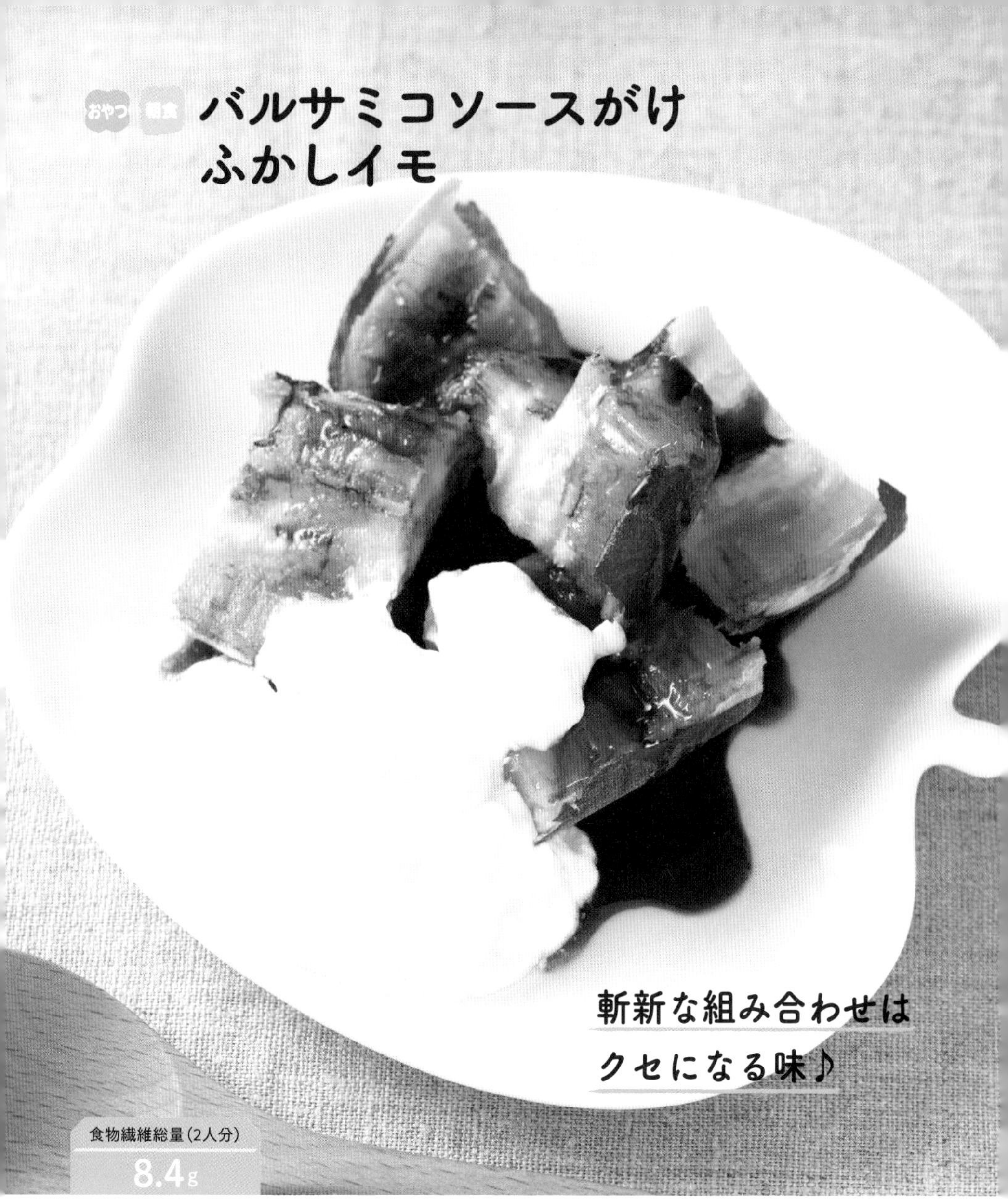

斬新な組み合わせは
クセになる味♪

食物繊維総量（2人分）
8.4g

材料（2人分）

サツマイモ…１本
ヨーグルト…200g
A　バルサミコ酢、ハチミツ
　　…各大さじ２

作り方

1 ヨーグルトはザルに入れ、水きりをする。
2 サツマイモは皮をよく洗い、皮つきのまま蒸し器で20分ほど蒸し、ひと口大に切る。
3 耐熱容器にAを入れて混ぜ合わせ、電子レンジで１～２分加熱し、少しとろみがつくまで冷ます。
4 器に2を盛り、3をかけて1を添える。

ニンジン

おなかにも肌にもやさしい緑黄色野菜

ニンジンには腸の有害物質を体外に出す働きがあり、整腸効果のある食物繊維とカリウム、調整効果があるとされるペクチンも豊富に含まれています。また、体内でビタミンAに変換されるβ《ベータ》－カロテンがとても豊富で、免疫細胞の働きを強め、粘膜や皮膚を丈夫にしてくれます。

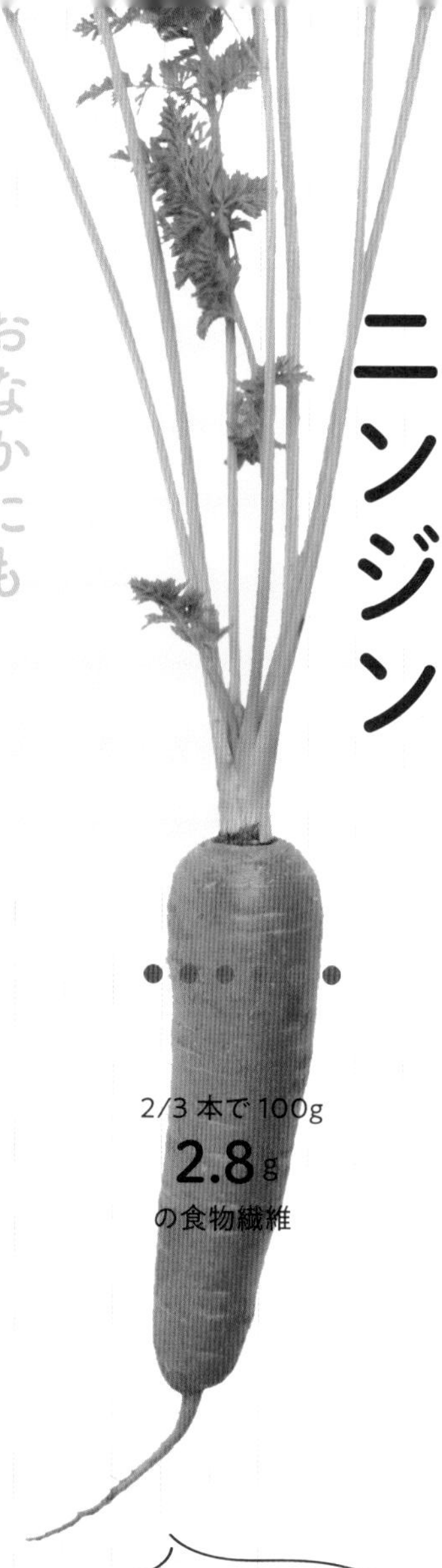

エネルギー：35kcal/100g当たり
栄養：カロテン、ビタミンC、カリウム

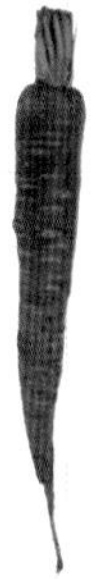

紫ニンジン
表皮が紫色で、中心部がオレンジ色。ビタミンCが豊富で生で食べても美味。

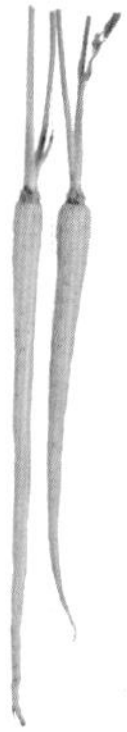

島ニンジン
沖縄の在来種で、色は黄色。長さは40㎝ほどで、独特のさわやかな香りを持つ。

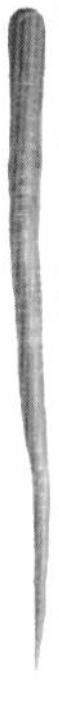

大長ニンジン
長さが60～70㎝もある西洋系ニンジン。香りがよく、甘みが強いのが特徴。

主菜 ニンジンとアサリのピラフ

アサリのうま味が しみ込んだ彩《いろど》りピラフ

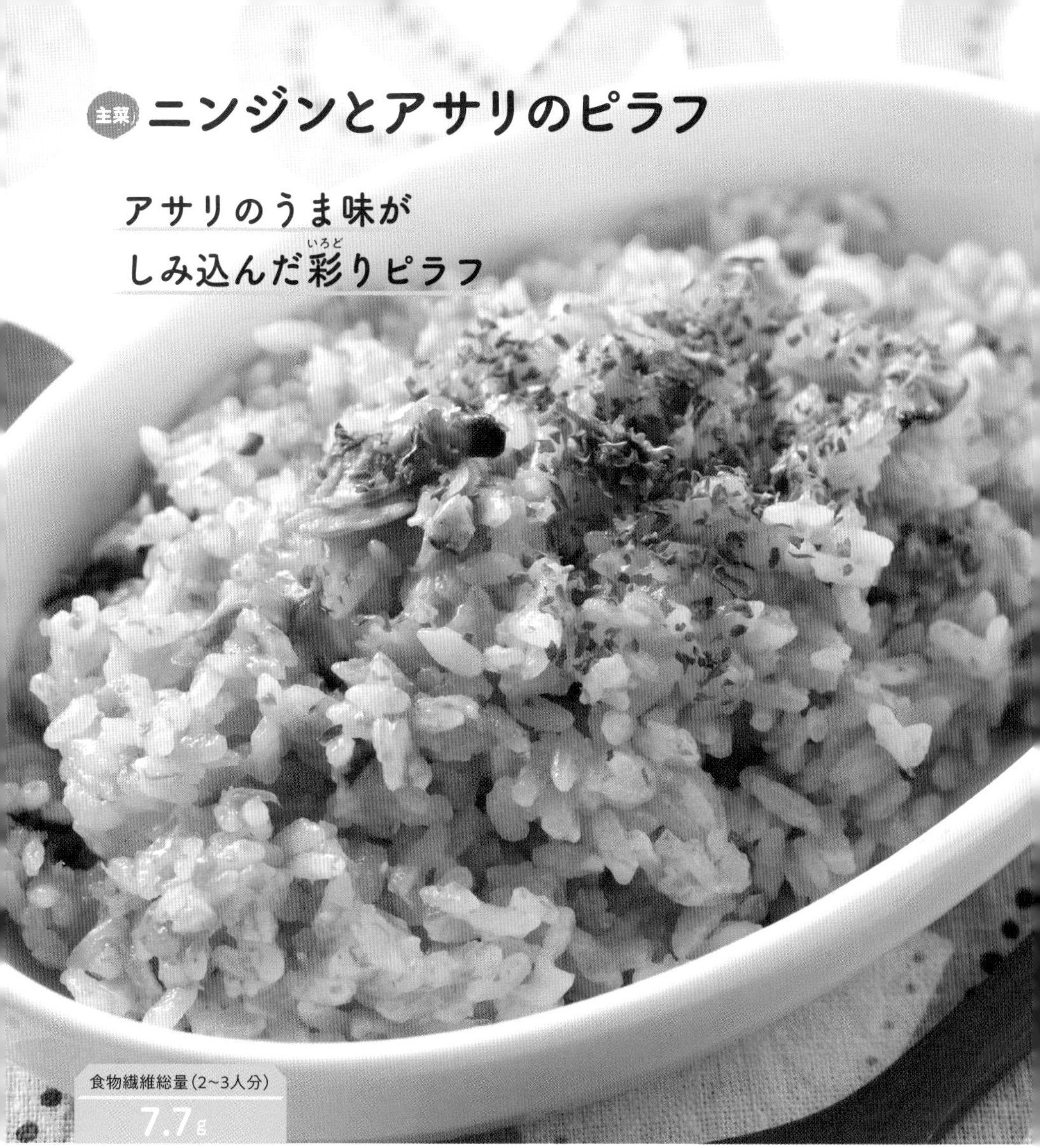

食物繊維総量（2~3人分）
7.7g

材料（2 ~ 3 人分）

ニンジン…1 本
アサリ（水煮・缶詰）…小 1 缶 (30g)
タマネギ…1/2 個
米…2 合
水…2 と 1/4 カップ
塩、コショウ…各少々
固形コンソメ…1 個
バター…20g
ドライパセリ…適宜

作り方

1 ニンジンは皮ごとすりおろす。アサリは身と缶汁を分けておく。タマネギはみじん切りにする。米は洗って水気をきる。

2 炊飯器に 1 の米を入れ、分量の水、砕いた固形コンソメ、塩、コショウ、アサリの缶汁を加えて全体をざっと混ぜ、ニンジン、アサリの身とバターを乗せて炊く。

3 炊きあがったら、ご飯をきるように混ぜて器に盛り、ドライパセリを散らす。

食物繊維総量(2人分)
5.0g

副菜 ニンジンとモヤシのカレー炒め

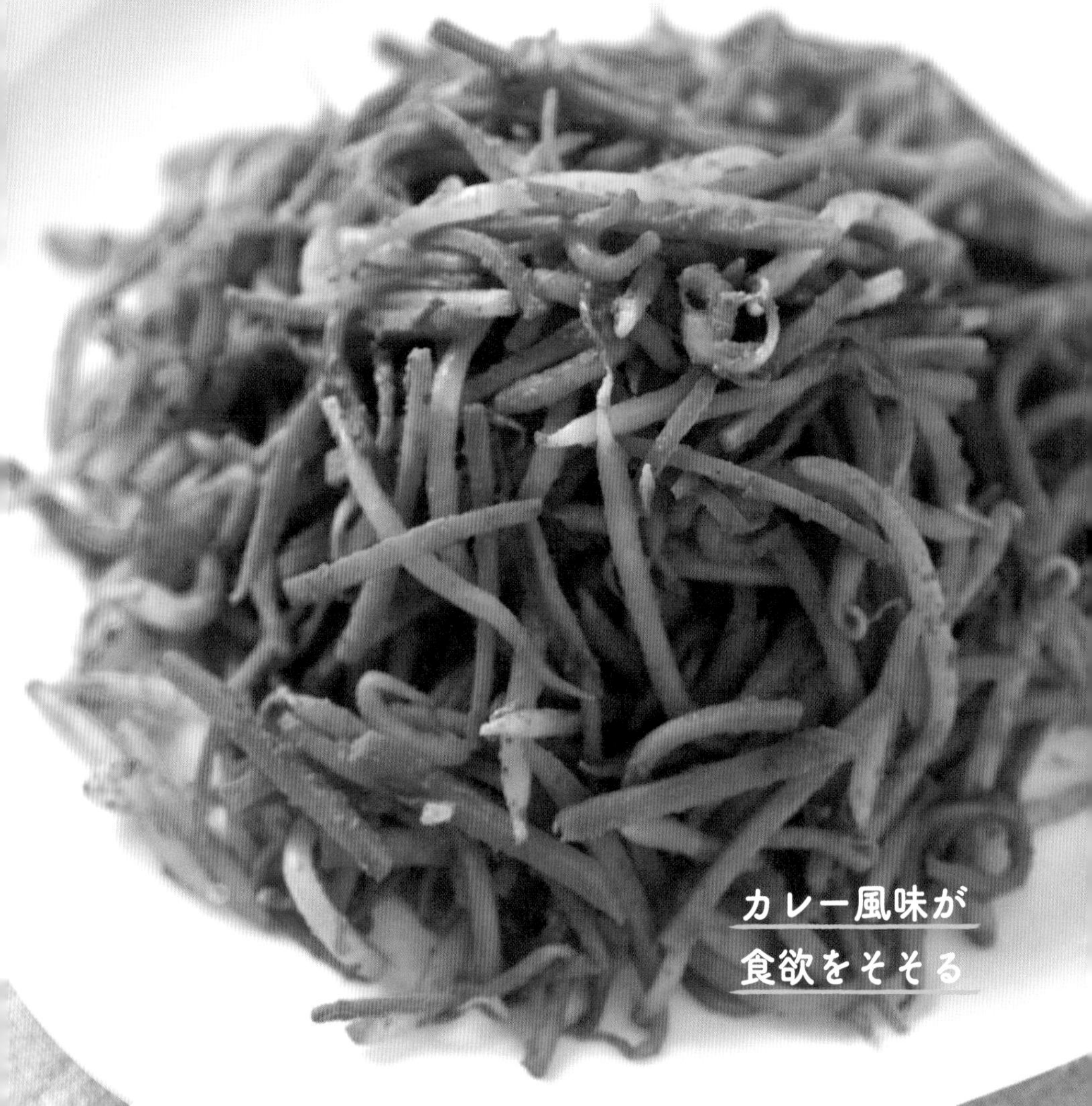

材料（2人分）

ニンジン…小1本
モヤシ…1袋（300g）
オリーブ油…大さじ1
A カレー粉…小さじ1
　ウスターソース…1/4 カップ
　塩…適宜

作り方

1 ニンジンは4cm長さの千切りにする。
2 鍋に湯を沸かし、1を入れて2分ほどゆで、モヤシを加えてさっとゆでる。ともにザルに上げて水気をよくきる。
3 フライパンにオリーブ油を熱し、2を加えて手早く炒め、Aを加えて全体を絡めて味を調える。

サトイモ

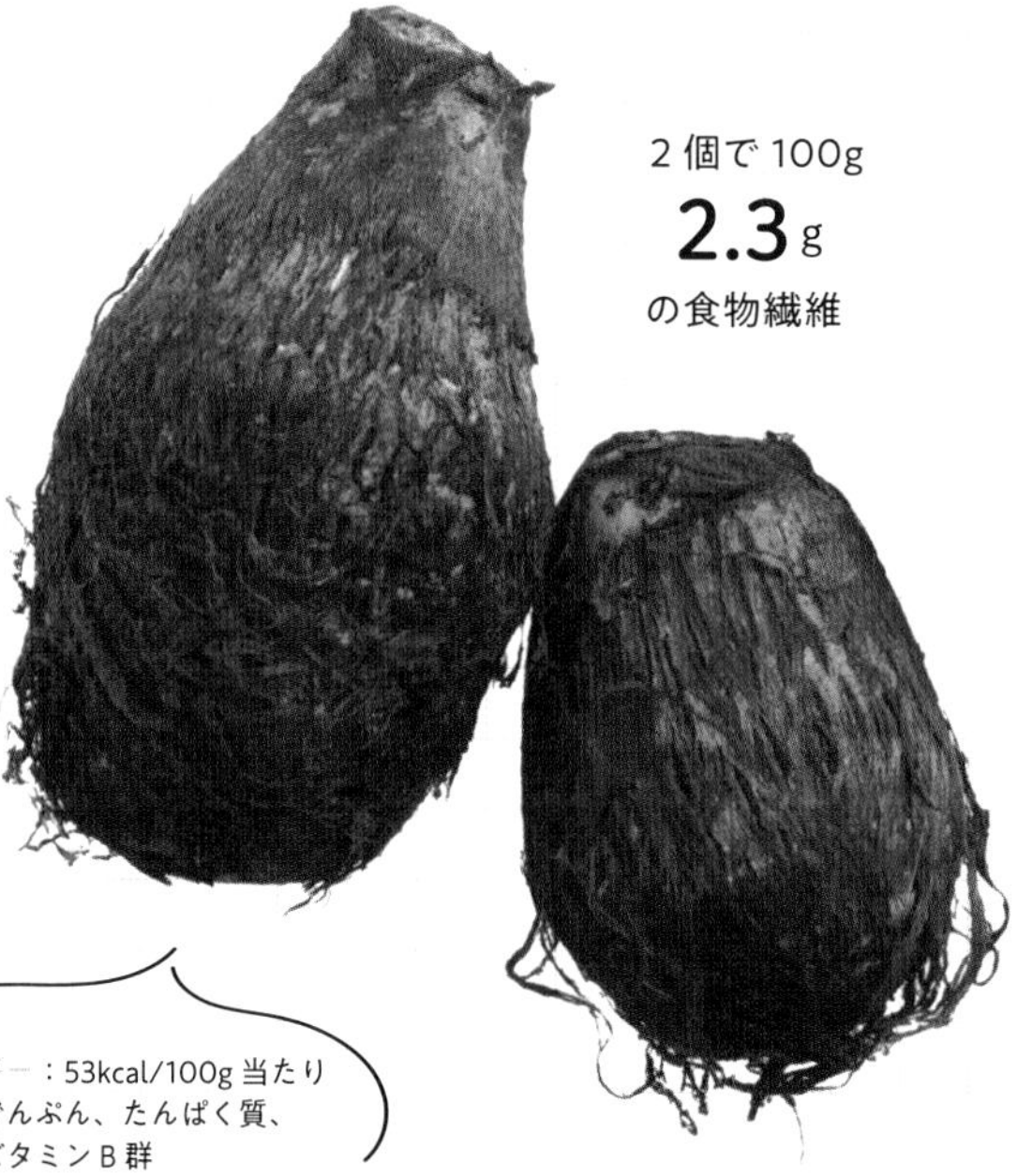

2個で100g
2.3g
の食物繊維

エネルギー：53kcal/100g当たり
栄養：でんぷん、たんぱく質、ビタミンB群

イモ類の中でもトップクラスの低エネルギー

イモ類の中でも低エネルギーで、糖分をエネルギーに変えるビタミンB_1やコレステロールの吸収を抑制し、腸内の老廃物（新陳代謝の結果生じる体に不要・有害な物質）を排除するガラクタンと便通をよくするグルコマンナンといった食物繊維が含まれています。

ナトリウムを排泄し、高血圧予防に効果を発揮するカリウムはイモ類の中でもトップクラスの含有量です。

主菜

サトイモとひき肉のみそショウガ炒め

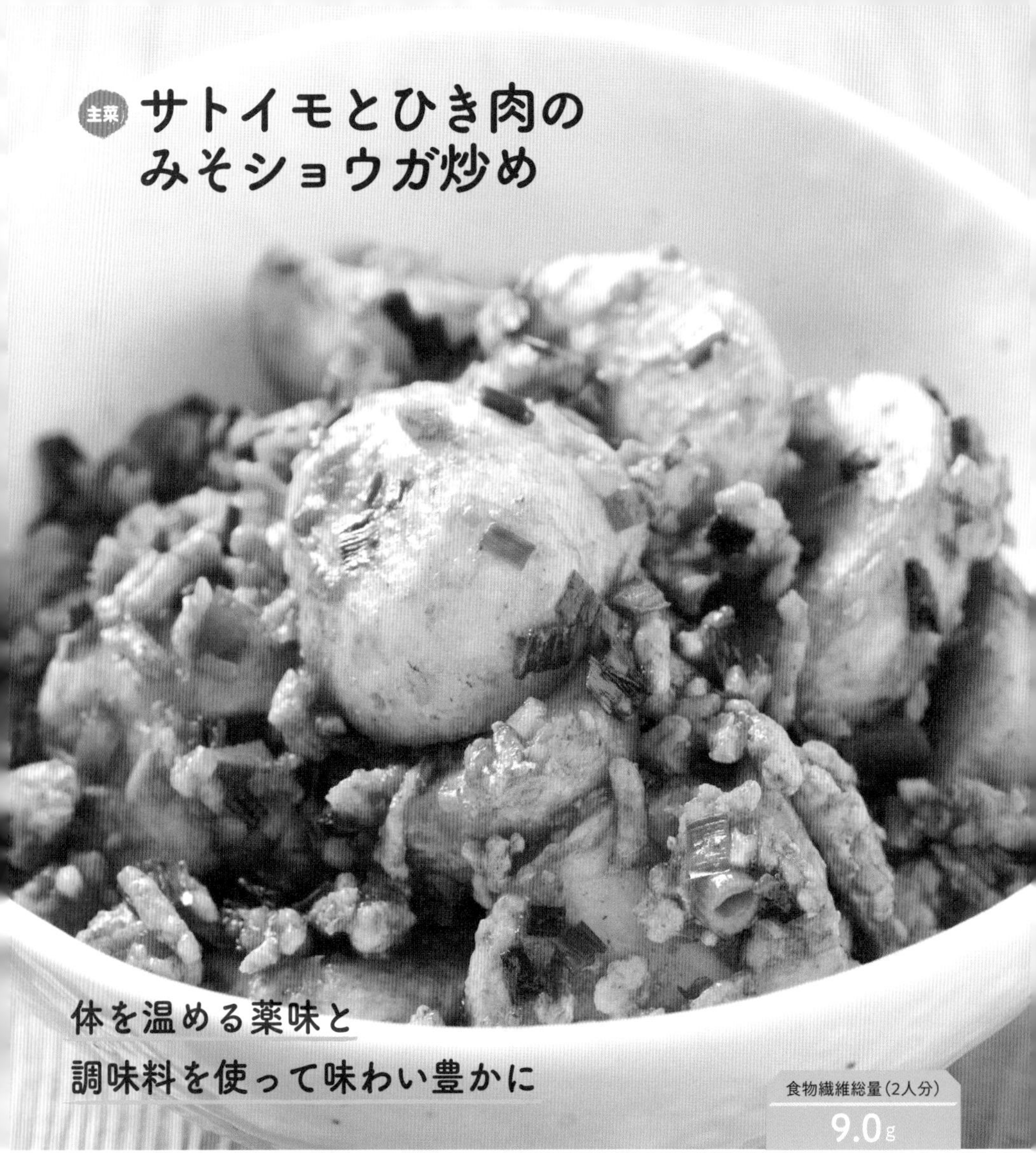

体を温める薬味と調味料を使って味わい豊かに

食物繊維総量（2人分）
9.0g

材料（2人分）

サトイモ…6～8個
鶏ひき肉…100g
ニラ…1/3束
ショウガ…10g
ニンニク…1かけ
ネギ…5cm
ゴマ油…大さじ1
A　みりん、オリゴ糖…各大さじ1
　　コチュジャン…大さじ1～2

作り方

1 サトイモは20分蒸して皮をむき、ひと口大に切る。ニラ、ショウガ、ニンニク、ネギはみじん切りにする。
2 フライパンにゴマ油を熱し、ショウガ、ニンニク、ネギを入れて炒め、香りが立ったらひき肉を加えて炒める。肉の色が変わってきたらニラ、Aを加えて全体がなじんだらサトイモを加え、炒め合わせる。

副菜

サトイモのオーブン焼き

材料と作り方（2人分）

よく洗って水気をふきとり、サトイモ6個は耐熱皿に並べて、200℃に熱したオーブンで10分加熱する。竹串がスッと通ったらオーブンから取り出し、半分に切ってオリーブ油、塩、粗びき黒コショウ各適量をふりかける。

オレイン酸が豊富なオリーブ油をたっぷりかけて

食物繊維総量（2人分）

6.9g

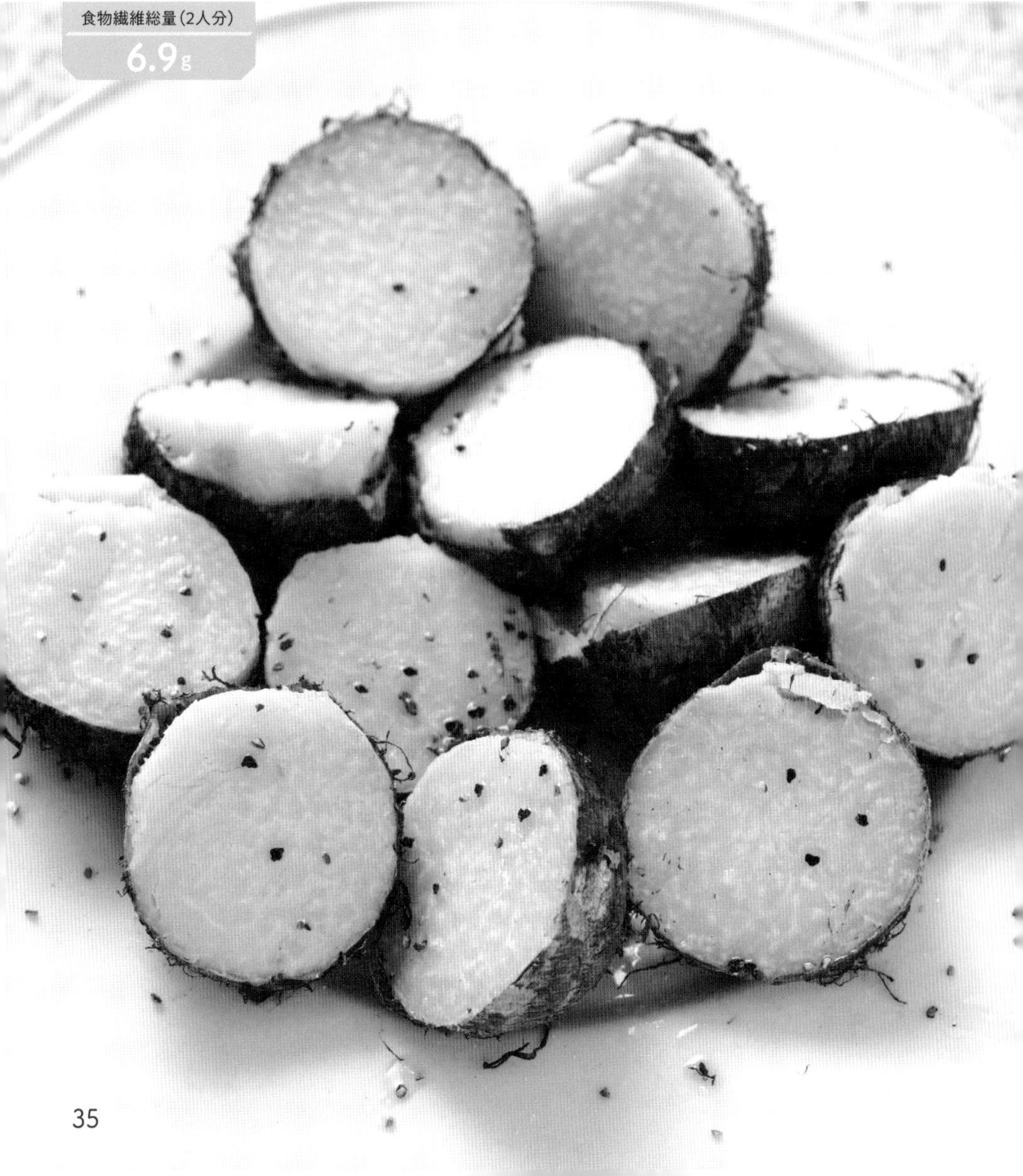

ヤマイモ

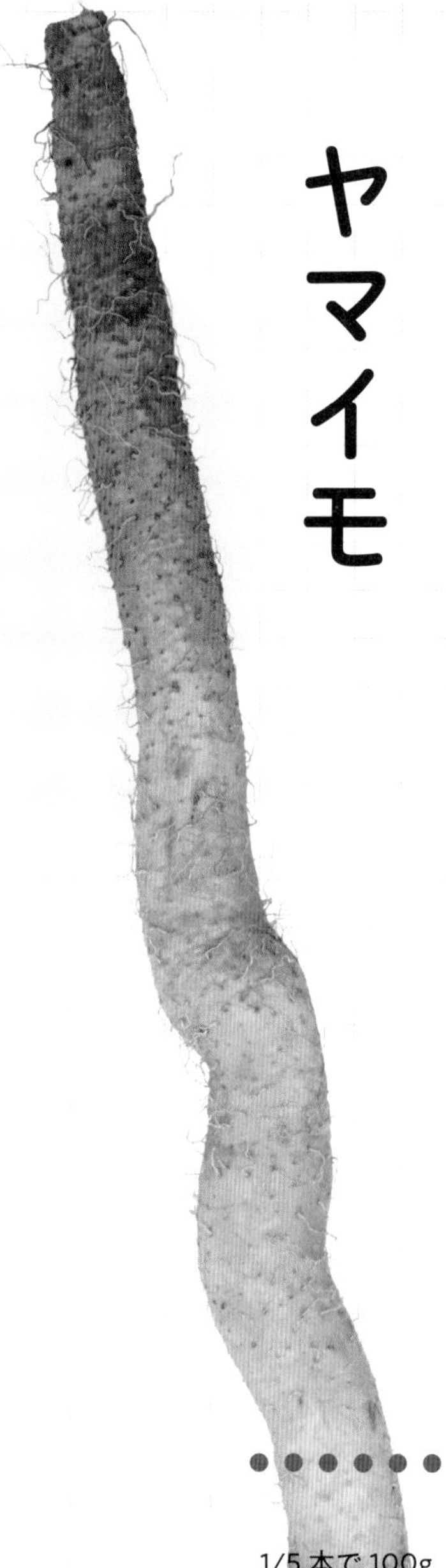

独特のぬめりには消化酵素がたっぷり

皮をむいたときのヤマイモ特有のヌルヌルとしたぬめりには、アミラーゼなどの消化酵《こう》素《そ》が含まれており、新陳代謝や胃腸の働きを活発にします。

　また、粘り成分のムチンは粘膜を潤して保護し、コレステロールや糖分の吸収を抑える働きがあります。

1/5 本で 100g
2.0g
の食物繊維

エネルギー：
118kcal/100g 当たり
栄養：でんぷん、ムチン、
ビタミンB群

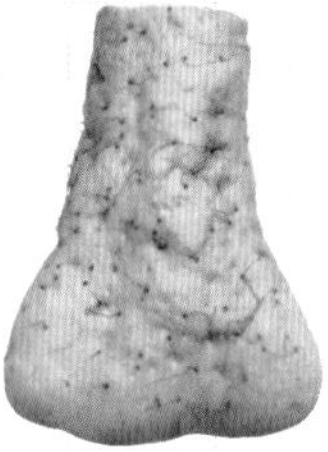

イチョウイモ

平らな形で関東ではヤマトイモとも呼ばれる。なめらかで粘りが強いのが特徴。

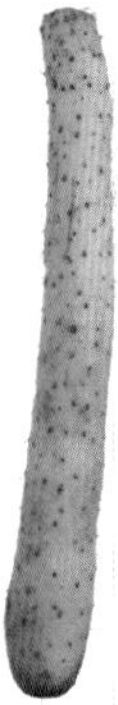

ナガイモ

棒状で現在、最も市場に多く出回っている品種。水分が多く、粘りが少ない。

主菜 みそとろろそば

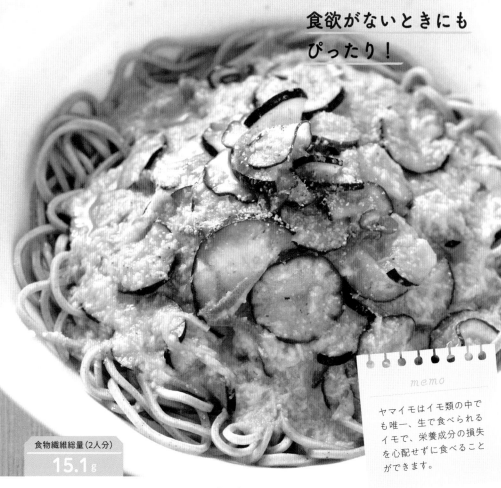

食欲がないときにも
ぴったり！

memo

ヤマイモはイモ類の中でも唯一、生で食べられるイモで、栄養成分の損失を心配せずに食べることができます。

食物繊維総量（2人分）
15.1g

材料（2人分）

ヤマイモ…120g
キュウリ…１本
ミョウガ…１個
ナス…１本
ショウガ…1/2 かけ
塩…小さじ 1/4
A　だし汁…2 カップ
　　みそ…大さじ 3
そば（ゆで）…2 袋
すりゴマ（白）…小さじ 1/4

作り方

1 キュウリ、ミョウガは薄い輪切り、ナスは薄い半月切り、ショウガは千切りにしてボウルに入れる。塩をふり、全体を混ぜてしんなりするまでおき、軽く水気をきる。
2 ヤマイモはすりおろし、よく混ぜ合わせた A を 2、3 回に分けて加え混ぜ、1 を加えてさらに混ぜ合わせる。
3 そばは袋の表記通りにゆで、ザルに上げて水にさらし、水気をきって器に盛り、2 をかけてすりゴマを散らす。

主菜

ナガイモと枝豆とタコのペペロンチーノ

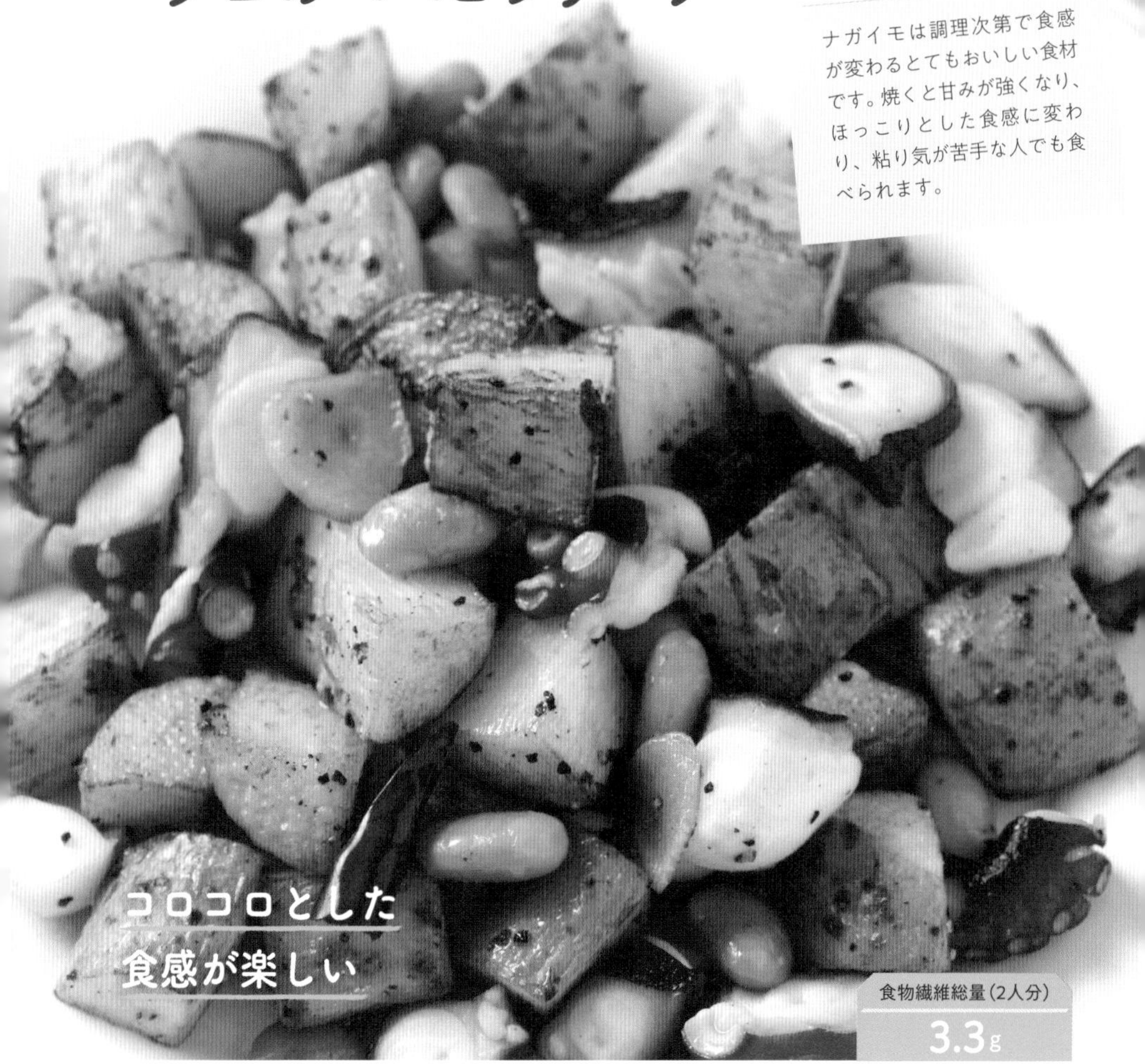

memo

ナガイモは調理次第で食感が変わるとてもおいしい食材です。焼くと甘みが強くなり、ほっこりとした食感に変わり、粘り気が苦手な人でも食べられます。

コロコロとした
食感が楽しい

食物繊維総量（2人分）
3.3g

材料（2人分）

ナガイモ…200g
枝豆（冷凍・サヤを除いたもの）…25g
ゆでタコ…100g
ニンニク…1/2かけ
赤トウガラシ…1本
オリーブ油…小さじ1
粗びき黒コショウ…適量

作り方

1 ナガイモはヒゲを焼き、皮つきのまま1.5cm角に切る。タコは小さめの乱切り、ニンニクは薄切り、赤トウガラシは半分に切り、種を除く。
2 フライパンに少し多めのオリーブ油（分量外）を熱し、ナガイモを入れて表面がきつね色になるまで素揚げし、油をしっかりきる。
3 別のフライパンにオリーブ油、赤トウガラシ、ニンニクを入れて熱し、香りが立ったらタコを加えて炒め、2、枝豆を加えてさらに炒め合わせ、粗びき黒コショウをふる。

副菜

ナガイモとミニトマトの中華風サラダ

材料と作り方（2人分）

ナガイモ100gは、皮をむいてビニール袋に入れ、めん棒などで食べやすい大きさにたたき、半分に切ったミニトマト5個とともにボウルに入れる。酢、ゴマ油、しょうゆ、オリゴ糖各小さじ1を混ぜ合わせたドレッシングを加えてよく混ぜ合わせ、器に盛り、千切りにした青ジソ3枚を乗せる。

memo

ナガイモは、めん棒でたたいて表面をでこぼこにすることで、ドレッシングやタレが絡みやすくなります。

食物繊維総量（2人分）

2.1g

火を使わずに
5分で完成

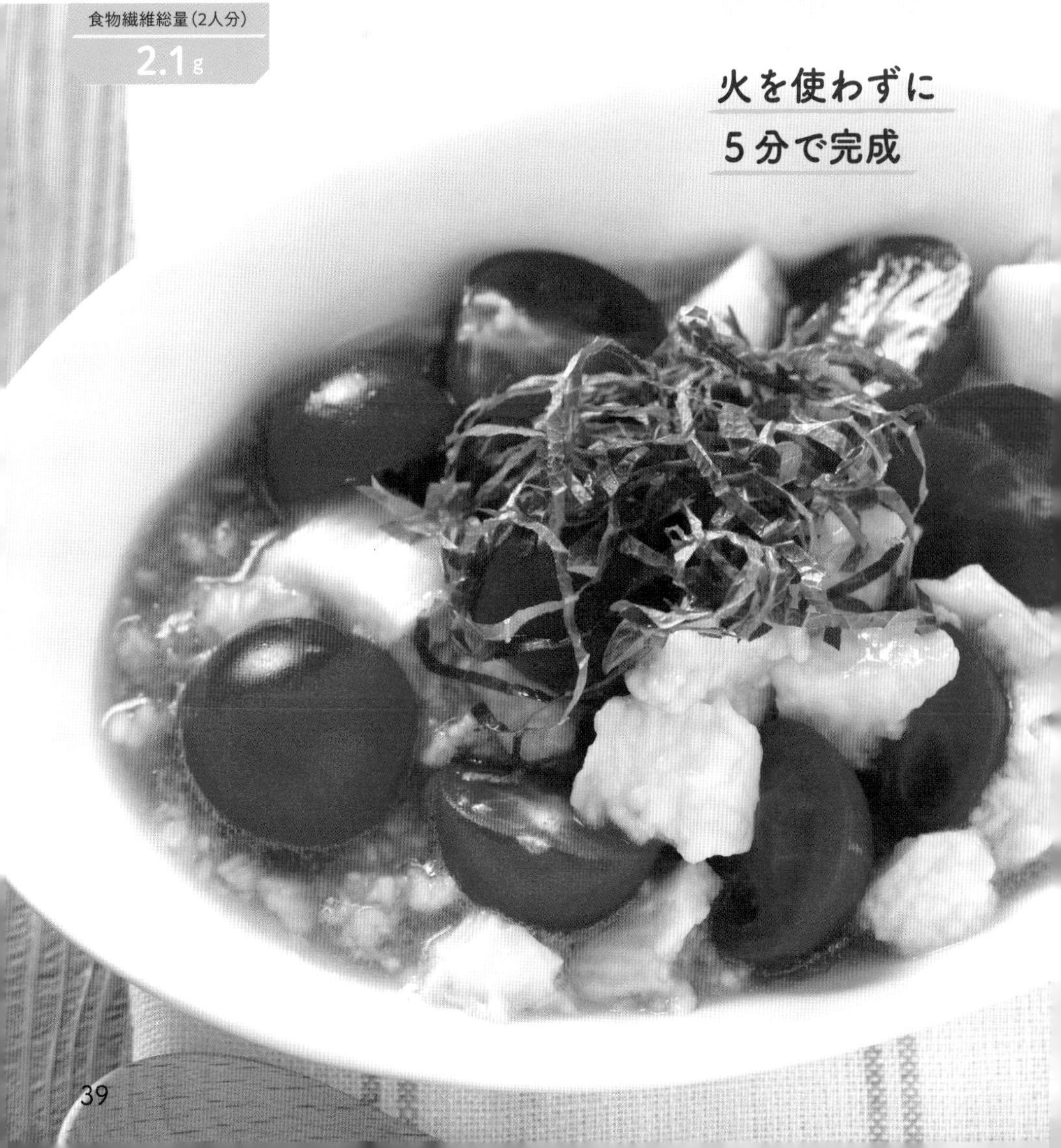

レンコン

不溶性食物繊維が豊富で便通も快適に

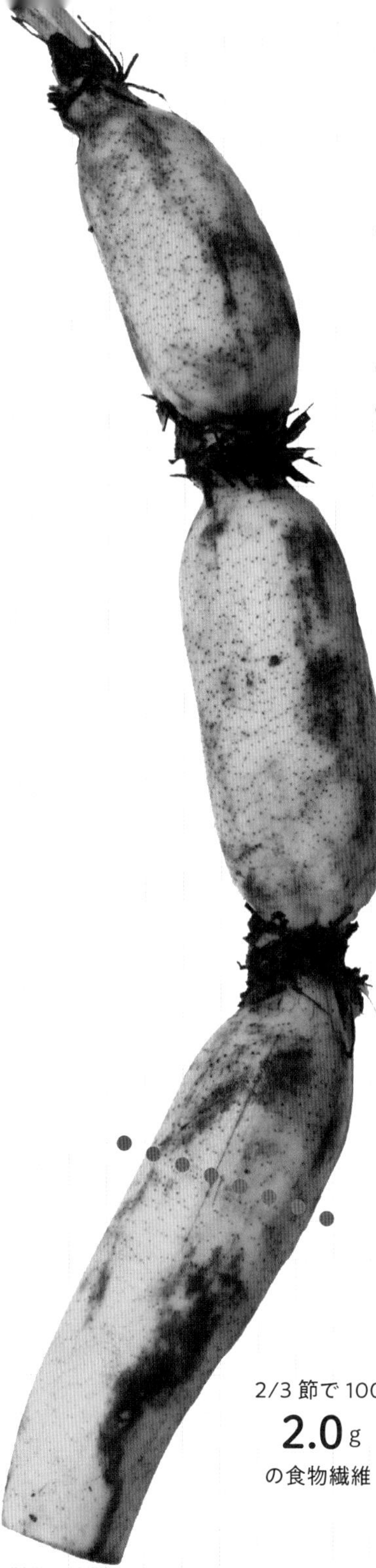

レンコンには胃腸の粘膜を保護する働きがあるムチンや、便秘に有効なペクチン、ヘミセルロースなどの食物繊維が豊富です。

　また、ビタミンCや老廃物の排出を促すカリウムが多く含まれる、女性にうれしい食材です。

エネルギー：66kcal/100g 当たり
栄養：でんぷん、ビタミンC、タンニン

2/3 節で 100g
2.0g
の食物繊維

主菜 レンコンのお好み焼き

レンコンの粘りでもっちもち

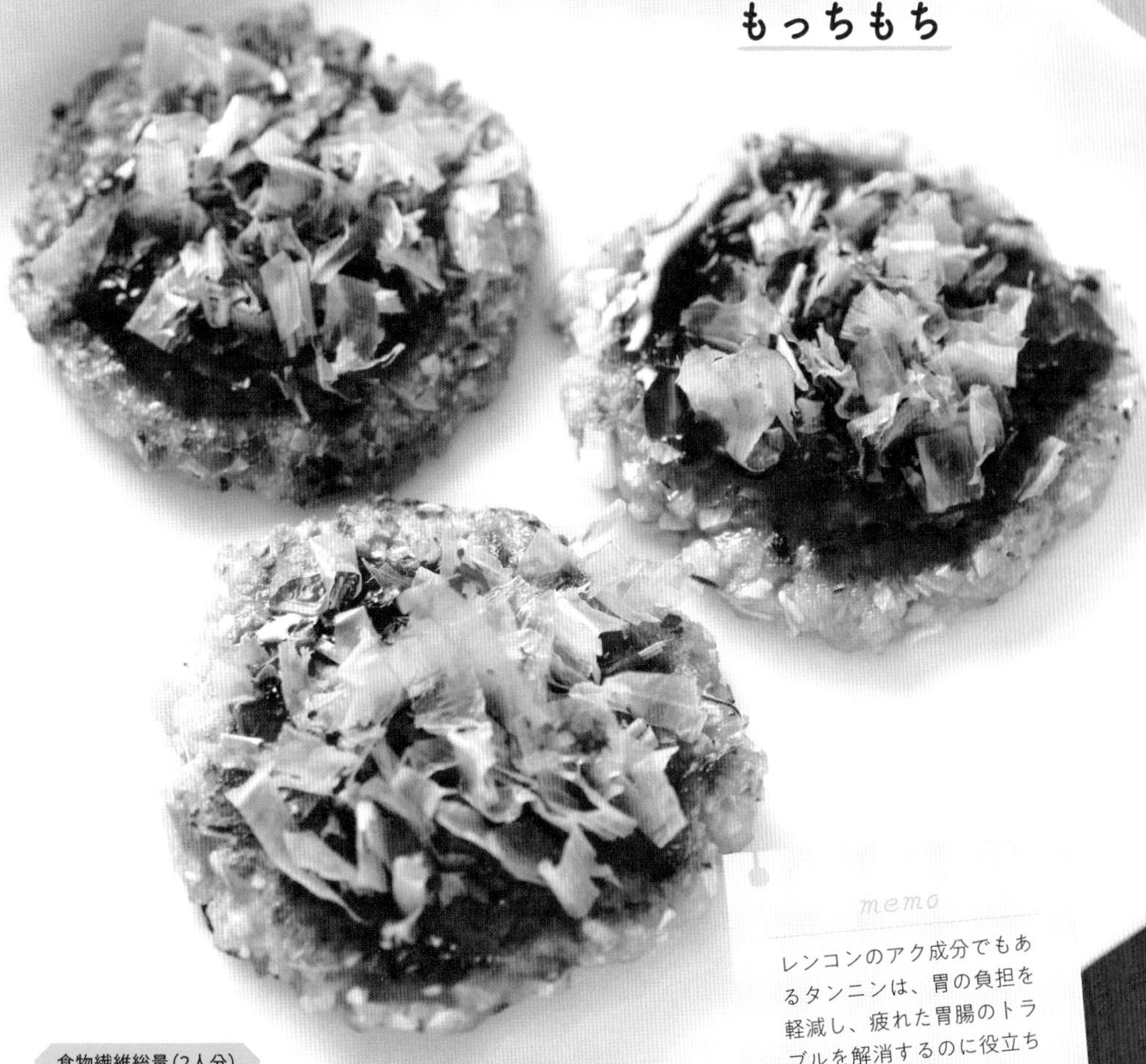

memo

レンコンのアク成分でもあるタンニンは、胃の負担を軽減し、疲れた胃腸のトラブルを解消するのに役立ちます。

食物繊維総量（2人分）

2.2g

材料（2人分）

レンコン…小１節

A キャベツのみじん切り…１枚分
紅ショウガのみじん切り…10g
片栗粉…大さじ２～３

ゴマ油…小さじ２

お好み焼きソース、削り節、青ノリ…各適量

作り方

1 レンコンはすりおろしてAを混ぜ合わせる。

2 フライパンにゴマ油を熱し、1を直径６㎝の大きさに広げ入れ、両面をこんがりと焼く。

3 器に2を盛り、お好み焼きソースをかけ、削り節、青ノリを散らす。

主菜 レンコンと鶏肉のピリ辛甘酢炒め

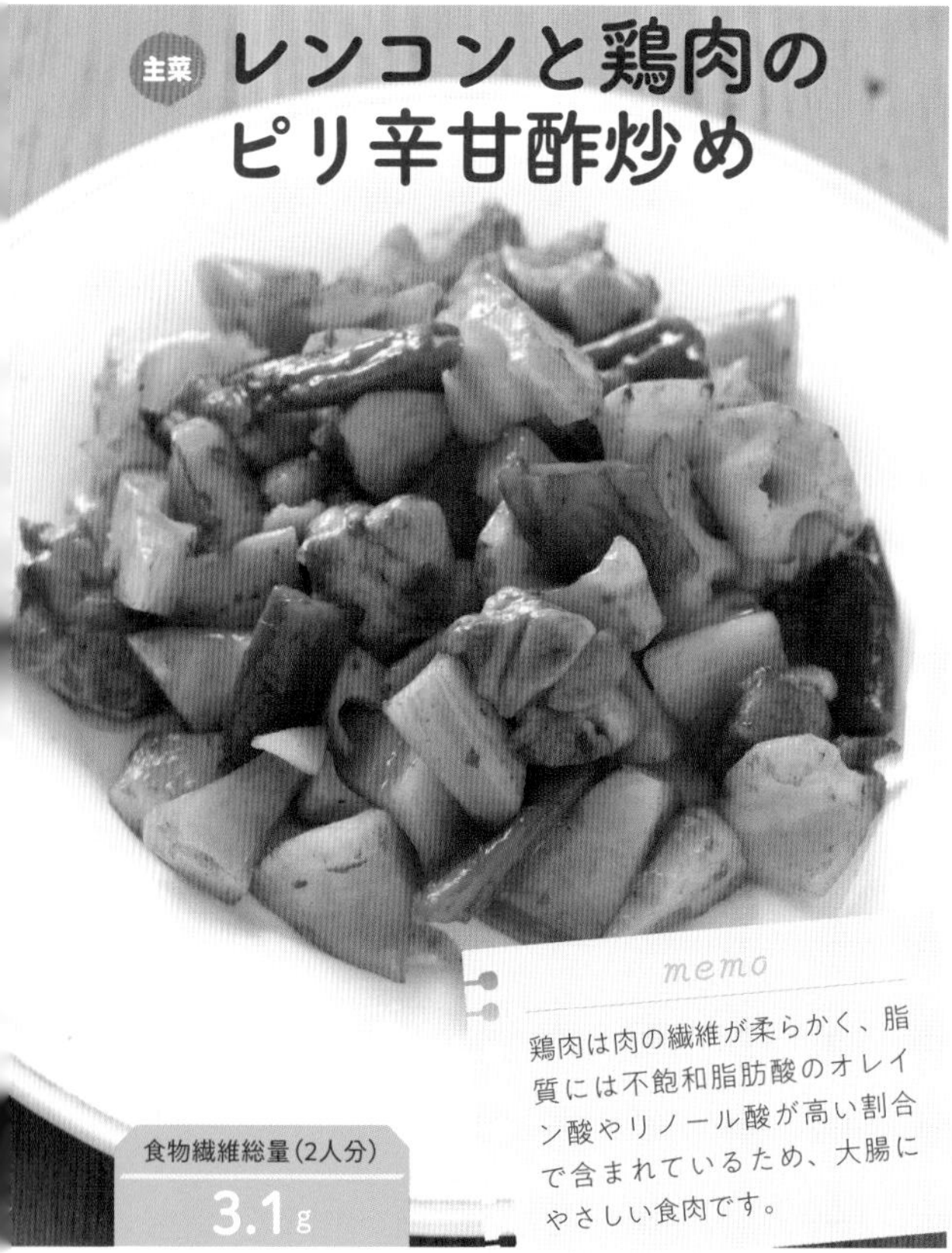

刺激のある酸味がクセになる

材料（2人分）

レンコン…小1節
鶏肉…100g
シシトウ…6 ～ 8本
ゴマ油…大さじ1
A
- 酢、水…各大さじ1
- 豆板醤《トウバンジャン》…小さじ1
- オリゴ糖、酒…各大さじ1/2
- 片栗粉、顆粒鶏ガラスープ…各小さじ1/2

作り方

1 レンコンは乱切りにし、水にさらして水気をきる。鶏肉はひと口大に切る。シシトウは種を取り、3等分に切る。

2 フライパンにゴマ油を熱し、レンコン、鶏肉、シシトウを加えて炒める。レンコンが透き通ってきたら混ぜ合わせたAを加えて味を調え、よく炒め合わせる。

memo

鶏肉は肉の繊維が柔らかく、脂質には不飽和脂肪酸のオレイン酸やリノール酸が高い割合で含まれているため、大腸にやさしい食肉です。

食物繊維総量（2人分）
3.1g

副菜 レンコンの明太和え

食物繊維総量（2人分）
1.4g

味付けは明太子の塩気だけ

材料と作り方（2人分）

レンコン1節は薄くイチョウ切りにし、2cm長さに切った水菜1束とともにさっとゆで、しっかりと水気をきって薄皮を除いた明太子1腹とよく混ぜ合わせる。

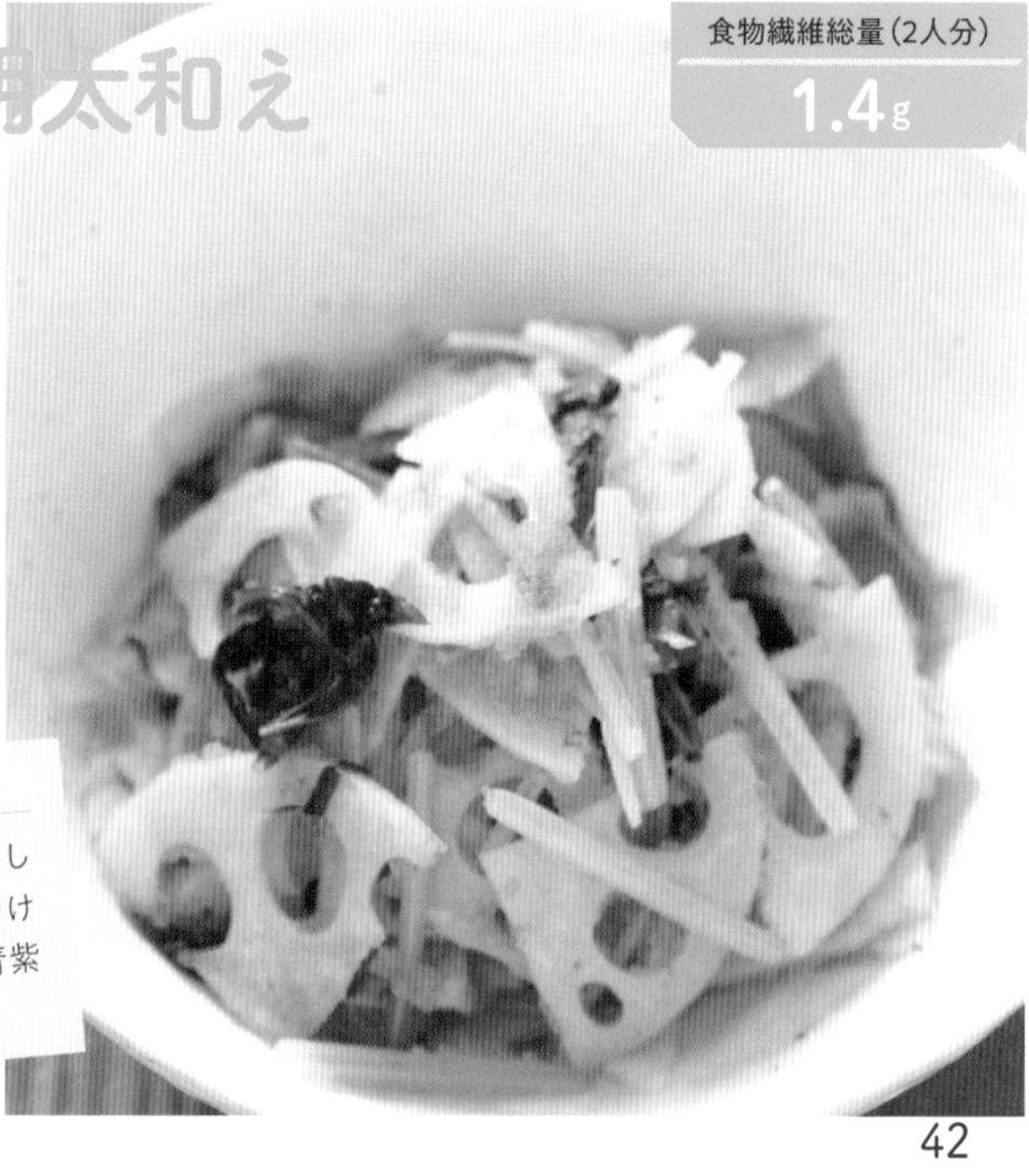

memo

レンコンはアクが出ると色が変わってしまうので、切ったらすばやく酢水につけるかすぐに調理を。鉄鍋に触れると青紫色に変化するので注意が必要です。

ジャガイモ

エネルギー：51kcal/100g 当たり
栄養：でんぷん、ビタミンC、
カリウム

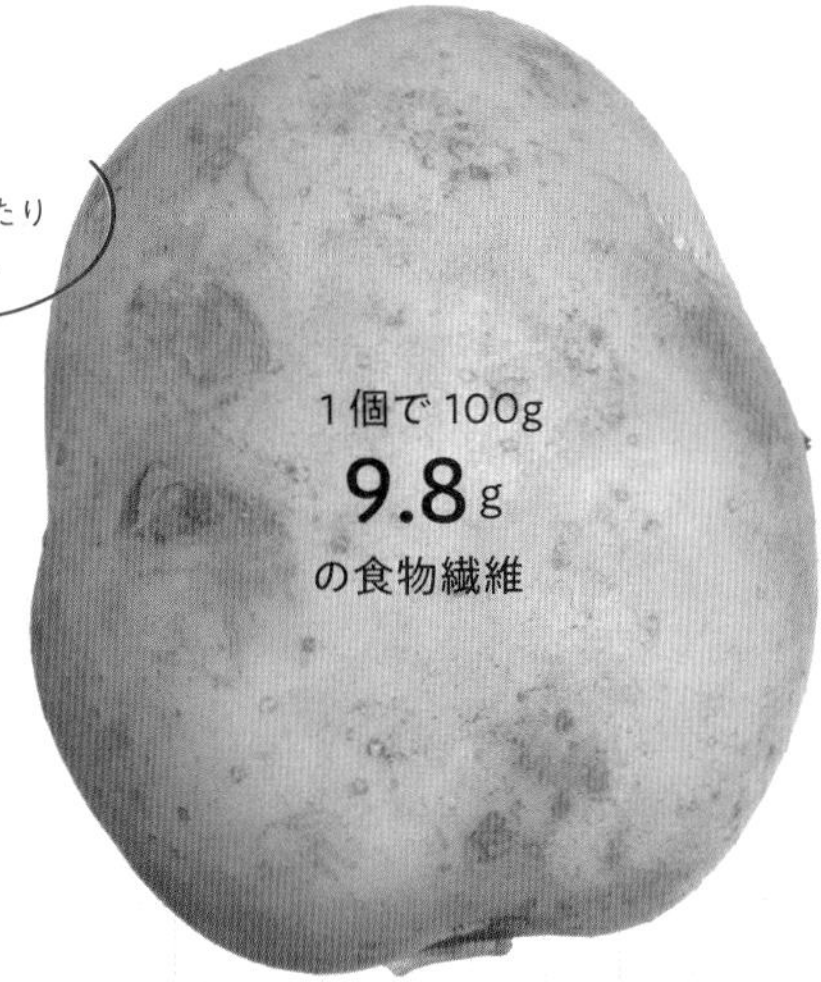

豊富に含まれるビタミンCは加熱しても壊れにくい

ジャガイモはイモ類の中でも食物繊維を多く含む食材。

特長は、免疫力を高め、粘膜強化に役立つビタミンCが加熱しても壊れにくいこと。また、体内のナトリウムを排出し、血圧を下げる働きがあるカリウムの含有量が高いのも魅力です。

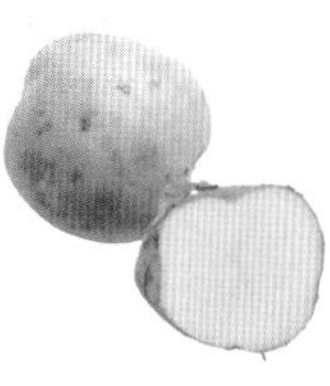

男爵

丸くて、肉色は白い。粉質でホクホクしており、マッシュポテトなどに向く。

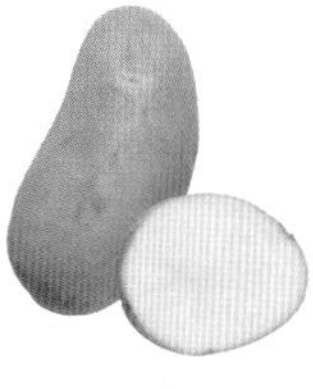

メークイン

楕円形で肉色は淡い黄色。煮くずれしにくいので、煮物などに最適。

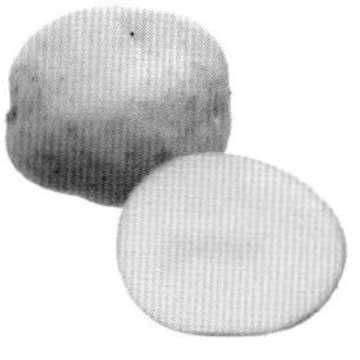

インカのめざめ

小粒で肉色は鮮やかな黄色。クリやナッツを思わせるような風味がある。

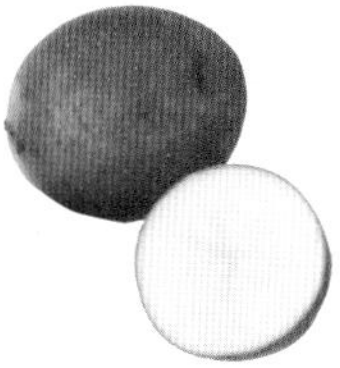

アンデス赤

表皮が赤く、肉色が黄色。他のジャガイモよりもビタミンCやカロテンが豊富。

食物繊維総量（2人分）
41.5g

主菜 ジャガタラグラタン

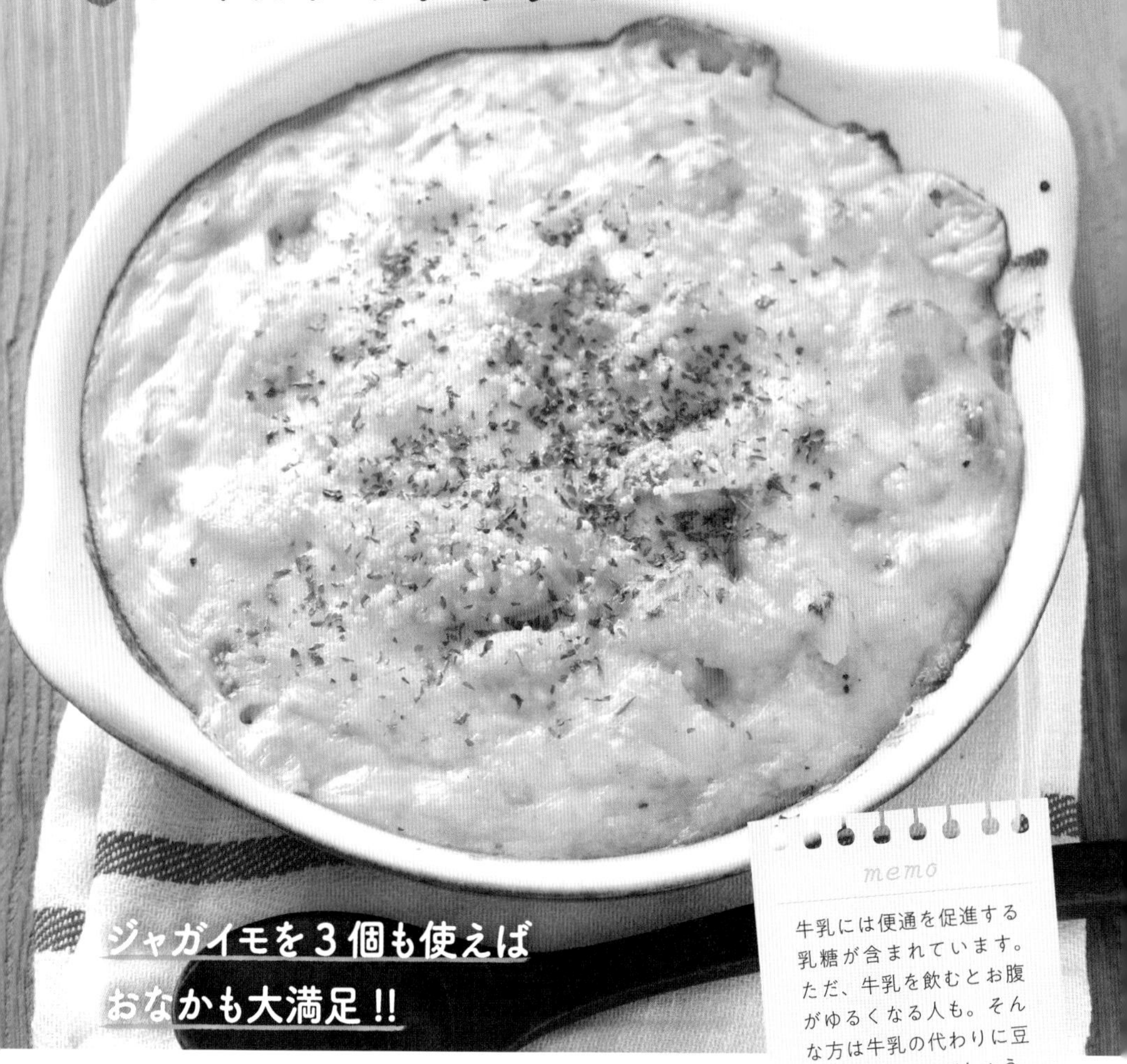

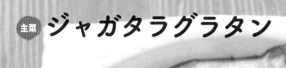

ジャガイモを 3 個も使えば
おなかも大満足 !!

memo

牛乳には便通を促進する乳糖が含まれています。ただ、牛乳を飲むとお腹がゆるくなる人も。そんな方は牛乳の代わりに豆乳を使うといいでしょう。

材料（2 人分）

ジャガイモ…3 個
タマネギ…1/2 個
甘塩タラ…2 切れ
塩、コショウ…各適量
小麦粉…小さじ 1
オリーブ油…小さじ 2
固形コンソメ…1 個
牛乳…1 カップ
粉チーズ…適量
ドライパセリ…適量

作り方

1 ジャガイモは皮をむいて半月切り、タマネギは薄切りにする。タラは 2 cm幅に切り、塩、コショウをふり、小麦粉を薄くまぶす。
2 フライパンにオリーブ油を熱し、タラを並べ入れ、両面きつね色になるまで焼き、取り出す。
3 2 のフライパンにジャガイモ、タマネギを入れて炒め、タマネギが透き通ってきたらひたひたの水（分量外）と固形コンソメを加えて 5 分ほど煮込み、牛乳とタラを加えてとろみがつくまで煮る。
4 耐熱容器に 3 を入れ、粉チーズをかけ、オーブントースターで 5 分ほど表面に焦げ目がつくまで焼き、ドライパセリを散らす。

副菜 ジャガイモのスープ

材料（2人分）

ジャガイモ…2個
タマネギ…1/4個
オリーブ油…小さじ2
A 湯…1と1/2カップ
　固形コンソメ…1/2個
塩、コショウ…各適量
牛乳…1/2カップ
ドライパセリ…適量

作り方

1 ジャガイモは皮をむき、薄切りにする。タマネギは薄切りにする。
2 鍋にオリーブ油を熱し、1を入れて炒め、タマネギが透き通ってきたらAを加えてジャガイモが柔らかくなるまで煮て、塩、コショウで味を調える。
3 ミキサーに2、牛乳を入れてかくはんし、器に盛り、ドライパセリを散らす。

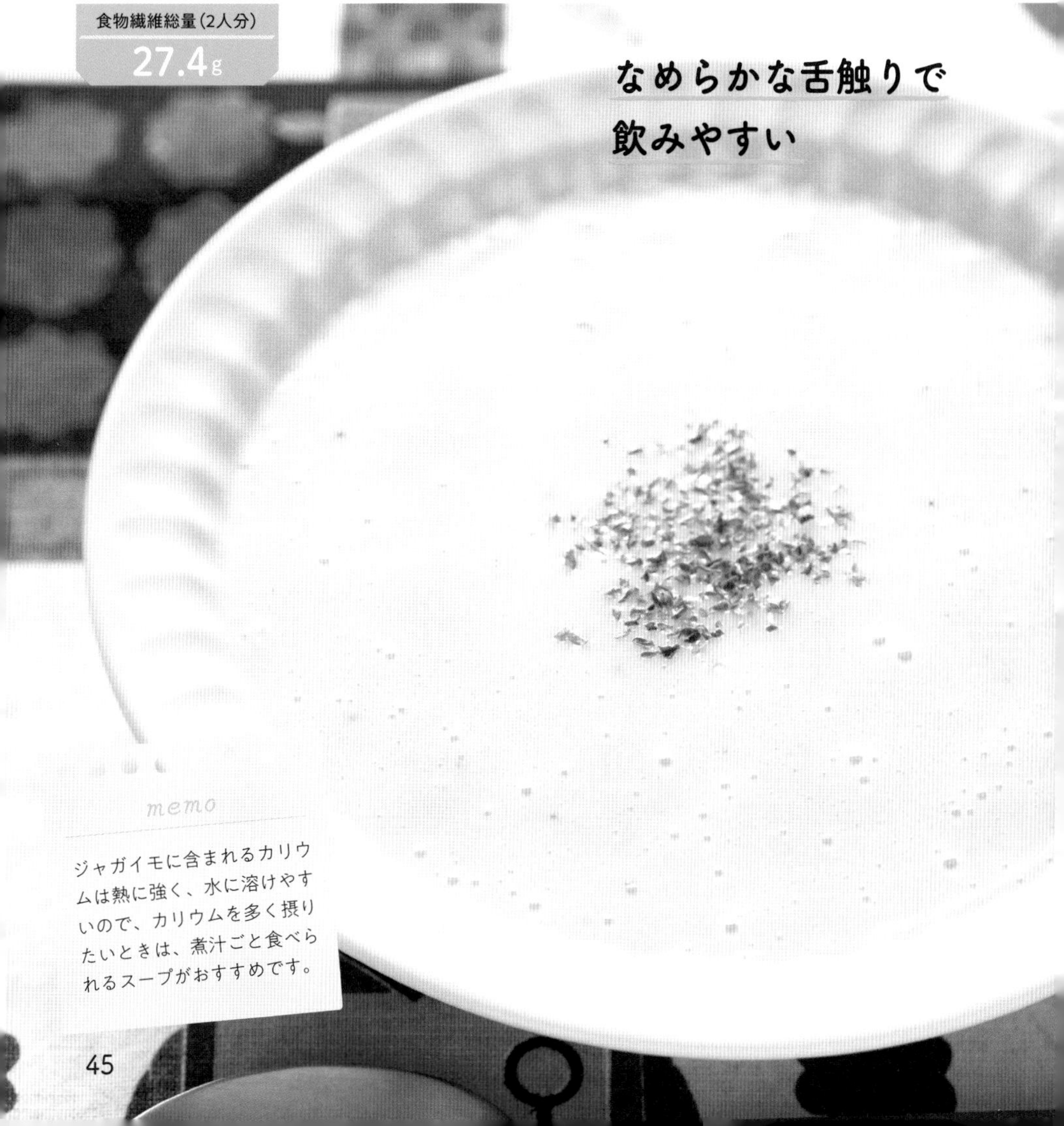

食物繊維総量（2人分）
27.4g

なめらかな舌触りで飲みやすい

memo

ジャガイモに含まれるカリウムは熱に強く、水に溶けやすいので、カリウムを多く摂りたいときは、煮汁ごと食べられるスープがおすすめです。

副菜

ジャガイモとサクラエビの炒め煮

サクラエビのだしが食欲をそそる

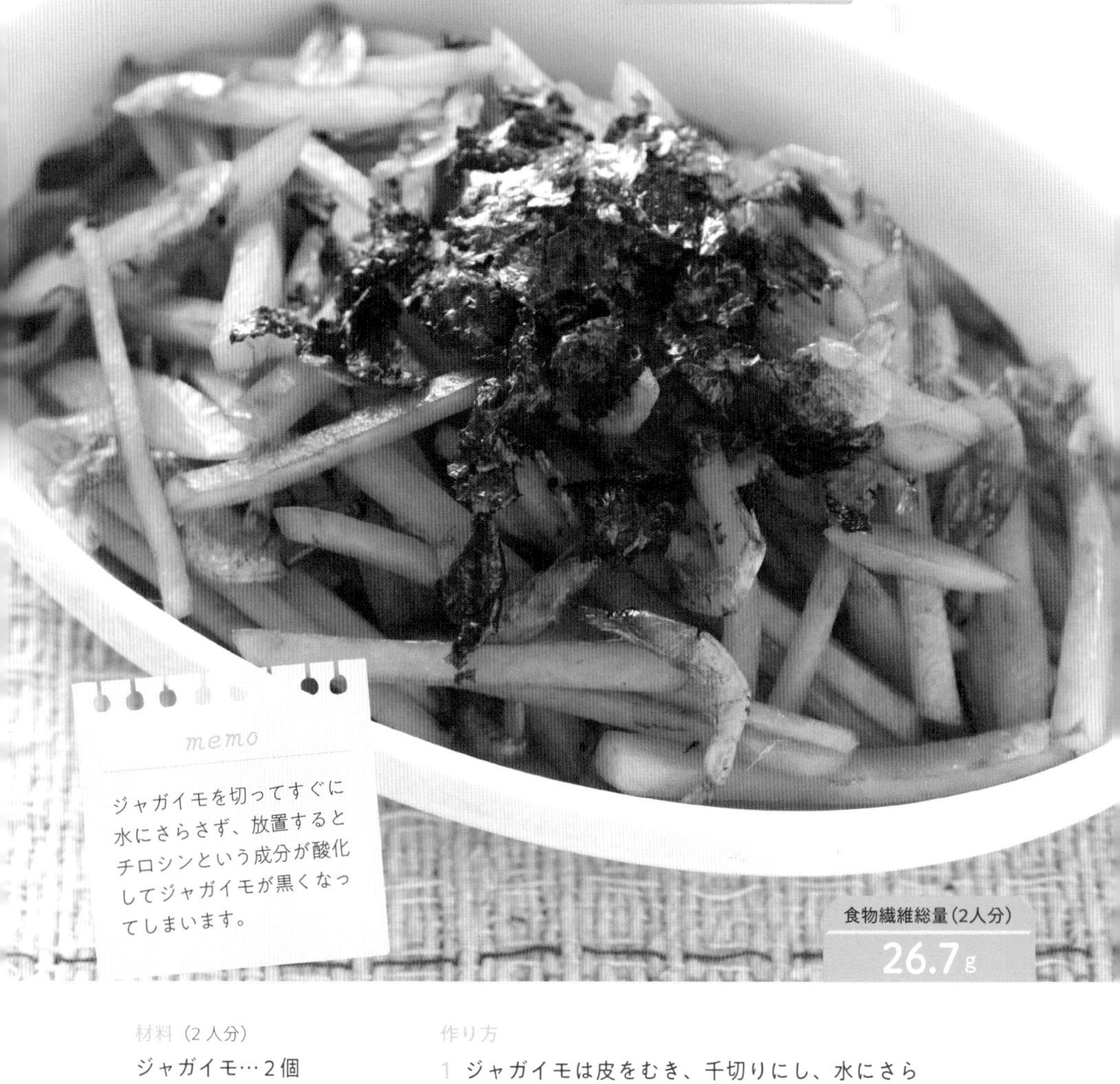

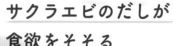

memo

ジャガイモを切ってすぐに水にさらさず、放置するとチロシンという成分が酸化してジャガイモが黒くなってしまいます。

食物繊維総量（2人分）
26.7g

材料（2人分）

ジャガイモ…2個
サクラエビ…10g
ゴマ油…小さじ2
A　酒、みりん…各大さじ1
　　しょうゆ…小さじ1
もみノリ…適量

作り方

1 ジャガイモは皮をむき、千切りにし、水にさらして水気をふく。
2 フライパンにゴマ油を熱し、1とサクラエビを入れて炒める。ジャガイモが透き通ってきたらAを加え、汁気がなくなるまで炒め合わせる。
3 器に2を盛り、ノリを散らす。

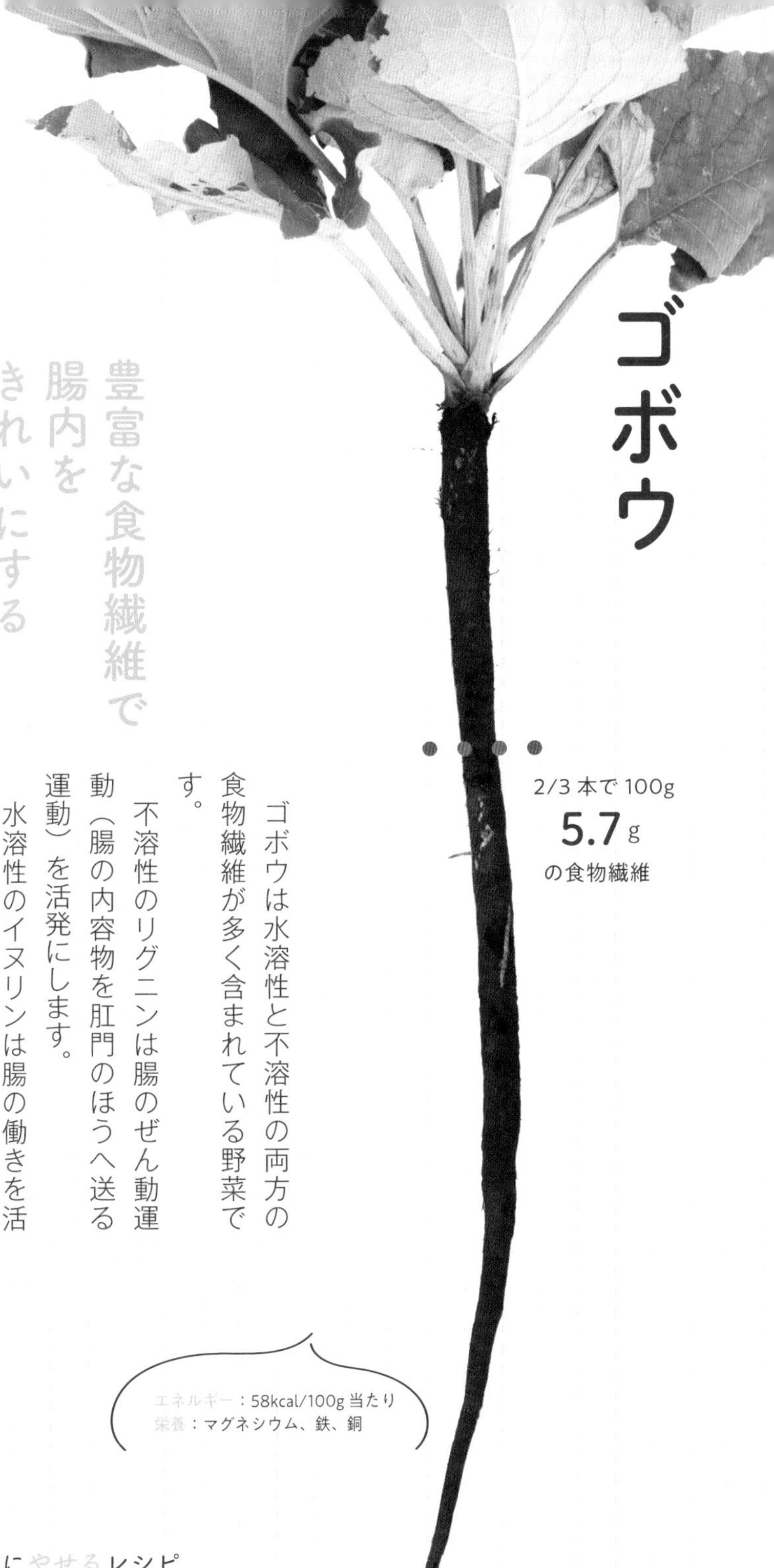

ゴボウ

2/3 本で 100g
5.7 g
の食物繊維

豊富な食物繊維で腸内をきれいにする

ゴボウは水溶性と不溶性の両方の食物繊維が多く含まれている野菜です。

不溶性のリグニンは腸のぜん動運動（腸の内容物を肛門のほうへ送る運動）を活発にします。

水溶性のイヌリンは腸の働きを活性化させるのはもちろんのこと、血糖値の上昇を抑え、コレステロール値を降下させる働きがあります。

エネルギー：58kcal/100g 当たり
栄養：マグネシウム、鉄、銅

主菜 ゴボウと麩《ふ》の卵とじ

材料（2人分）

ゴボウ…150g
麩…8個
葉ネギ…適量
卵…2個

A　だし汁…1と1/2カップ
　　しょうゆ…大さじ1と1/2
　　砂糖、みりん…各大さじ1

作り方

1 ゴボウはよく洗ってささがきにし、水にさらす。ネギは3㎝長さに切る。

2 鍋にA、水気をきったゴボウを入れて火にかけ、煮立ったら麩を加えて5～7分煮る。ゴボウに火が通り、麩に味がしみ込んだら、溶き卵を回し入れ、ネギを散らし、フタをして卵を半熟状にする。

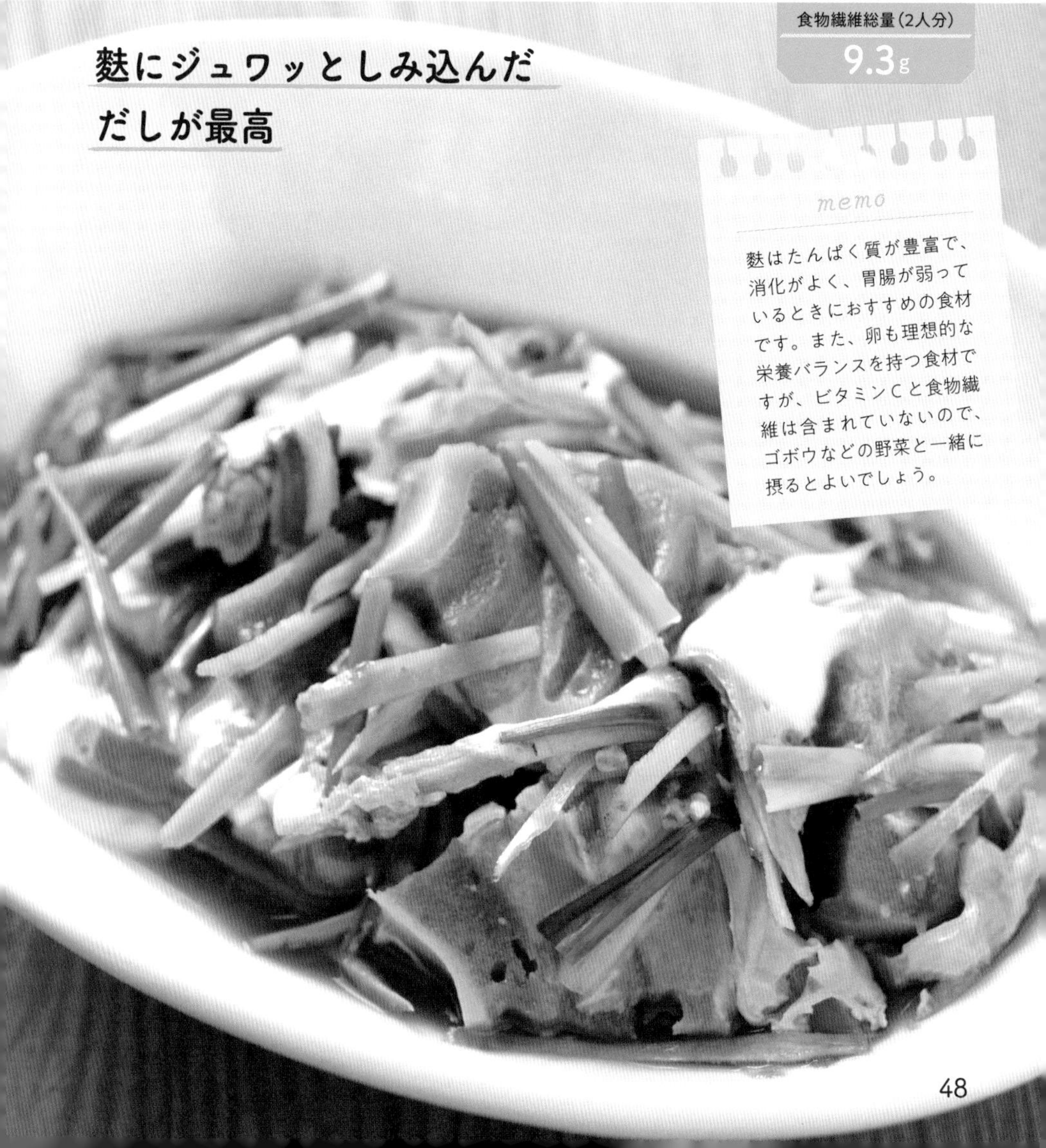

麩にジュワッとしみ込んだだしが最高

食物繊維総量（2人分）
9.3g

memo

麩はたんぱく質が豊富で、消化がよく、胃腸が弱っているときにおすすめの食材です。また、卵も理想的な栄養バランスを持つ食材ですが、ビタミンCと食物繊維は含まれていないので、ゴボウなどの野菜と一緒に摂るとよいでしょう。

副菜 おやつ

ゴボウフライ

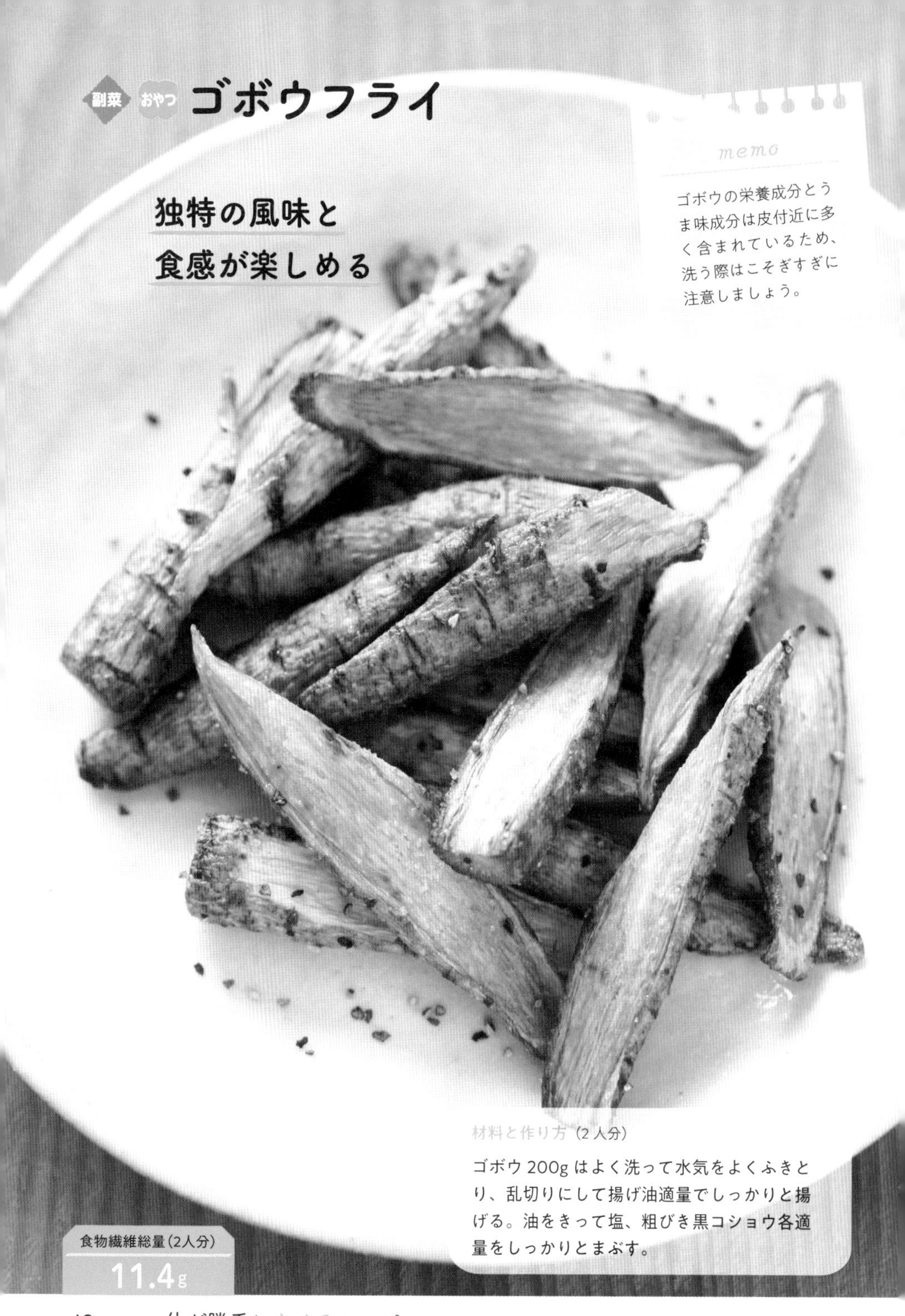

独特の風味と食感が楽しめる

memo

ゴボウの栄養成分とうま味成分は皮付近に多く含まれているため、洗う際はこそぎすぎに注意しましょう。

材料と作り方（2人分）

ゴボウ200gはよく洗って水気をよくふきとり、乱切りにして揚げ油適量でしっかりと揚げる。油をきって塩、粗びき黒コショウ各適量をしっかりとまぶす。

食物繊維総量（2人分）

11.4g

副菜 ゴボウのゆずコショウあえ

ゆずコショウ＋マヨネーズで
コクとからみをプラス

memo

鶏ささ身は食肉のなかでいちばん高たんぱく低脂肪食品なので、ダイエット中のたんぱく源としておすすめです。

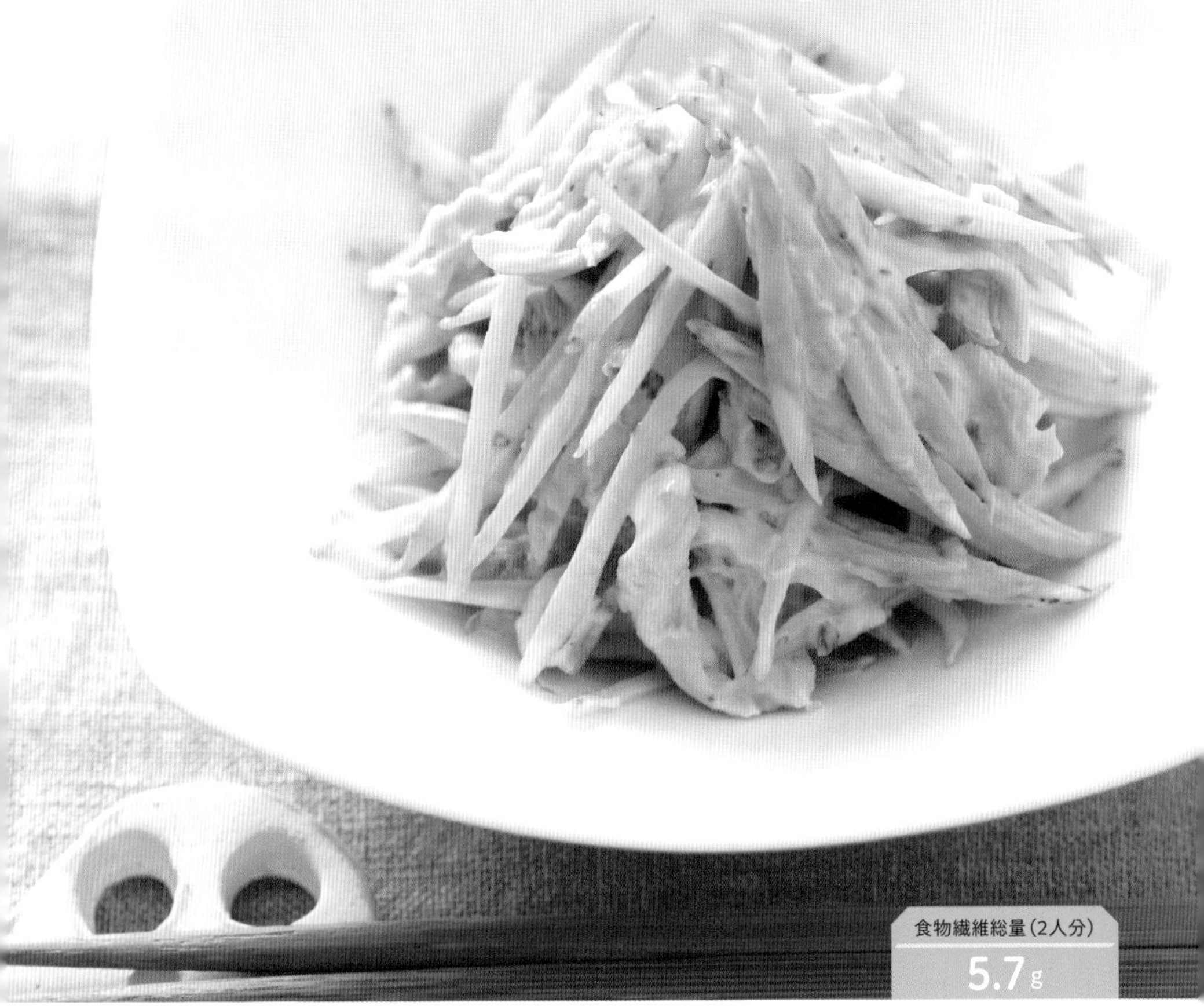

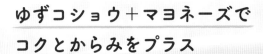

食物繊維総量（2人分）
5.7g

材料と作り方（2人分）

ゴボウ100gはよく洗って千切りにし、鶏ささ身2本とともにゆで、水気をしっかりときって、ささ身は裂く。冷めたらマヨネーズ大さじ2とゆずコショウ小さじ2とよくあえる。

エネルギー：
26kcal/100g 当たり
栄養：ペクチン、ムチン、
カロテン

オクラ

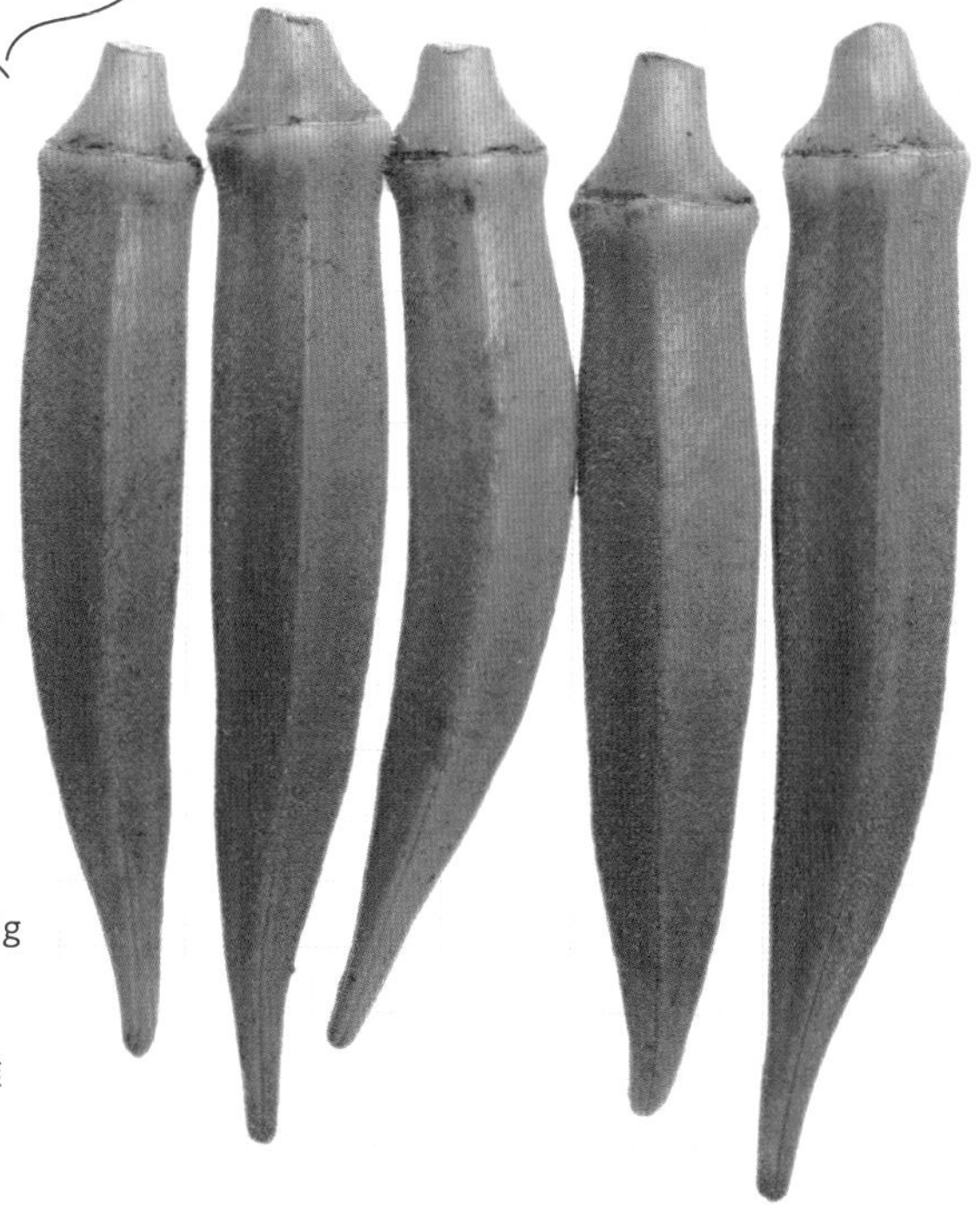

10 本で 100g
5.0 g
の食物繊維

ネバネバパワーで胃腸をお掃除

独特のネバネバの粘り成分は、粘膜を保護し、コレステロールや糖分の吸収を抑制するムチンと、腸内コレステロールを下げる効果のある食物繊維のペクチンです。どちらも豊富に含まれており、便秘や下痢に効果的に働きます。

　さらにビタミンCや鉄、カルシウムなども豊富に含まれる食材です。

主菜 オクラのトマト煮込み

材料（2人分）

オクラ…1袋（10本）
タマネギ…1/2個
豚肩ロースブロック…100g
オリーブ油…大さじ1/2
A | 水…1カップ
　| ローリエ…1枚
　| 固形コンソメ…1/2個
トマト缶（ホール状）…1/2缶（200g）
しょうゆ…小さじ1と1/2
コショウ…少々

作り方

1 オクラはヘタを除き、1cm幅に切る。タマネギ、豚肉は1cm角に切る。

2 フライパンにオリーブ油を熱し、豚肉を入れて炒める。肉の色が変わったらタマネギ、オクラを加えてさらに炒める。A、トマトをつぶしながらトマト缶を加え、煮立ったら、フタをして弱火で10分ほど煮込み、しょうゆ、コショウで味を調える。

食物繊維総量（2人分）
10.5g

コトコト煮込んで
じんわりうま味をしみ込ませて

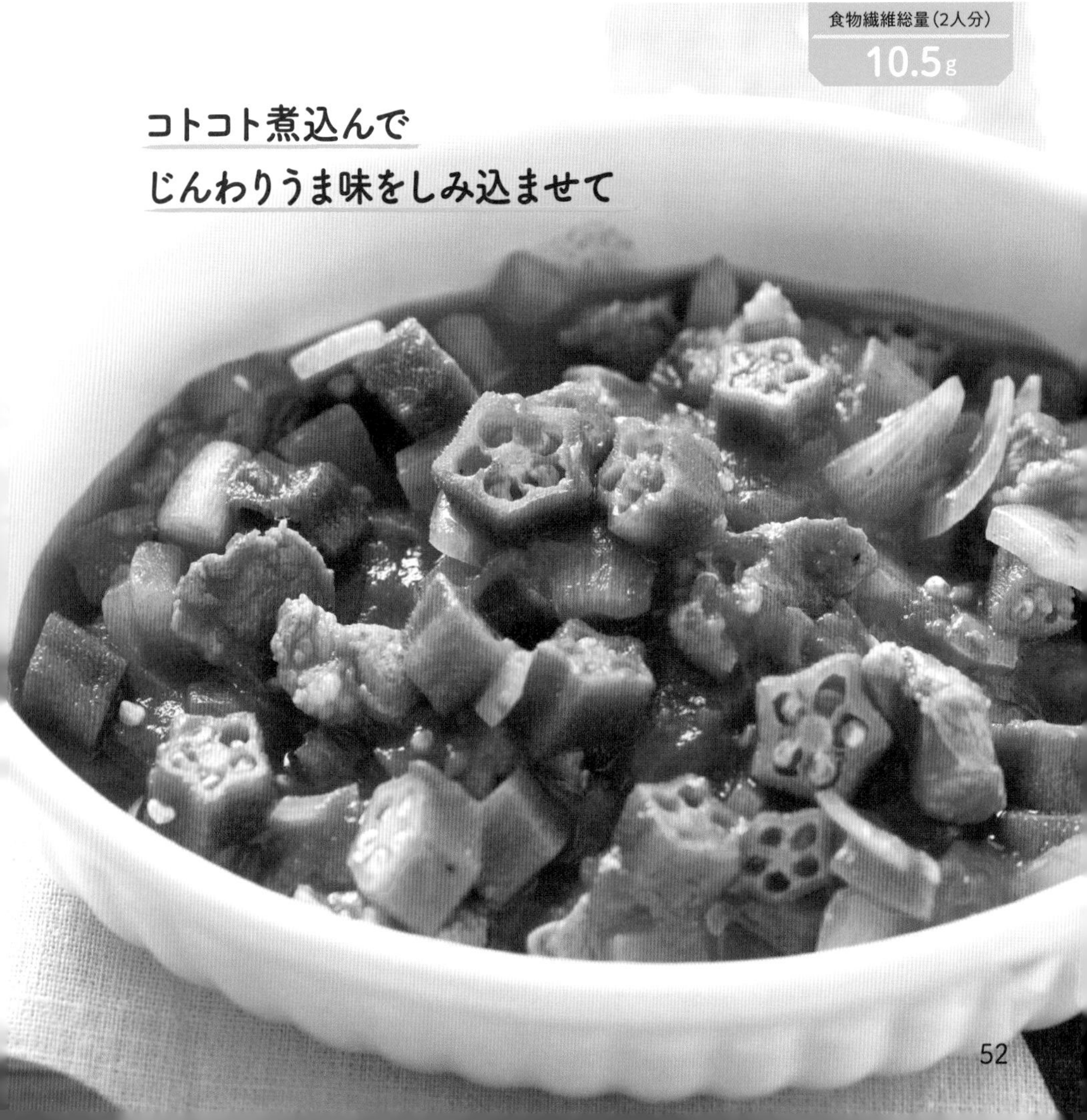

副菜 常備

オクラの焼酎漬け

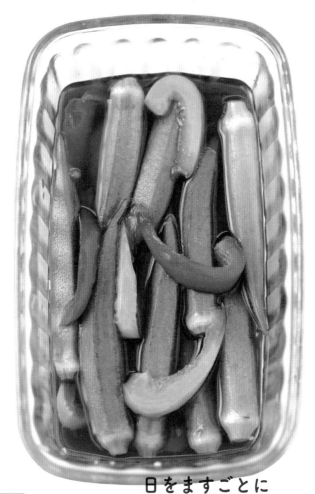

日をますごとに
辛味とうま味がしみ込む

食物繊維総量（2人分）
7.5g

材料（2人分）

オクラ…1袋（10本）
パプリカ（赤・黄）…各1/4個
赤トウガラシ…1本
A 焼酎…2/3カップ
　しょうゆ…1/3カップ
　砂糖…1/2カップ
ニンニク…1かけ

作り方

1 オクラはさっと洗い、へたの周りをそぎ切り、塩もみをし、表面のトゲをとってさっとゆでる。パプリカは食べやすく切る。
2 鍋に赤トウガラシ、混ぜ合わせたAを入れ、煮立ったらニンニクを加えて火を止める。
3 保存容器に1を入れ、2を加えて粗熱《あらねつ》がとれたら、冷蔵庫で一晩漬け込む。冷蔵庫で一週間保存可能。

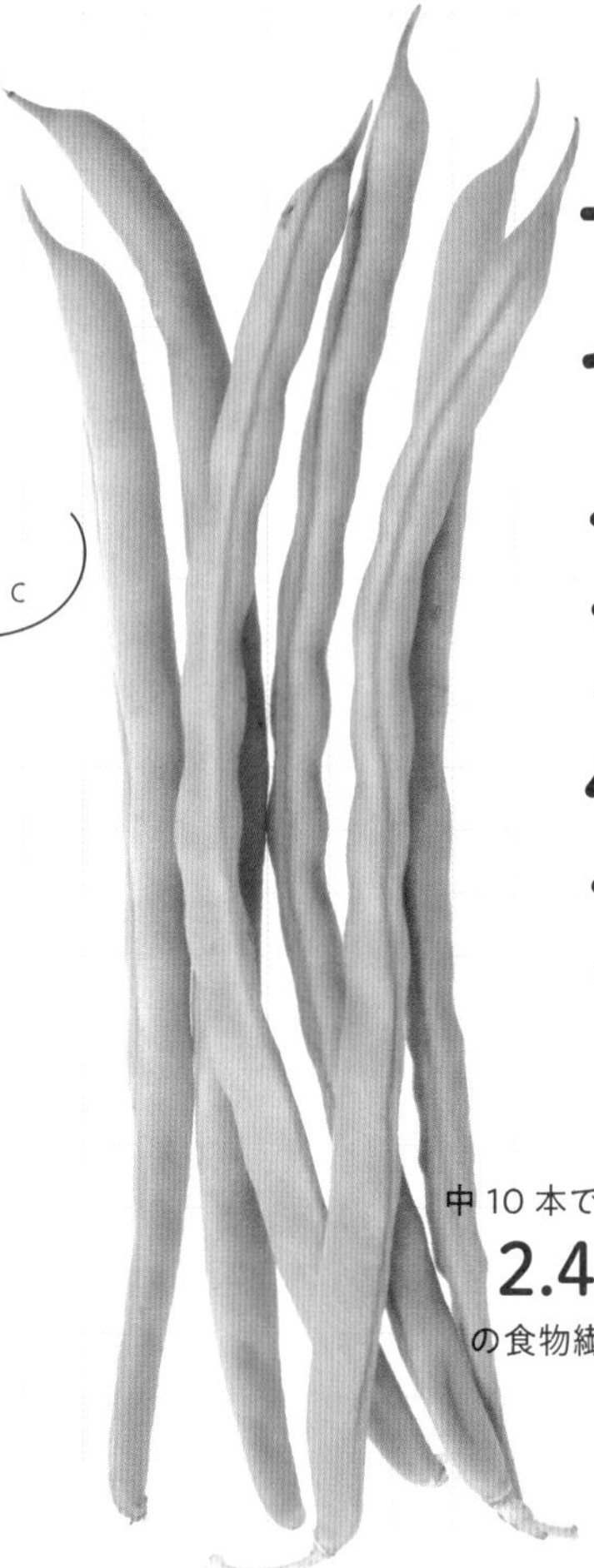

サヤインゲン

エネルギー：
23kcal/100g当たり
栄養：カロテン、
ビタミンB群、C

中10本で100g
2.4g
の食物繊維

豆の栄養素を兼ね備えた野菜

サヤインゲンはマメ科のインゲン属、サヤエンドウはマメ科のエンドウ属の野菜です。
サヤインゲンは食物繊維や細胞の再生を活性化するビタミンB_2などを豊富に含み、サヤエンドウは食物繊維とビタミンCを多く含みます。

副菜 サヤインゲンのノリマヨ

ゆでて、あえるだけで完成！
お弁当にもおすすめです。

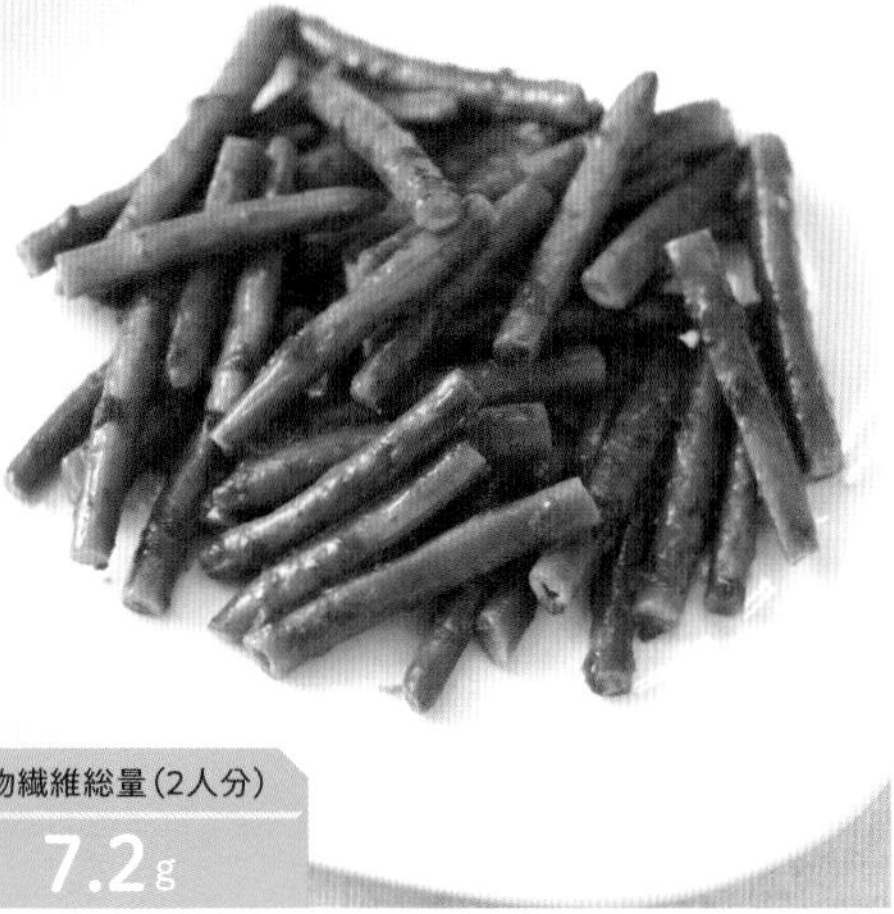

材料と作り方（2人分）

サヤインゲン300gは塩ゆでして水気をふきとり、半分に切ってマヨネーズ小さじ1、ノリの佃煮小さじ2をよくあえる。

memo

食物繊維豊富なノリ佃煮と適度な油分を含むマヨネーズとあえることで、スムーズな排便を促します。

食物繊維総量（2人分）
7.2g

サヤエンドウ

エネルギー：
38kcal/100g 当たり
栄養：カロテン、食物繊維
ビタミンC

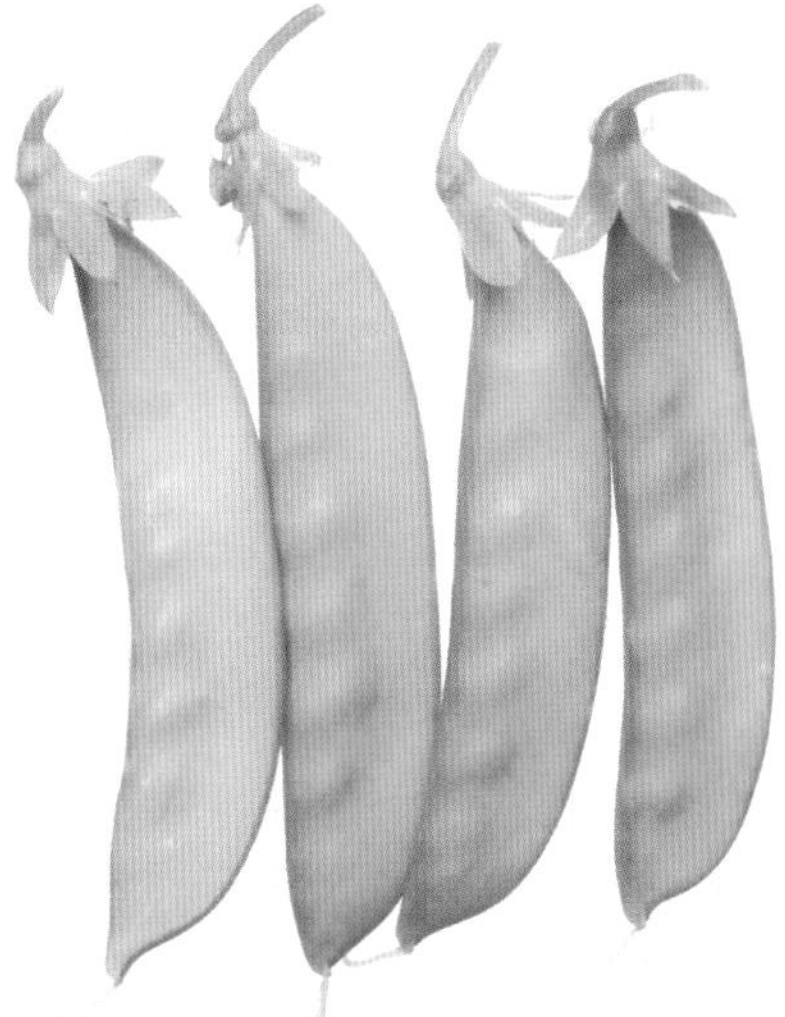

40 枚で 100g
3.0g
の食物繊維

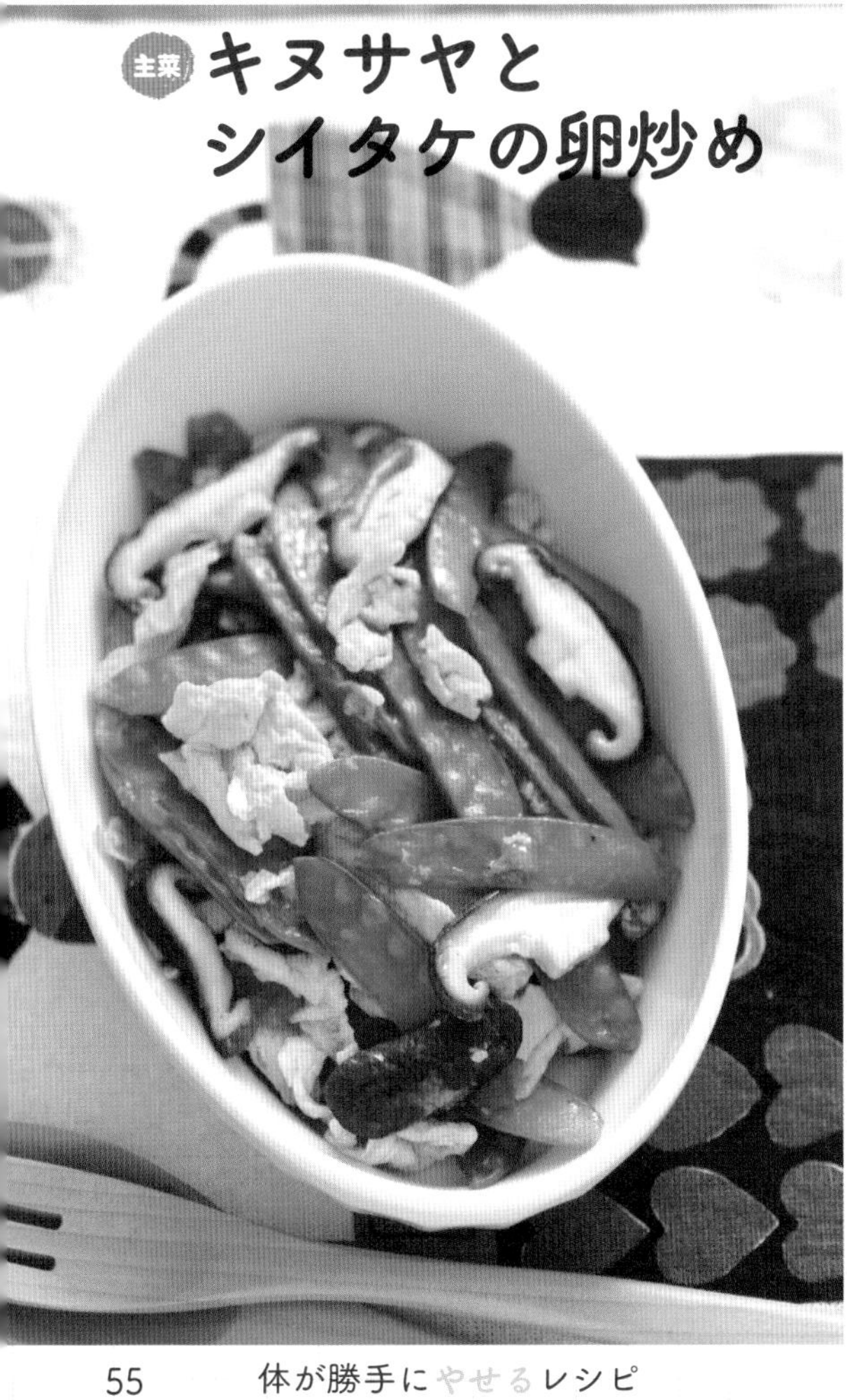

主菜 キヌサヤとシイタケの卵炒め

食物繊維総量（2人分）
3.9g

ご飯が進む、しっかり味のおかず

材料（2 人分）

キヌサヤ…80g
シイタケ…2 枚
卵…1 個
ゴマ油…小さじ 2
A 水…大さじ 2
　顆粒鶏ガラスープ…小さじ 1
　片栗粉…小さじ 1/4

作り方

1 キヌサヤはスジを除き、さっとゆでて水気をきる。シイタケは薄切りにする。
2 フライパンにゴマ油を熱し、溶き卵を入れて炒め、取り出す。
3 2 のフライパンに 1 を入れて中火で炒め、2 を加えて、混ぜ合わせた A を加え、手早く炒め合わせる。

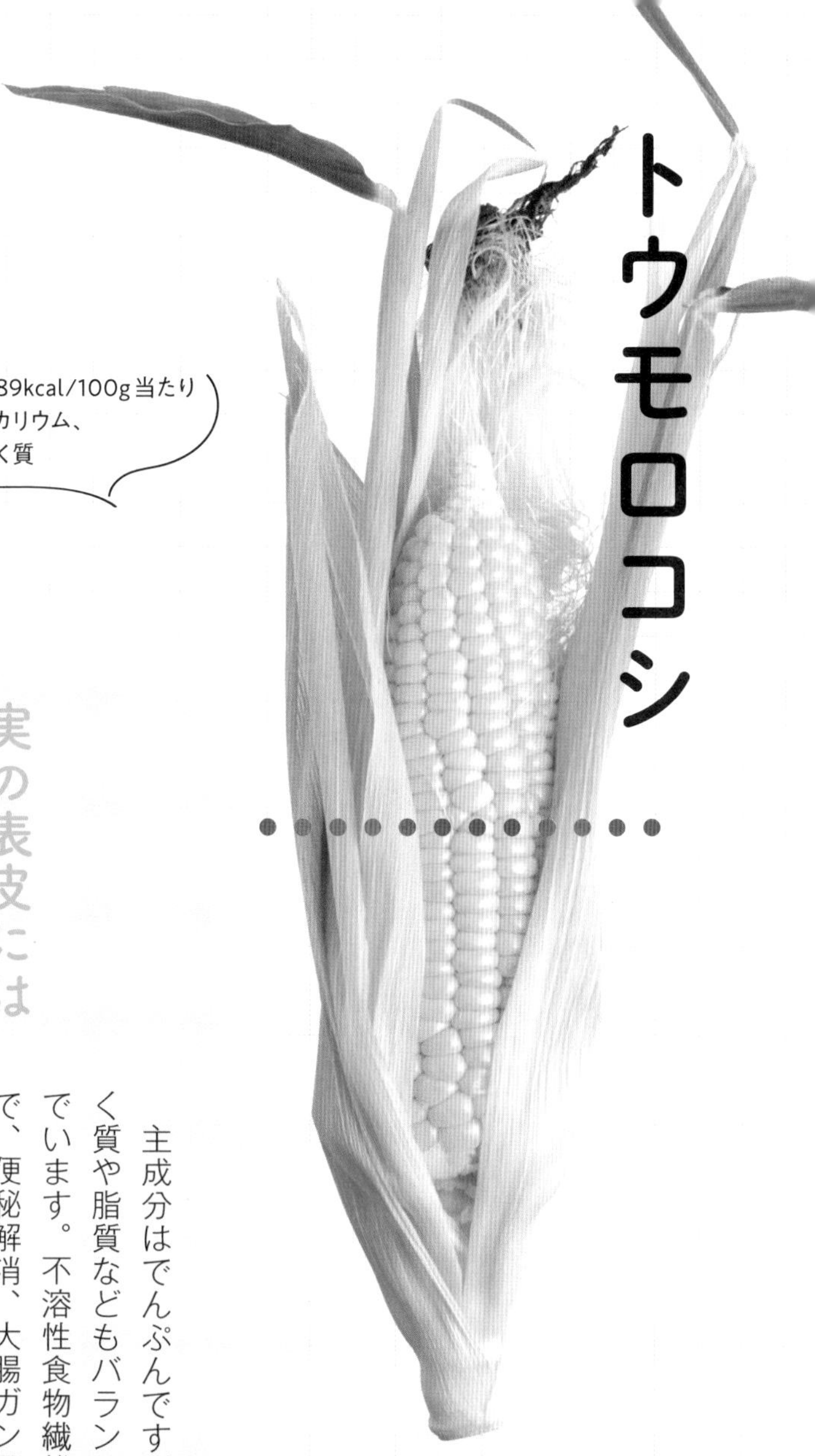

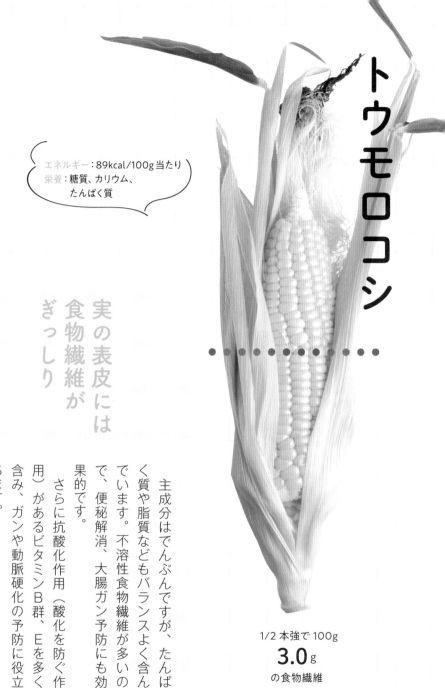

トウモロコシ

エネルギー：89kcal/100g当たり
栄養：糖質、カリウム、たんぱく質

実の表皮には食物繊維がぎっしり

主成分はでんぷんですが、たんぱく質や脂質などもバランスよく含んでいます。不溶性食物繊維が多いので、便秘解消、大腸ガン予防にも効果的です。

さらに抗酸化作用（酸化を防ぐ作用）があるビタミンB群、Eを多く含み、ガンや動脈硬化の予防に役立ちます。

1/2 本強で 100g
3.0g
の食物繊維

主菜

トウモロコシとサバの塩炒め

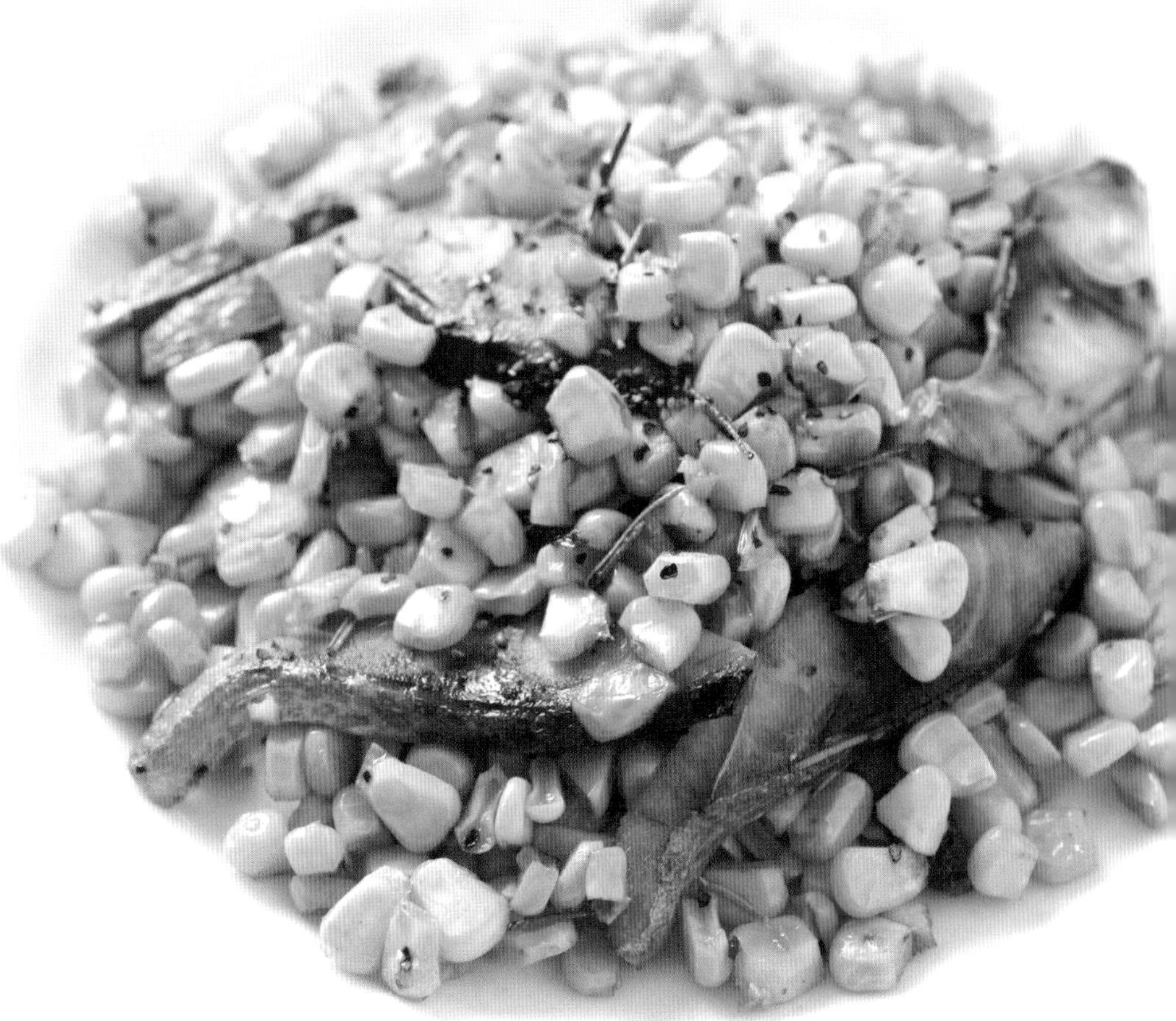

サバの塩気が利いた
プチプチトウモロコシに舌《した》鼓《づつみ》

食物繊維総量（2人分）
5.3g

材料（2人分）

- トウモロコシ…1本
- 塩サバ…半身
- オリーブ油…大さじ1/2
- ローズマリー（ドライ）…適量
- 白ワイン…大さじ1
- 塩、粗びき黒コショウ…各適量

作り方

1. トウモロコシは皮をむいて洗い、3等分の長さに切り、包丁で実を切り取る。サバは1cm幅のそぎ切りにする。
2. フライパンにオリーブ油、ローズマリーを熱し、サバを入れて中火で両面に焼き色がつくまで焼く。トウモロコシ、白ワインを加えて炒め合わせ、塩、粗びき黒コショウで味を調える。

副菜 コーンスープ

材料と作り方（2 ～ 3 人分）

鍋にコーン缶（クリーム）1/2 缶（200g）、水 1/2 カップ、中華スープの素小さじ 1 を入れて火にかけ、煮立ったら 5㎜角に切った絹ごし豆腐 100g を加えて、塩、コショウ各適量で味を調える。水溶き片栗粉小さじ 1 でとろみをつけ、溶き卵 1 個分を回し入れて、大きく混ぜて卵を全体にゆきわたらせる。

食物繊維総量（2~3人分）
9.5g

缶詰を使えば、簡単！

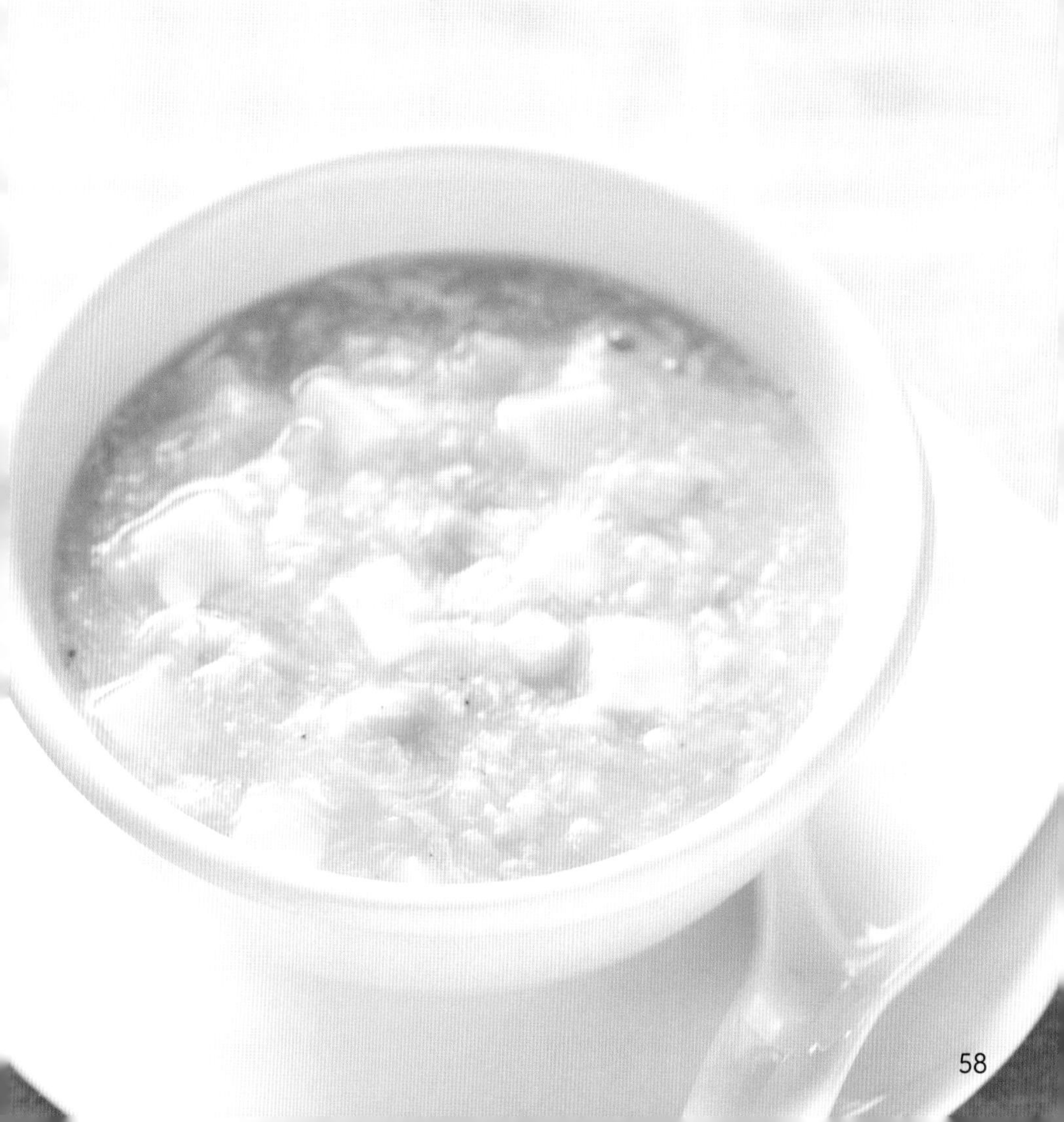

キノコ類

シイタケ

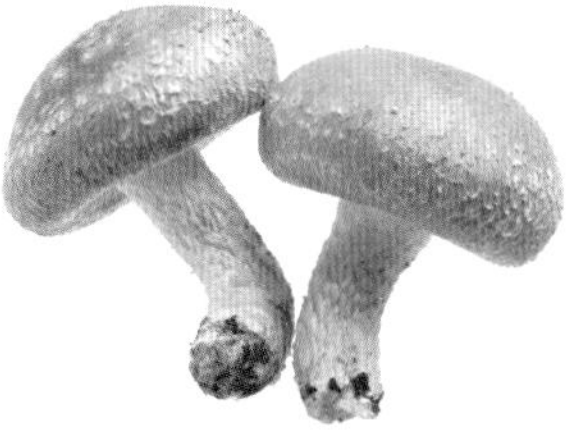

6個で100g
4.9g の食物繊維

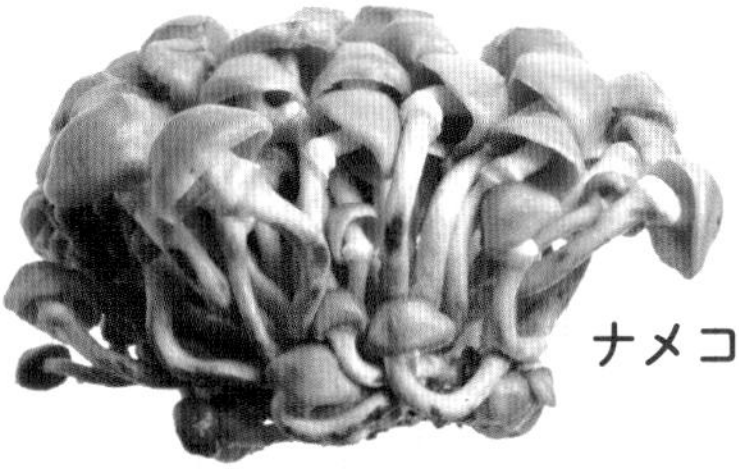

ナメコ

1パックで100g
3.4g
の食物繊維

エノキダケ

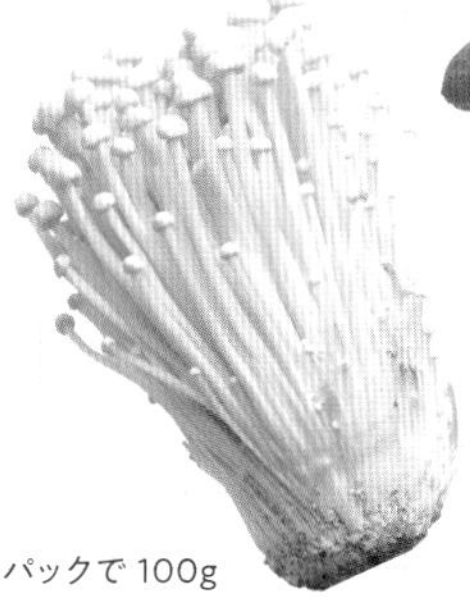

1/2パックで100g
3.9g
の食物繊維

シメジ

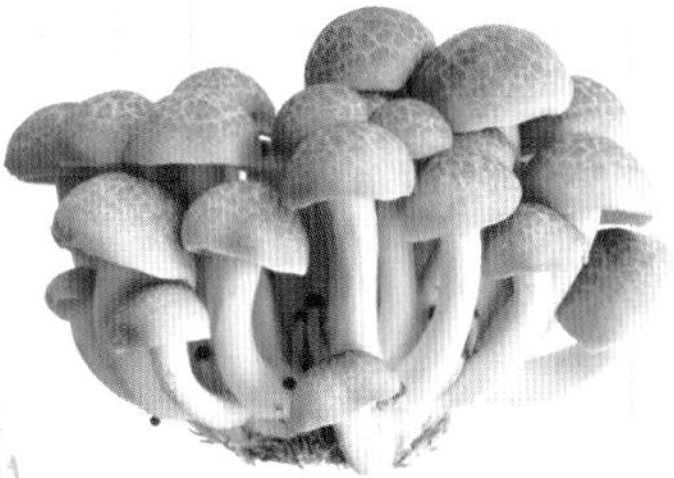

1パックで100g
3.0g
の食物繊維

エリンギ

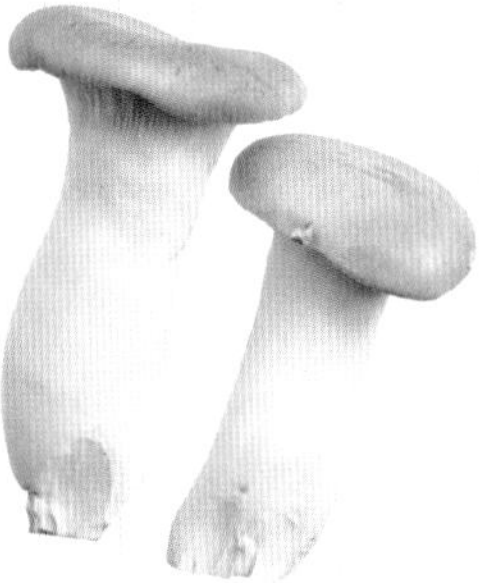

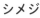

2本+1/2本で100g
3.4g
の食物繊維

不溶性食物繊維のグルカンがたっぷり！

キノコ類はグルカンという不溶性食物繊維が多く含まれ、スムーズな排便が期待できます。

また、低エネルギーで食べ応えがあり、腸内に入ると脂肪を吸着して体外への排出を促すので、肥満の予防にも効果的。さらには免疫力の向上にも効果を発揮してくれる野菜です。

主菜 ナメコと山菜のとろろコンブそば

ぬめりのある
とろろコンブ入りのつゆを
よく絡ませて

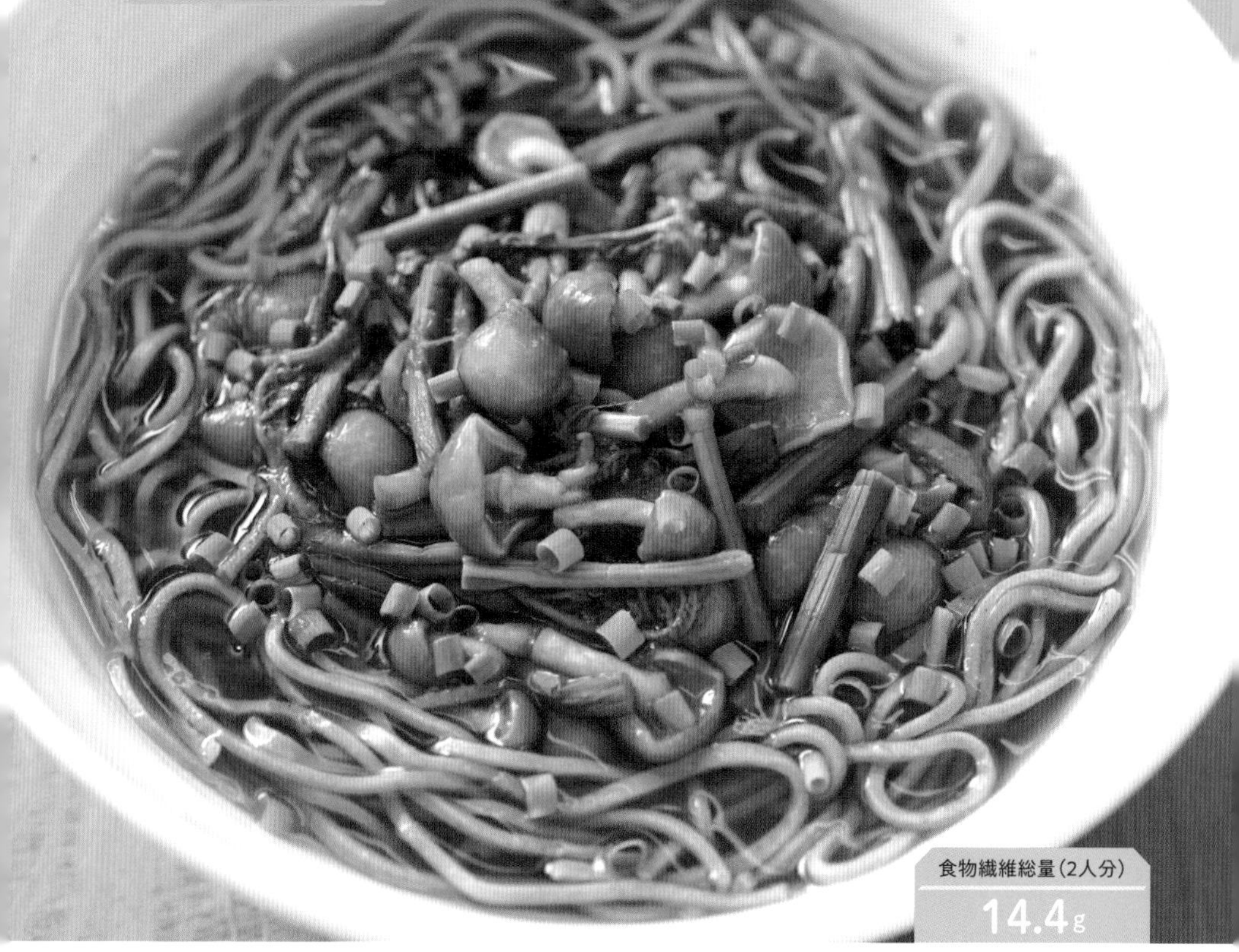

食物繊維総量（2人分）
14.4g

材料（2人分）

ナメコ…1袋
山菜（水煮）…100g
葉ネギ…3本
とろろコンブ…5g
A　めんつゆ（ストレート）…4カップ
　　ショウガのすりおろし…1/2かけ分
そば（ゆで）…2袋

作り方

1 ナメコ、食べやすい大きさに切った山菜はさっとゆでてザルに上げる。ネギは小口切りにする。
2 鍋にAを入れて温め、とろろコンブを全体に溶け込ませる。
3 そばは袋の表記通りにゆで、ザルに上げて水にさらし、水気をきって器に盛り、2をかけて1を乗せる。

memo

山菜は低エネルギーで食物繊維やミネラルがたっぷり含まれた、腸にとてもよい食材です。積極的に摂り入れるようにしましょう。

副菜 焼きキノコの甘酢おろし

材料（2人分）

シイタケ…3枚
エリンギ…2本

A
- 酢…大さじ1と1/2
- オリゴ糖…大さじ1/2
- しょうゆ…小さじ1/2
- 水気をきったダイコンおろし…150g
- みじん切りした青ジソ…2枚分

作り方

1 シイタケは石づきを落し、エリンギとともに焼き網でこんがりと焼き、縦に食べやすく切る。

2 ボウルに1、Aを入れてよくあえ、器に盛る。

食物繊維総量（2人分）
7.2g

memo

ダイコンおろしには食物繊維のほか、胃腸の働きを助けて消化を促進する複数の消化酵素が豊富に含まれています。

さっぱり味で箸が進む

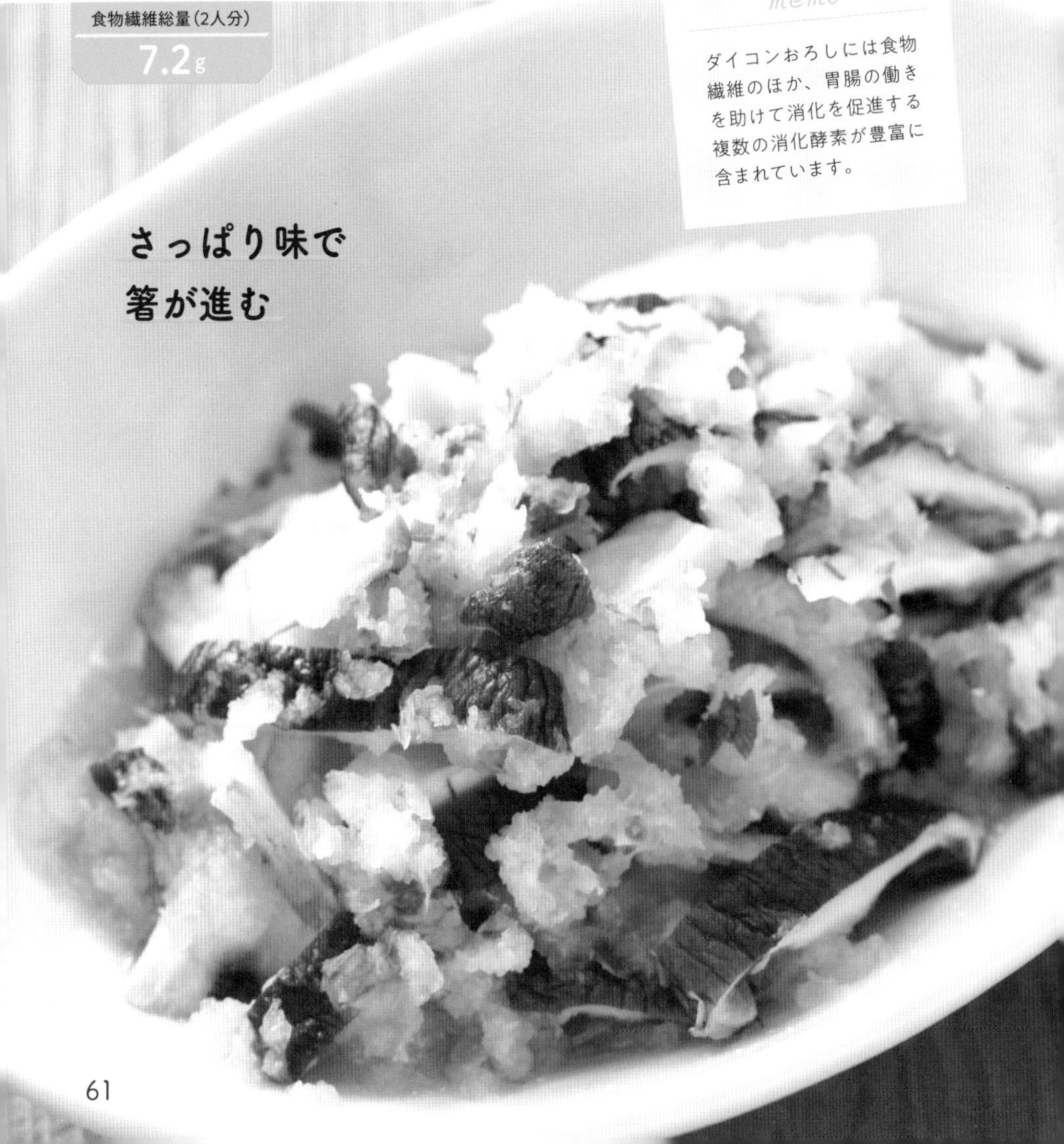

食物繊維総量（2人分）
10.5g

主菜

キノコと豚肉のキムチ炒め

味付けはキムチにおまかせ！

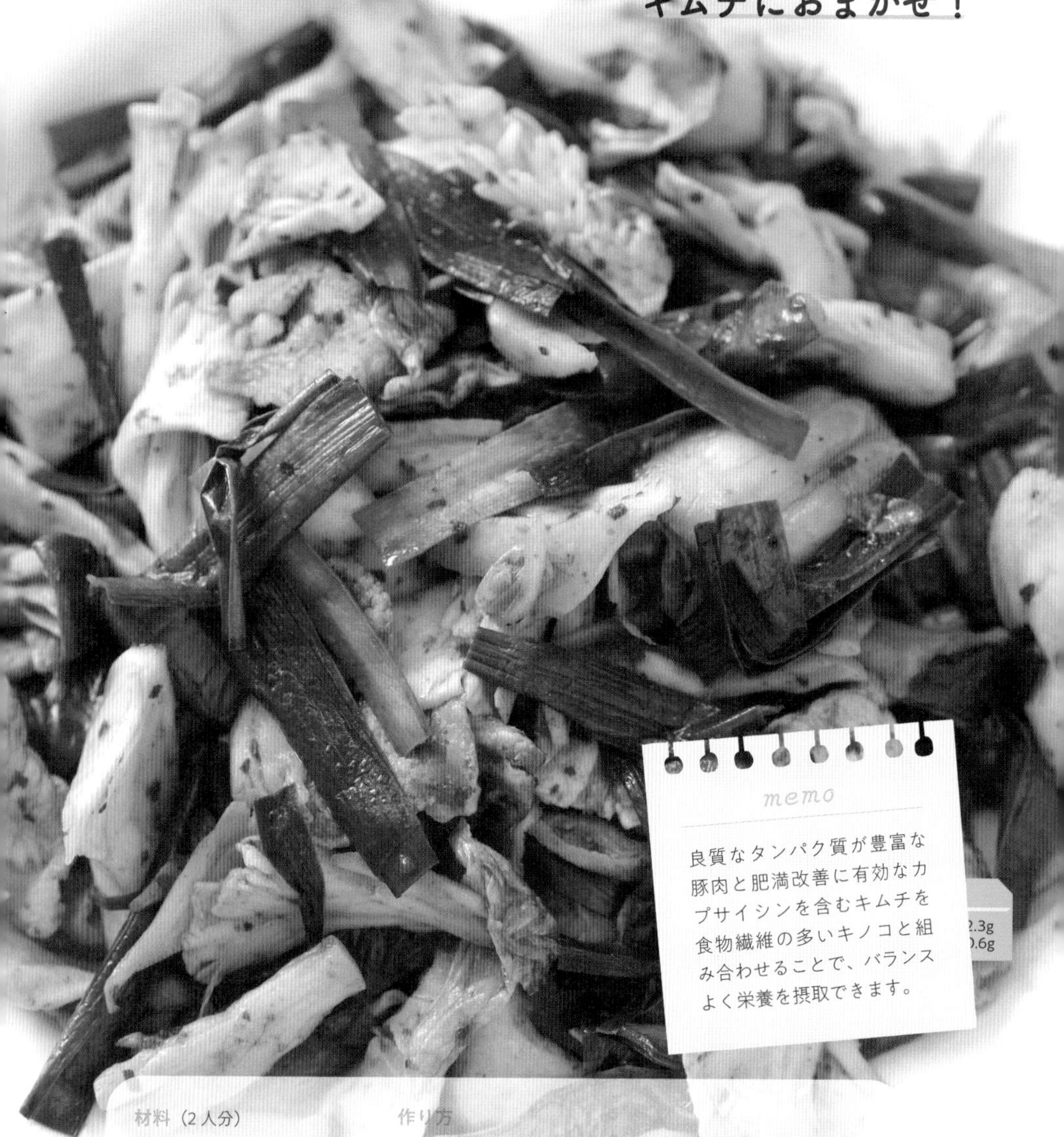

memo

良質なタンパク質が豊富な豚肉と肥満改善に有効なカプサイシンを含むキムチを食物繊維の多いキノコと組み合わせることで、バランスよく栄養を摂取できます。

材料（2人分）

エリンギ…2本
白マイタケ…1パック
豚肩ロース薄切り肉…100g
ニラ…1/2束
キムチ（市販品）…100g
ゴマ油…大さじ1

作り方

1 エリンギは半分に切って裂く。マイタケは小房に分ける。豚肉は2cm幅に切る。ニラは5cm長さに切る。キムチはざく切りにする。

2 フライパンにゴマ油を熱し、豚肉、キノコ類を入れて炒め、キノコ類がしんなりしてきたらニラ、キムチを加えてさっと炒める。

常備 キノコのしょうゆ煮

材料（作りやすい分量）

シイタケ…5枚
マイタケ…1パック
エノキダケ…1袋
シメジ…1パック
水…2カップ
A｜しょうゆ、酒…各1/4カップ

作り方

1 キノコ類は石づきや軸を取り除き、食べやすい大きさに裂く。
2 鍋に1、分量の水を入れて煮立て、アクをとりながら、Aを加えて味を調え、じっくりと煮込む。粗熱《あらねつ》をとって、冷蔵庫で3日間保存可能。

memo

キノコはお好みのものでOK。そのまま食べてもおいしいですが、うどんやごはんに混ぜるだけでも簡単な一品になります。

食物繊維総量（全量）
10.8g

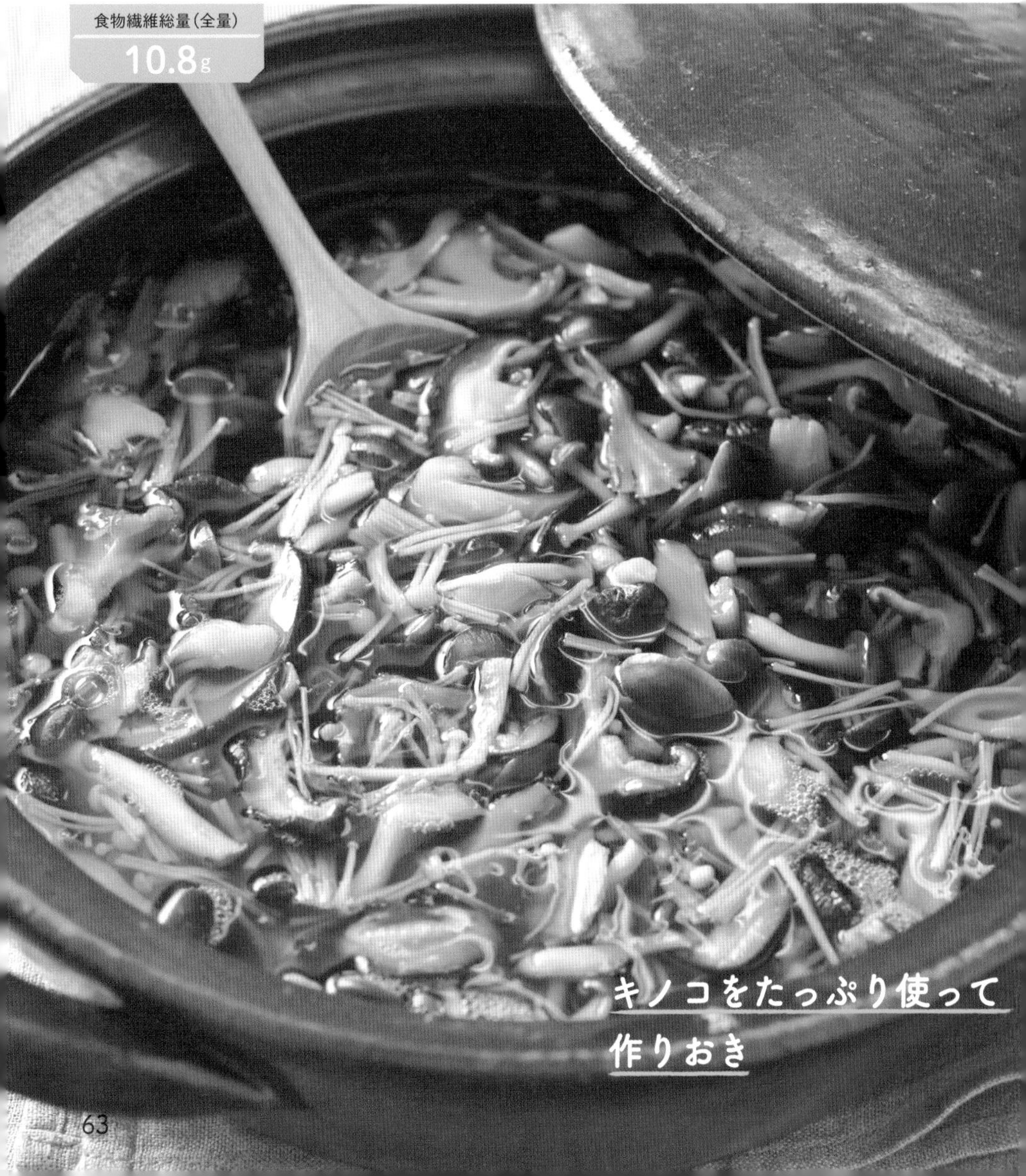

キャベツ

葉４枚で100g
1.8 g
の食物繊維

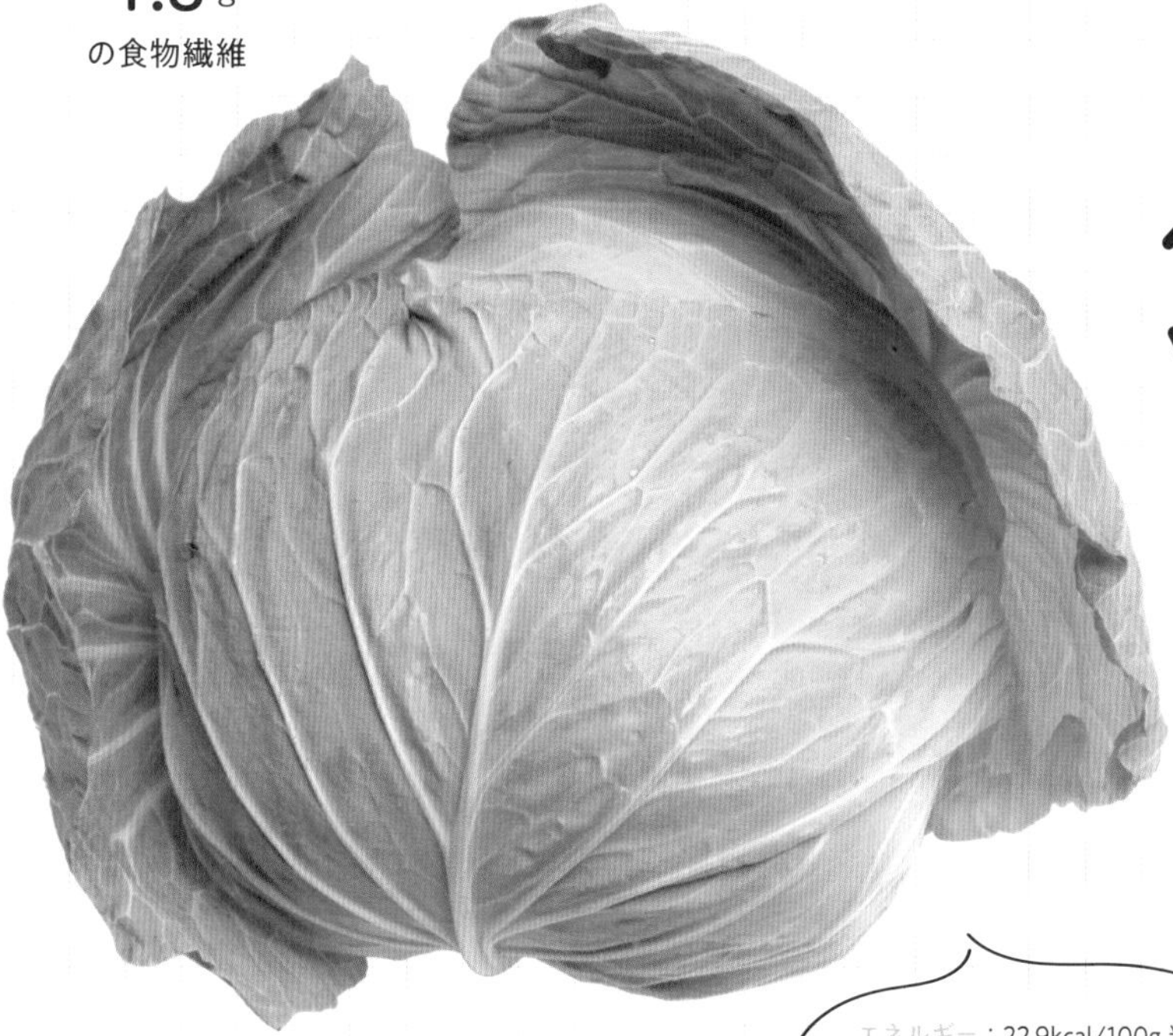

エネルギー：22.9kcal/100g当たり
栄養：ビタミンC、U、カルシウム

ビタミンUが胃腸を元気にさせる

キャベツには、腸の健康に必要な食物繊維や免疫力を高めるビタミンCが多く含まれています。

また、キャベツには、胃腸の粘膜を再生、強化する働きのあるビタミンU（別名：キャベジン）が特に豊富に含まれていることが特徴です。

そのほか、塩分を排出して血圧を安定させるカリウム、骨を丈夫にするカルシウムも豊富です。

主菜

雑穀ロールキャベツご飯

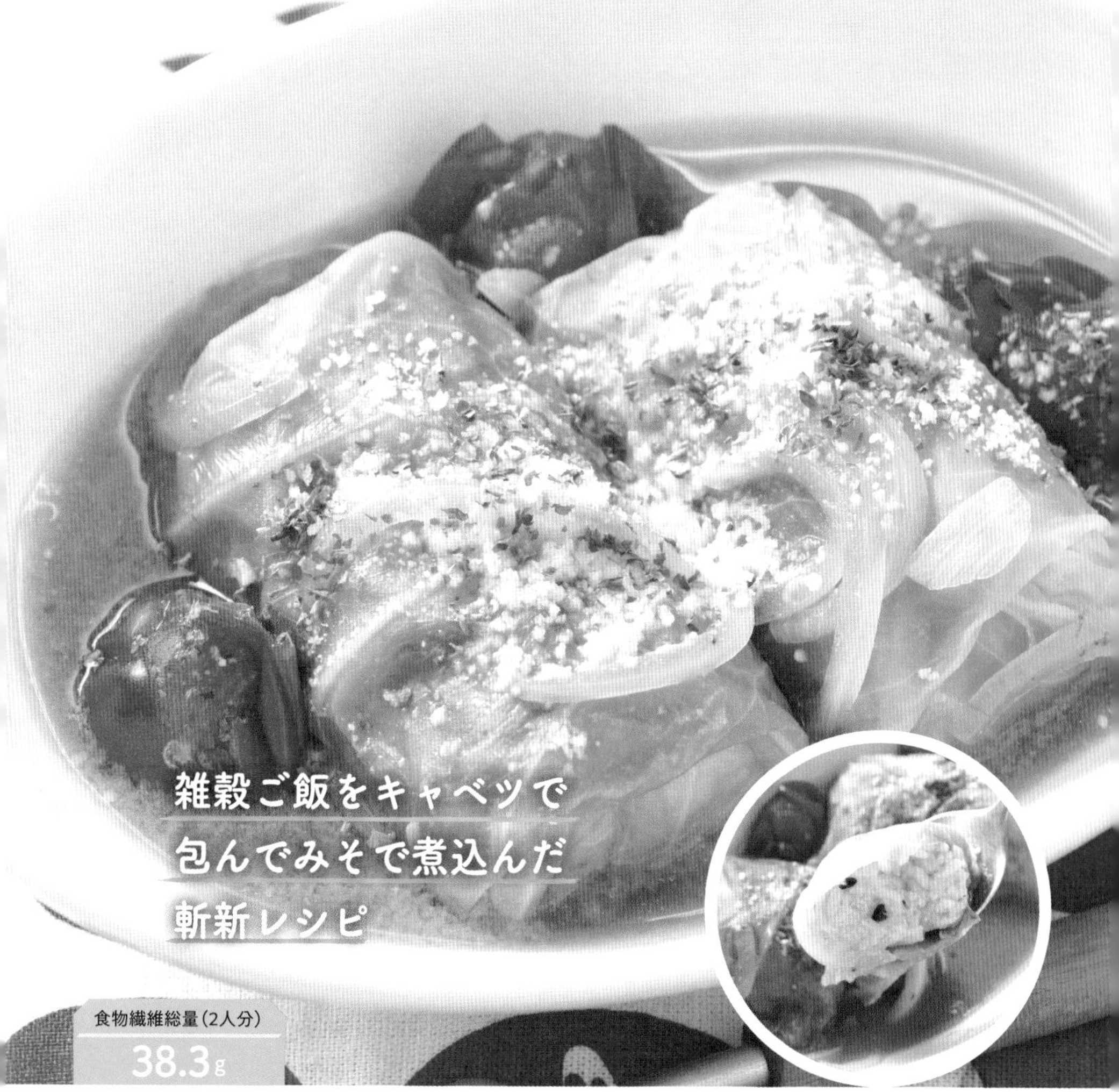

雑穀ご飯をキャベツで
包んでみそで煮込んだ
斬新レシピ

食物繊維総量(2人分)
38.3g

材料（2人分）

キャベツ…4枚
雑穀ご飯…茶碗2杯分
タマネギ…1/4個
プチトマト…6個
A　だし汁…2カップ
　　みそ…大さじ1と1/2
粉チーズ…大さじ1
ドライパセリ…適量

作り方

1 キャベツはさっと塩ゆでし、水気をきって芯を薄くそぎ取る。タマネギは薄切りにする。
2 キャベツにご飯1/4ずつ量を乗せ、ロールキャベツを作る要領で包む。残りも同様に包む。
3 鍋に2を並べ入れ、A、タマネギを加えて火にかけ、沸騰させないようにキャベツが柔らかくなるまで10～15分煮込み、プチトマトを加えてさっと煮る。
4 器に3を盛り、粉チーズ、ドライパセリを散らす。

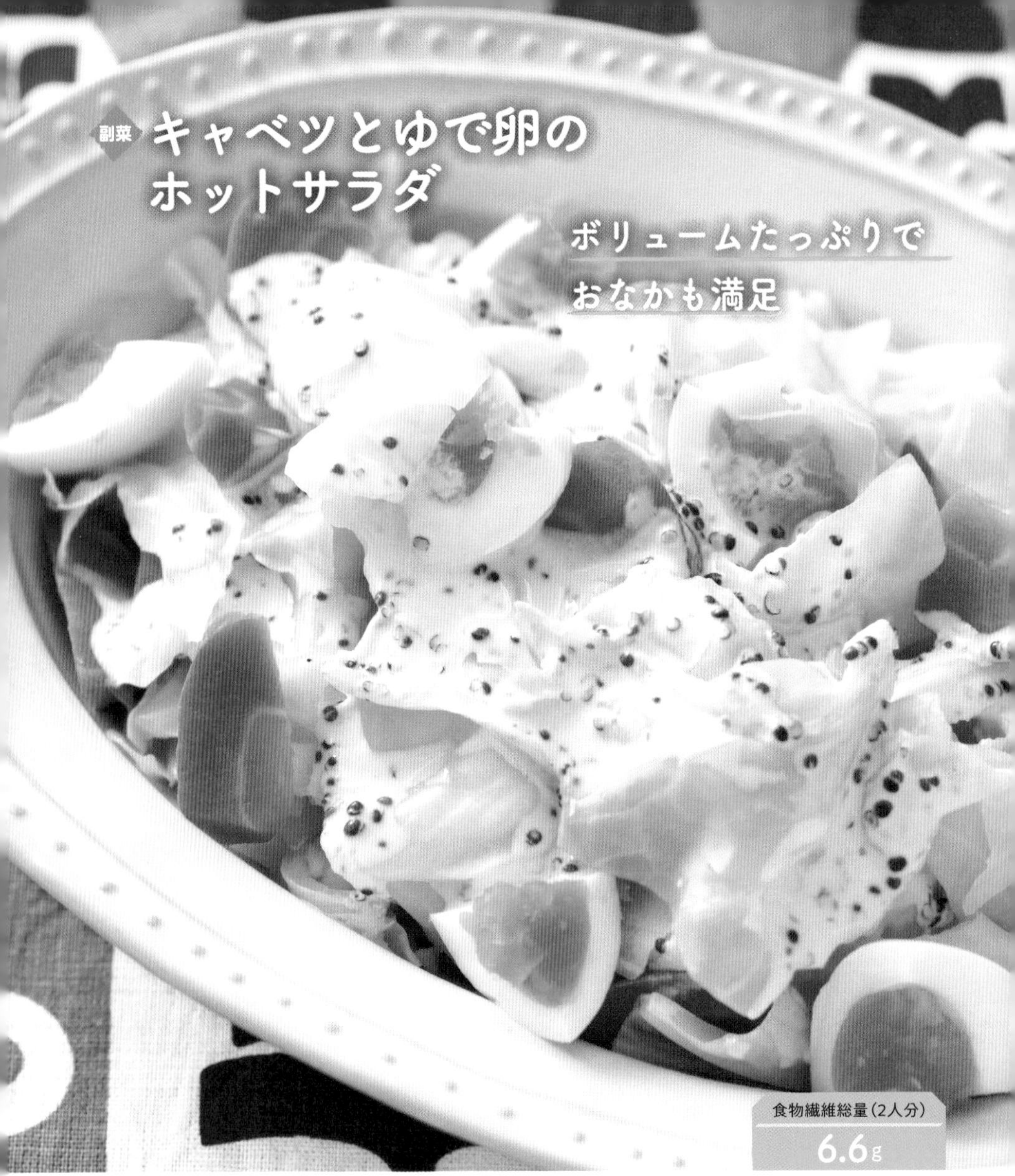

副菜

キャベツとゆで卵のホットサラダ

ボリュームたっぷりで
おなかも満足

食物繊維総量（2人分）
6.6g

材料（2人分）

キャベツ…1/4個
ニンジン…1/2本
ゆで卵…1個
A マヨネーズ…大さじ4
酢…大さじ1と1/3
粒マスタード…大さじ1
塩、コショウ…各少々

作り方

1 キャベツはひと口大にちぎり、ニンジンはひと口大の乱切りにして好みのかたさにゆで、ザルに上げて水気をよくきる。ゆで卵は8等分に切る。
2 器に1を盛り、混ぜ合わせたAをかける。

食物繊維総量（全量）
5.4g

副菜 常備 即席キャベツキムチ

材料（作りやすい分量）

キャベツ…1/3 個
塩…小さじ 1/4
A　イカの塩辛…60g
　　粉トウガラシ…少々
　　オリゴ糖…大さじ 1 と 1/2

作り方

1 キャベツはざく切りにして、塩をまぶしてしばらくおく。
2 耐熱容器に 1、A を入れてよくあえ、冷蔵庫で一晩漬ける。冷蔵庫で 3 ～ 5 日保存可能。

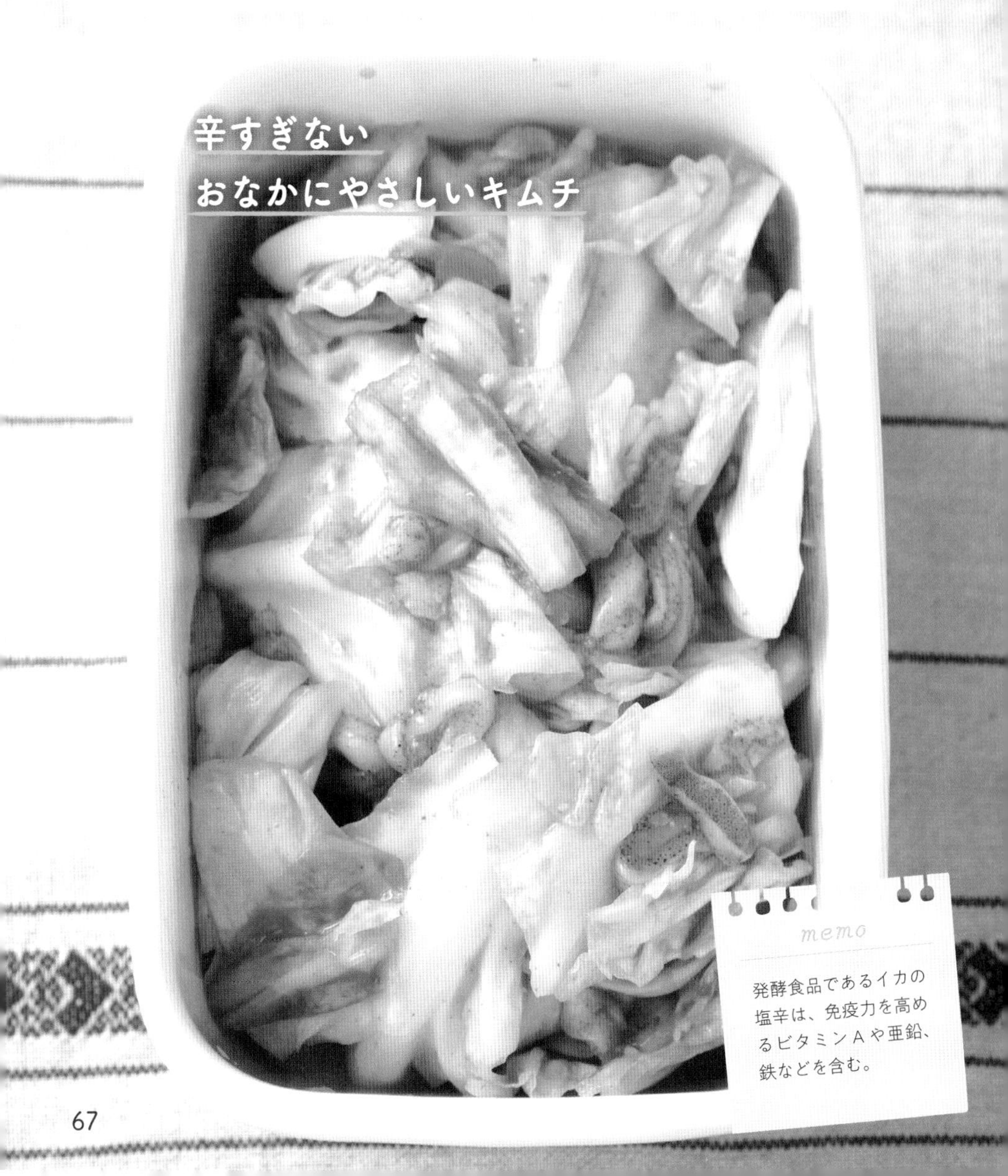

memo

発酵食品であるイカの塩辛は、免疫力を高めるビタミン A や亜鉛、鉄などを含む。

セロリ

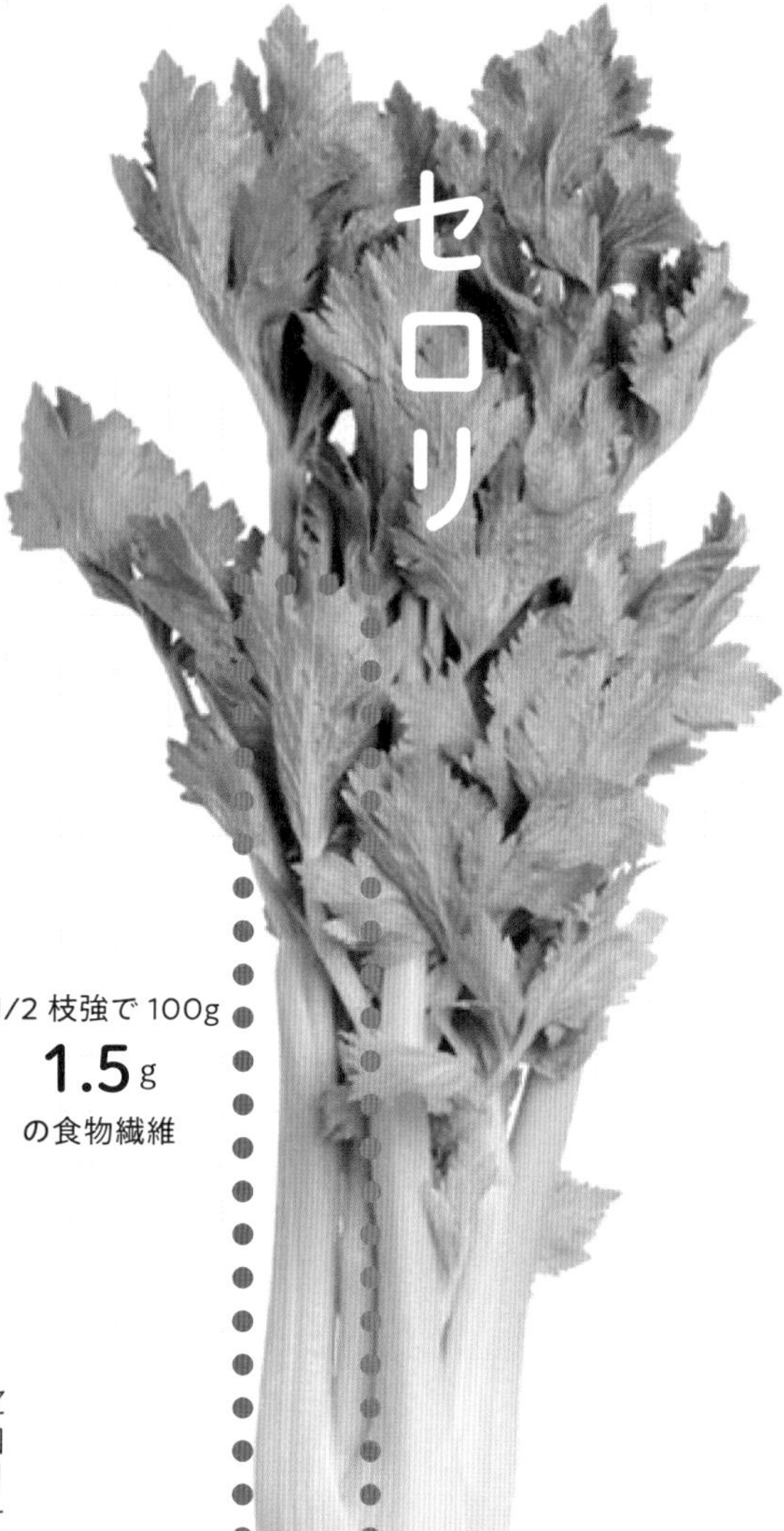

1/2 枝強で 100g
1.5g
の食物繊維

食物繊維が腸を整えて便秘予防に役立つ

セロリには、便秘の予防や改善におすすめの食物繊維、免疫力を高めるビタミンC、体内のナトリウムを排出する働きのあるカリウムなどのミネラルがバランスよく含まれています。

葉の部分は茎よりもビタミンやミネラルが多く含まれているので、捨てずに使うようにしましょう。

エネルギー：12kcal/100g 当たり
栄養：ビタミンB群、カロテン、ピラジン

主菜

セロリのあんかけ丼

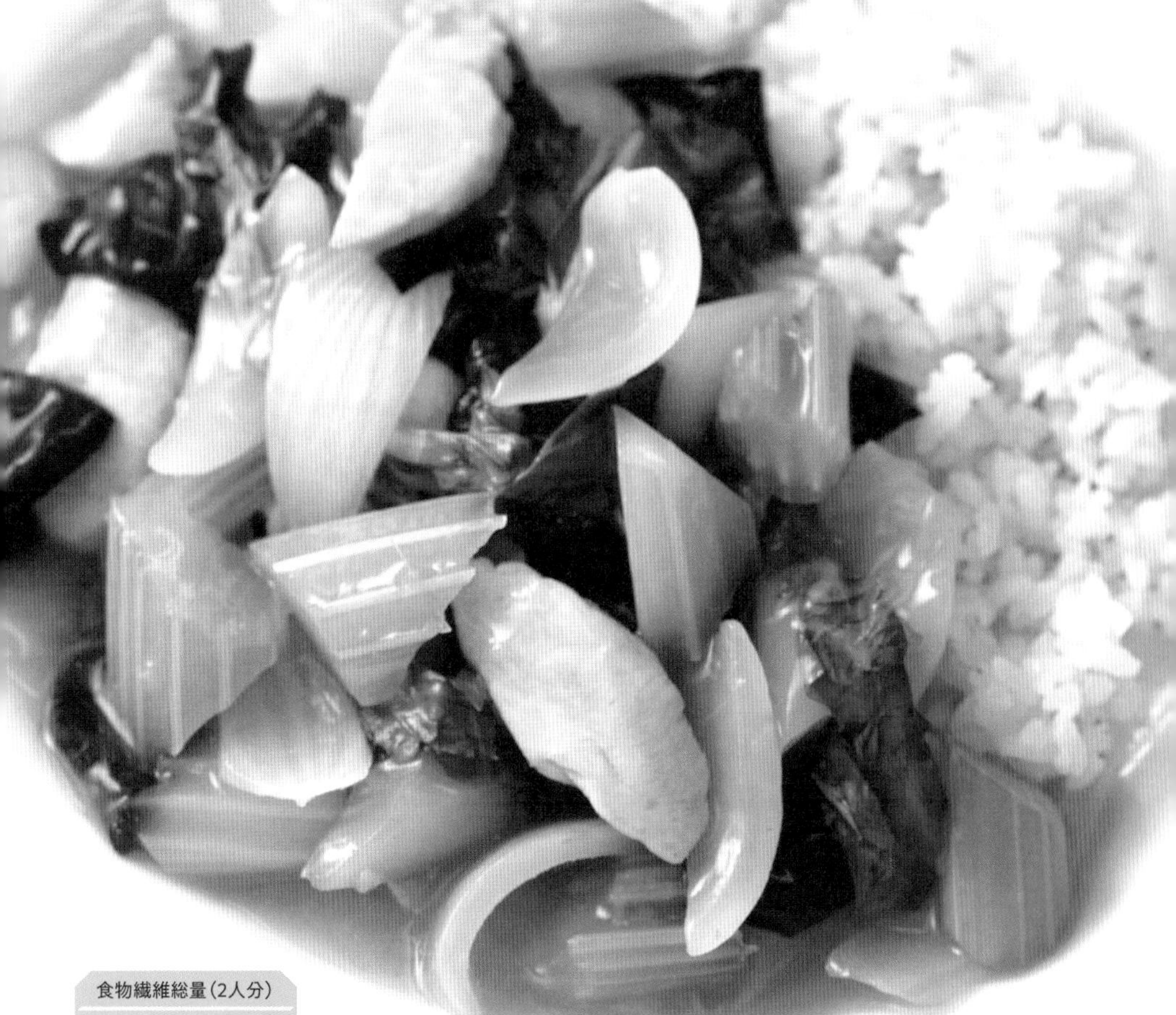

食物繊維総量（2人分）

14.5g

かみごたえのある食材で満腹感アップ

材料（2人分）

セロリ…1枝
鶏ささ身…2本
タマネギ…1/2個
キクラゲ（乾燥）…5g
ゴマ油…大さじ1/2
A 水…1カップ
　酒…大さじ2
　中華スープの素…小さじ2と1/2
　ショウガのすりおろし…小さじ1
　片栗粉…大さじ1
玄米ご飯…茶碗2杯分

作り方

1 セロリの茎は乱切りに、葉はざく切りにする。ささ身はひと口大に切る。タマネギは乱切りにする。キクラゲは戻してざく切りにする。
2 フライパンにゴマ油を熱し、1を入れて炒め、肉の色が変わったら混ぜ合わせたAを加え、煮立たせてとろみをつける。
3 器にご飯を盛り2をかける。

副菜 セロリとイカのマリネ

材料（2人分）

セロリ…1/2枝
イカ（胴）…1/2はい
A　白ワインビネガー…1/4カップ
　　粒マスタード…大さじ1
　　ハチミツ、レモンの絞り汁…大さじ2

作り方

1 セロリはすじを除き、5㎜幅の斜め切り、イカは皮をむき、7㎜幅の輪切りにし、さっとゆでて水気をきる。
2 ボウルにAを入れよく混ぜ、1を加え、冷ましながら味をしみ込ませる。

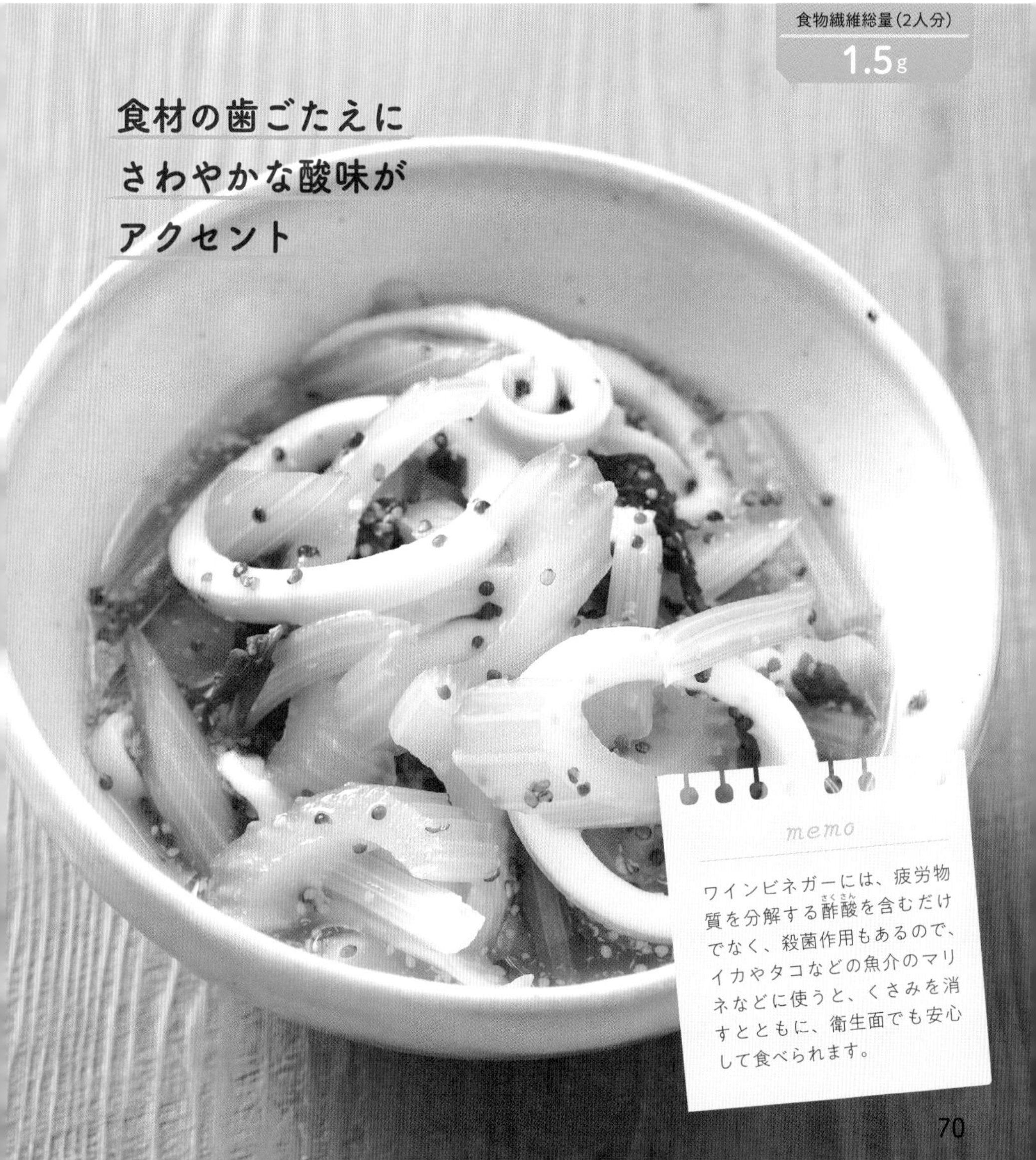

食物繊維総量（2人分）
1.5g

食材の歯ごたえに さわやかな酸味が アクセント

memo

ワインビネガーには、疲労物質を分解する酢酸《さくさん》を含むだけでなく、殺菌作用もあるので、イカやタコなどの魚介のマリネなどに使うと、くさみを消すとともに、衛生面でも安心して食べられます。

ブロッコリー

1/3 株で 100g
5.1 g
の食物繊維

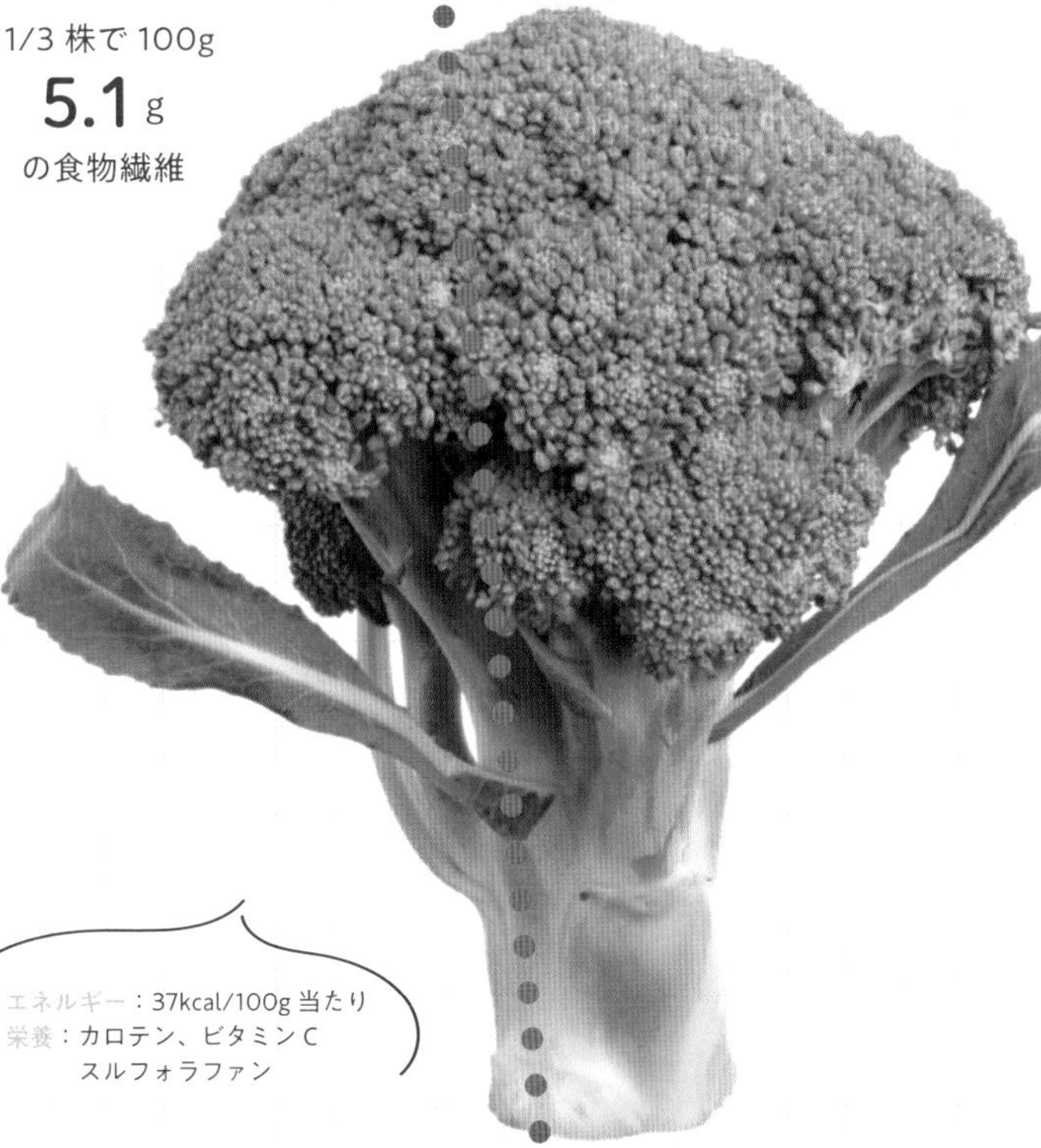

エネルギー：37kcal/100g 当たり
栄養：カロテン、ビタミンC
スルフォラファン

ビタミンCがたっぷりの腸にも美肌にもやさしい野菜

ブロッコリーはビタミンCの含有量がレモンの1.2倍と多く、細胞の再生や免疫力の強化にとても優秀な緑黄色野菜です。

コレステロールの吸収を阻害し、動脈硬化や便秘の予防に有効な食物繊維も多く、また、漢方では胃腸を丈夫にする作用があるとされています。

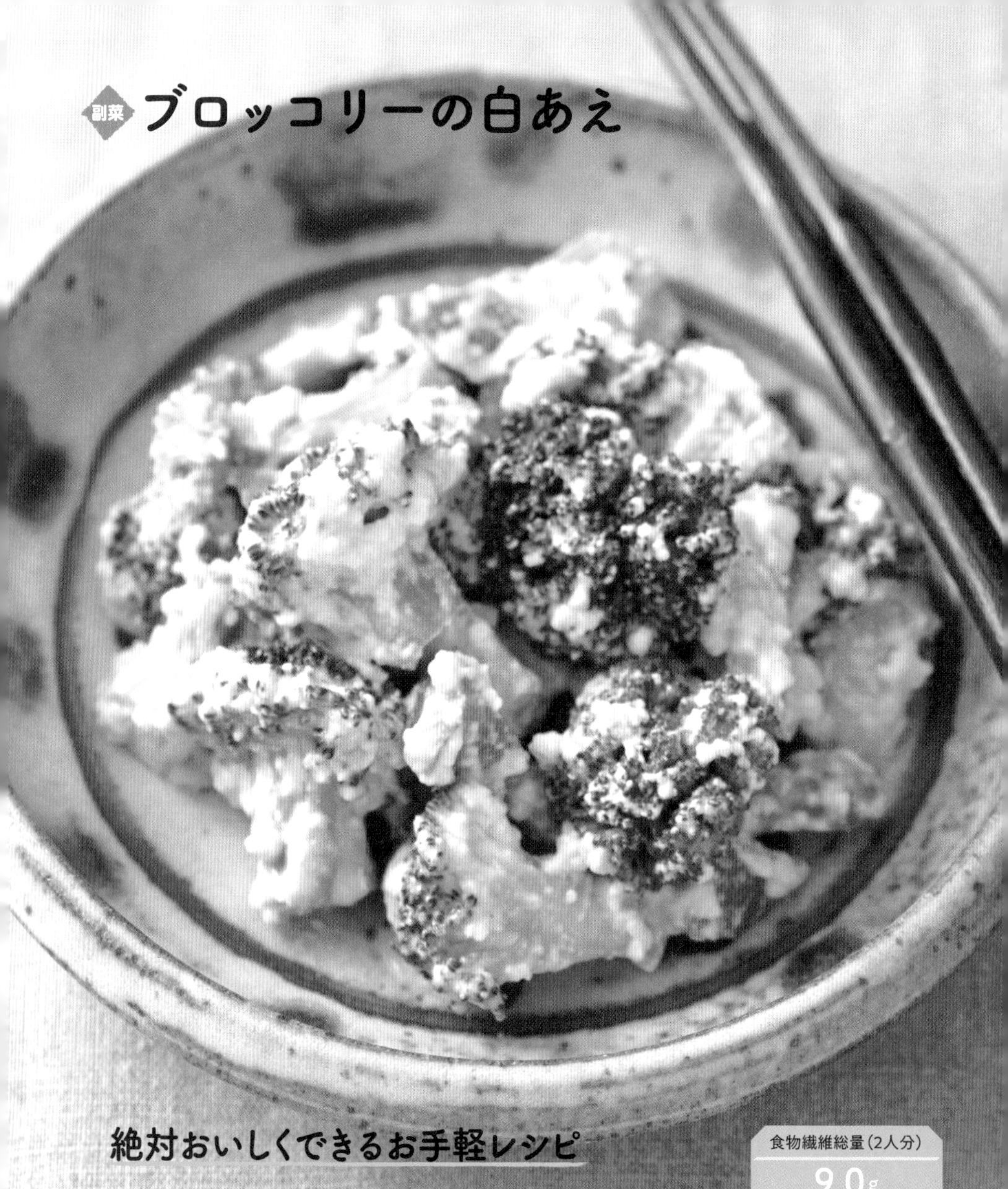

副菜 ブロッコリーの白あえ

絶対おいしくできるお手軽レシピ

食物繊維総量（2人分）
9.0g

材料（2 人分）

ブロッコリー 1/2 株
ニンジン…1/4 本
絹ごし豆腐…100g
A　練りゴマ（白）、砂糖
　　…各大さじ 1 と 1/2
　塩…少々

作り方

1 ブロッコリーは小房に分け、茎は短冊切りにする。ニンジンは小さな乱切りにする。豆腐は水切りする。
2 熱湯でブロッコリー、ニンジンをゆで、ザルに上げて水気をきって冷ます。
3 ボウルに豆腐を入れて泡立て器でよくつぶし、A を加えてよく混ぜ、2 を加えてよくあえる。

食物繊維総量(2人分)
16.8g

主菜 ブロッコリーのあんかけ

彩り鮮やかで栄養満点!

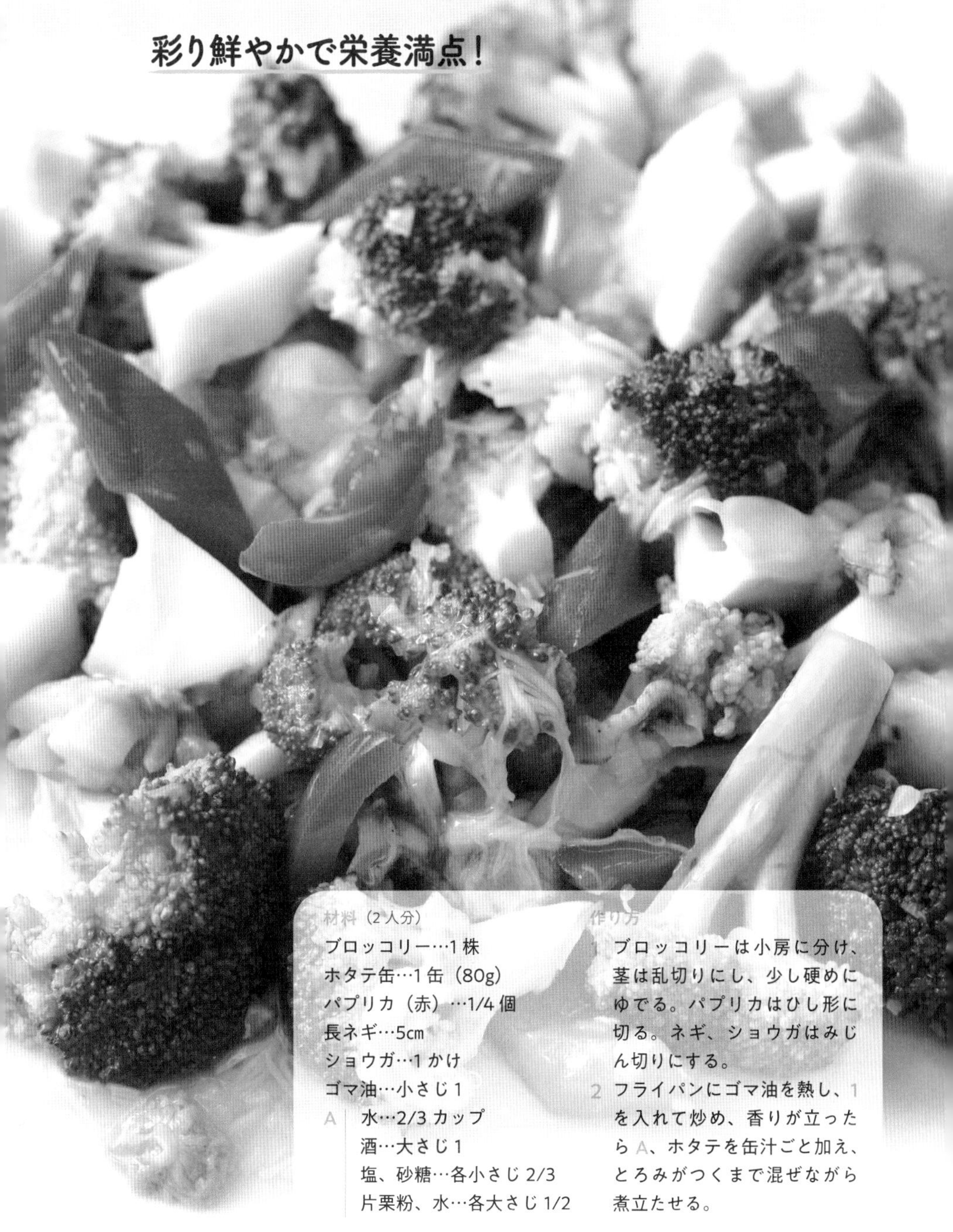

材料(2人分)

ブロッコリー…1株
ホタテ缶…1缶(80g)
パプリカ(赤)…1/4個
長ネギ…5cm
ショウガ…1かけ
ゴマ油…小さじ1
A　水…2/3カップ
　酒…大さじ1
　塩、砂糖…各小さじ2/3
　片栗粉、水…各大さじ1/2

作り方

1 ブロッコリーは小房に分け、茎は乱切りにし、少し硬めにゆでる。パプリカはひし形に切る。ネギ、ショウガはみじん切りにする。
2 フライパンにゴマ油を熱し、1を入れて炒め、香りが立ったらA、ホタテを缶汁ごと加え、とろみがつくまで混ぜながら煮立たせる。

モロヘイヤ

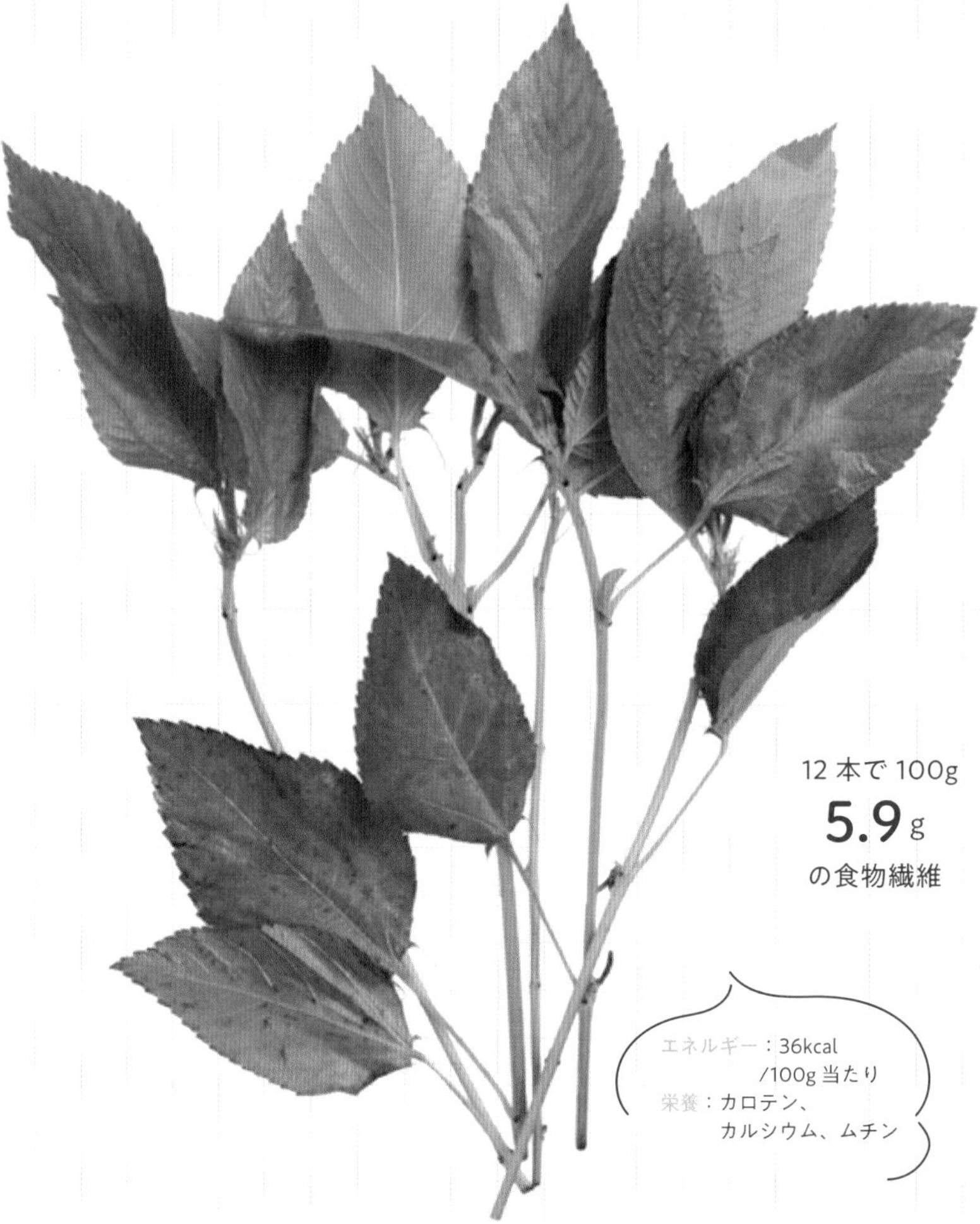

12本で100g
5.9g
の食物繊維

エネルギー：36kcal
/100g当たり
栄養：カロテン、
カルシウム、ムチン

生活習慣病予防に大活躍する「野菜の王様」

ビタミン、食物繊維の含有量は野菜の中でもトップクラスのモロヘイヤ。

　ぬめりの成分であるムチンは胃壁を保護し、コレステロールをへらす効果があります。さらに鉄分、カルシウム、カリウムも豊富で生活習慣病の予防にとても役立つ野菜です。

主菜

モロヘイヤそば

胃腸が疲れやすい
夏におすすめ

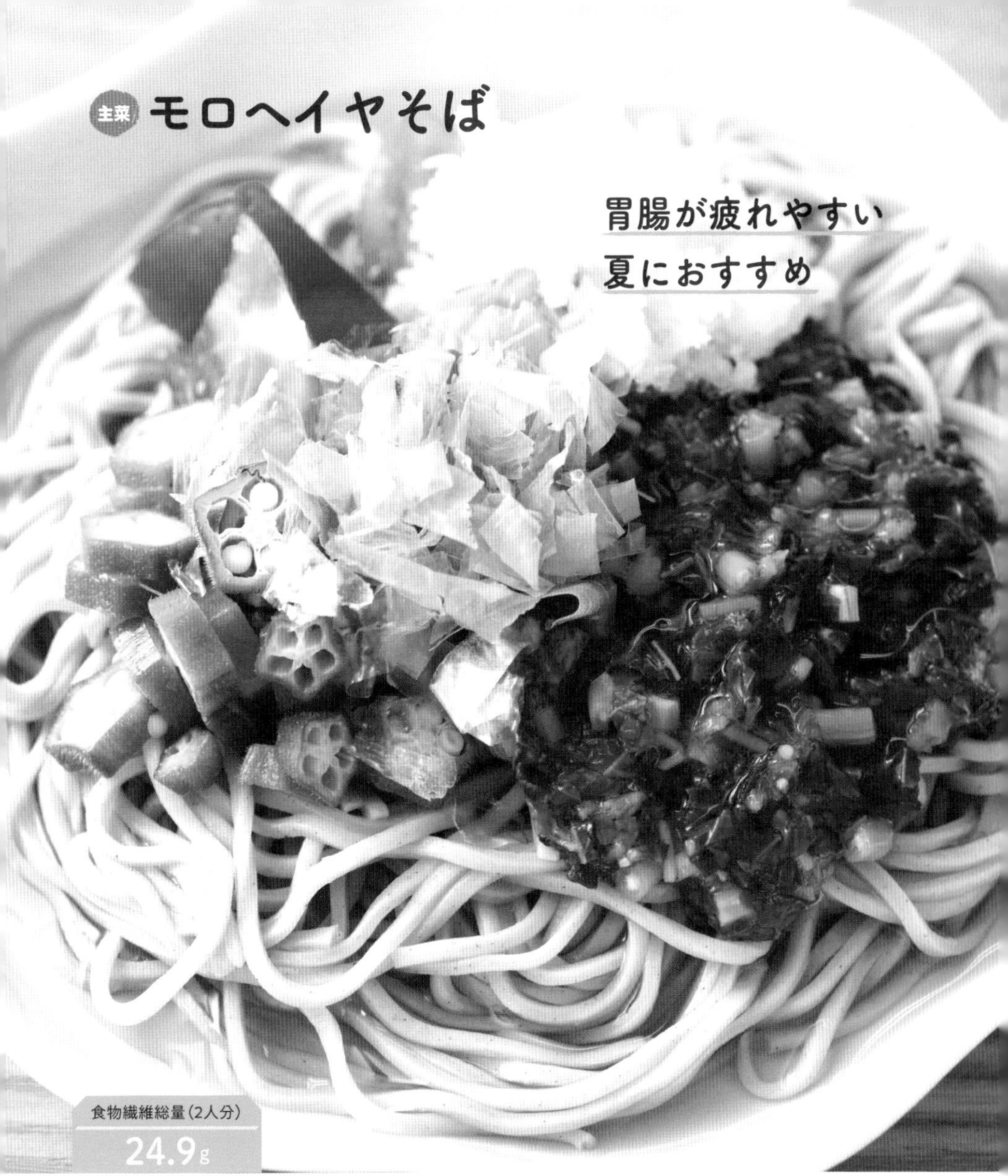

食物繊維総量（2人分）
24.9g

材料（2人分）

モロヘイヤ…1/2束
オクラ…5本
トマト…1/2個
そば（ゆで）…2袋
めんつゆ（ストレート）…2カップ
大根おろし…150g
削り節…適量

作り方

1 モロヘイヤは茎の硬い部分を除き、さっとゆでて水にさらして水気を絞り、みじん切りにする。オクラは板ずりをし、ヘタを除き、輪切りにする。トマトは乱切りにする。

2 そばは袋の表記通りにゆで、ザルに上げて水にさらし、水気をきって器に盛り、めんつゆを注ぎ、1、大根おろし、削り節を乗せる。

主菜

ヅケマグロのモロヘイヤあえ

ご飯にかけても
おすすめ

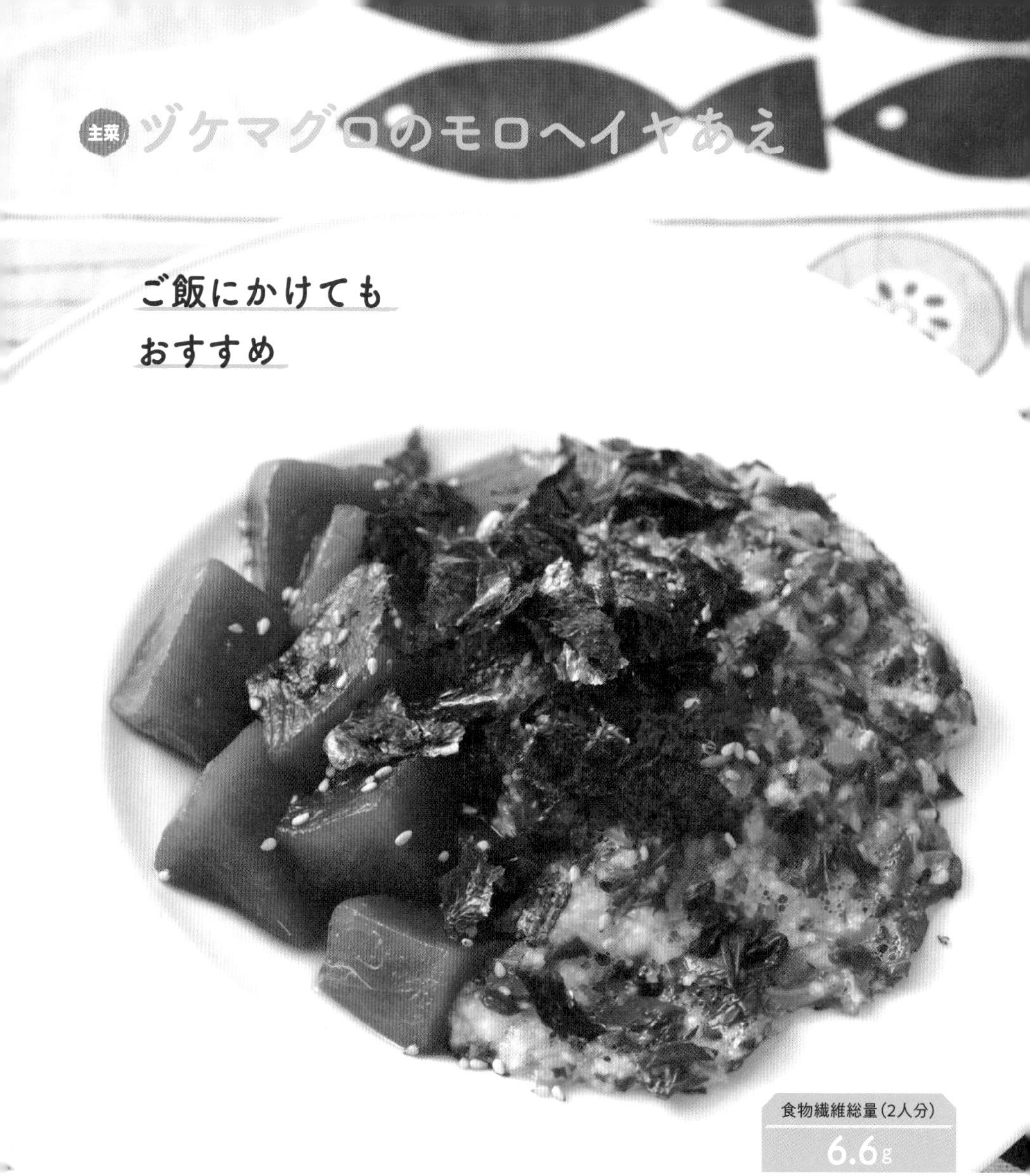

食物繊維総量（2人分）
6.6g

材料（2人分）

モロヘイヤ…1束
マグロ（刺身用・さく）…200g
ナガイモ…60g
A しょうゆ…大さじ1と1/2
　みりん…小さじ2
　ゴマ油…少々
もみノリ…適量
炒りゴマ（白）…適量

作り方

1 マグロはぶつ切りにして混ぜ合わせた A に漬ける。
2 モロヘイヤは茎の硬い部分を除き、さっとゆでて水にさらして水気を絞り、みじん切りにする。ナガイモはすりおろす。
3 器に 1、混ぜ合わせた 2 を盛り、ノリ、炒りゴマを散らす。

タマネギ

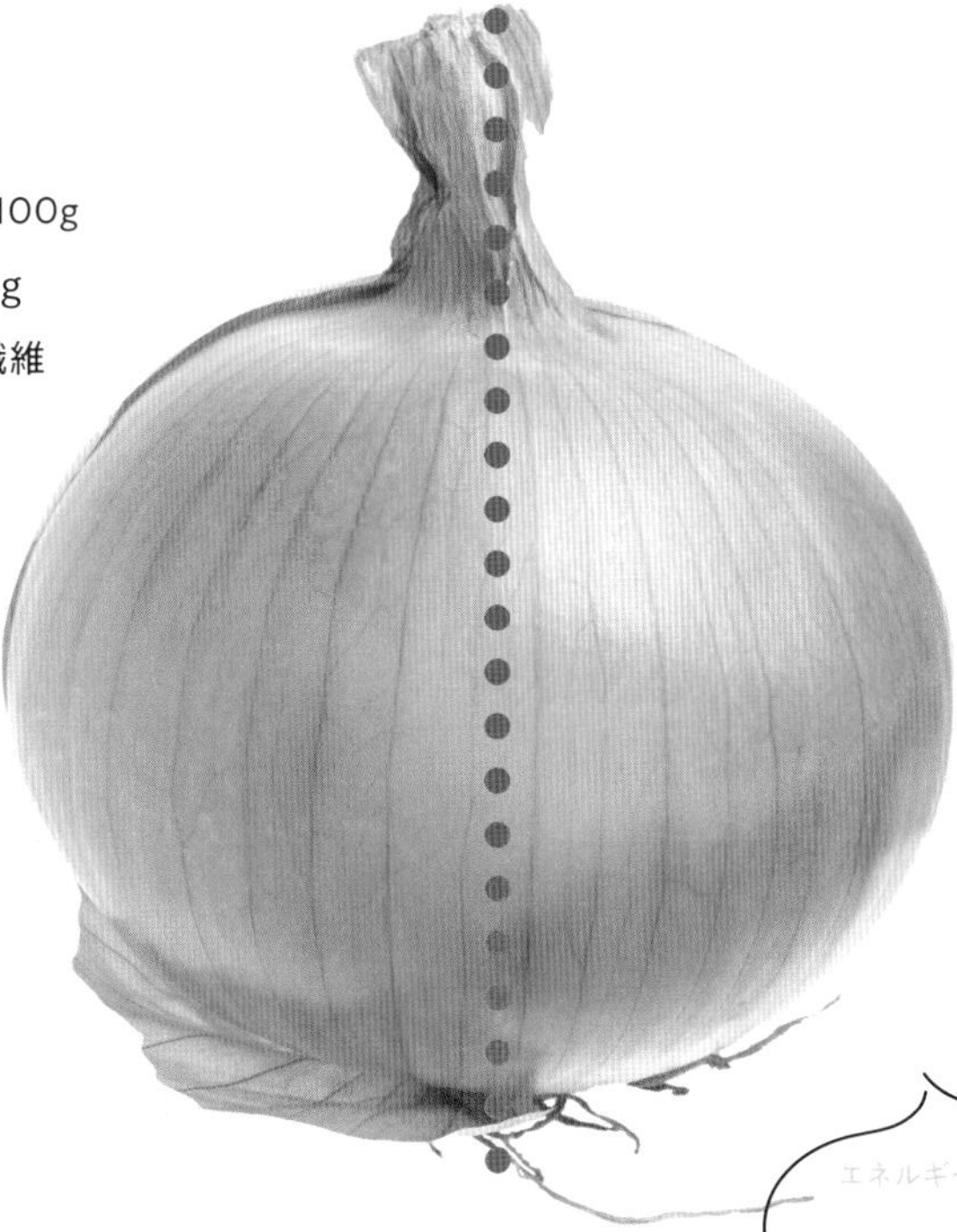

1/2個で100g
1.5g
の食物繊維

エネルギー：33kcal
/100g当たり
栄養：糖質、硫化アリル、ビタミンB1

独特の甘み成分は善玉菌のエサになる

使い道が多く、保存期間が長いタマネギは毎日の食事に取り入れやすい食材です。

タマネギの甘み成分には、長寿菌の要素であるビフィズス菌をふやすフラクトオリゴ糖が含まれており、整腸、便秘改善の期待ができます。また、特有の刺激臭には、アリシンという成分で悪玉菌を抗菌する作用があるとされています。

副菜 タマネギの丸ごとサラダ

見た目も楽しい
お手軽サラダ

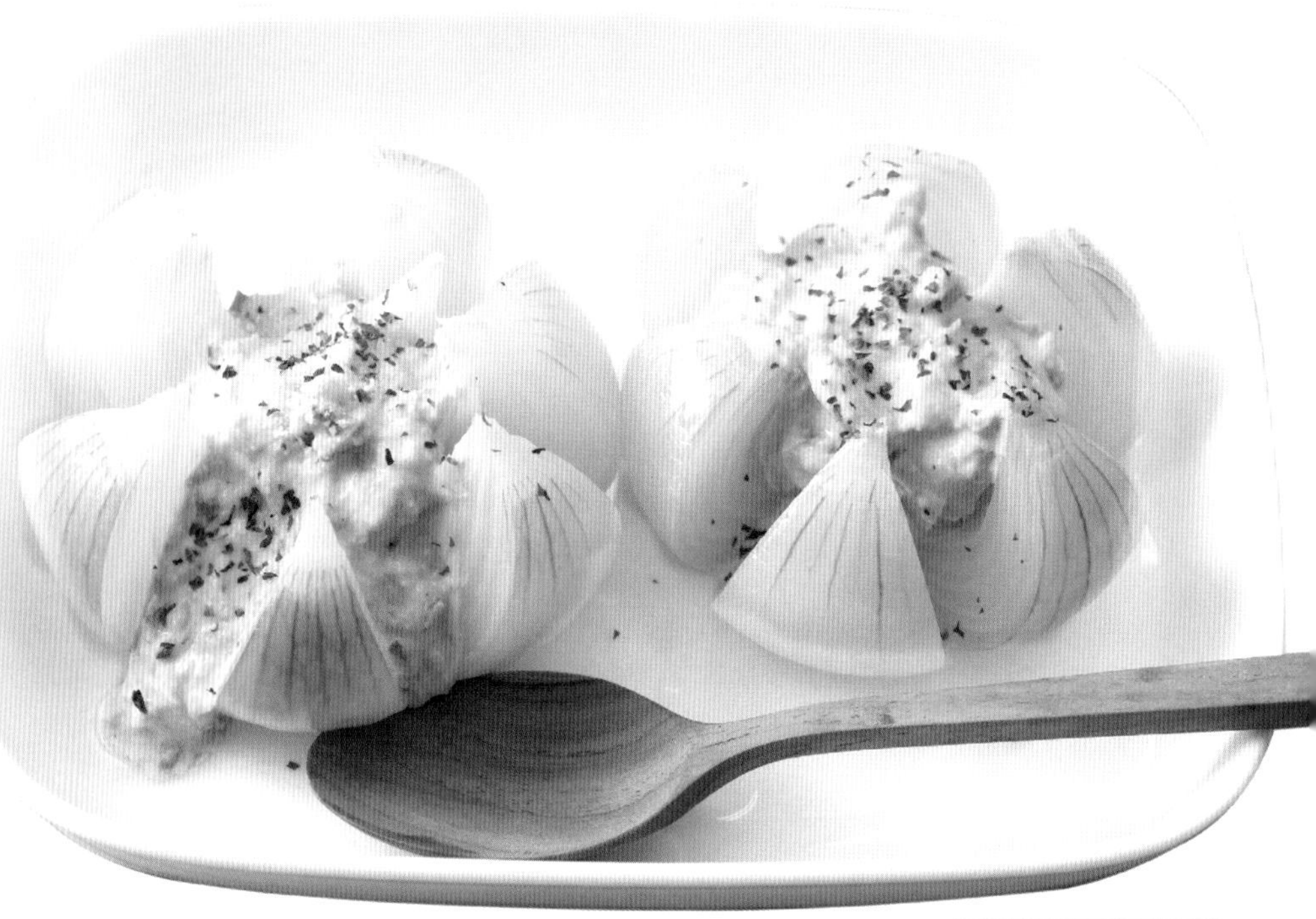

食物繊維総量（2人分）
6.0g

材料と作り方（2人分）

タマネギは皮をむいてヘタを取り、6等分に切り込みを入れてラップで包み、電子レンジで4～5分加熱する。器にタマネギを盛り、タマネギの中心に缶汁をきったツナ缶1/2缶、マヨネーズ大さじ1と1/2、ピクルスのみじん切り適量、ニンニクのすりおろし、塩、コショウ各少々を混ぜ合わせたソースを乗せ、ドライパセリ適量を散らす。

ショウガ

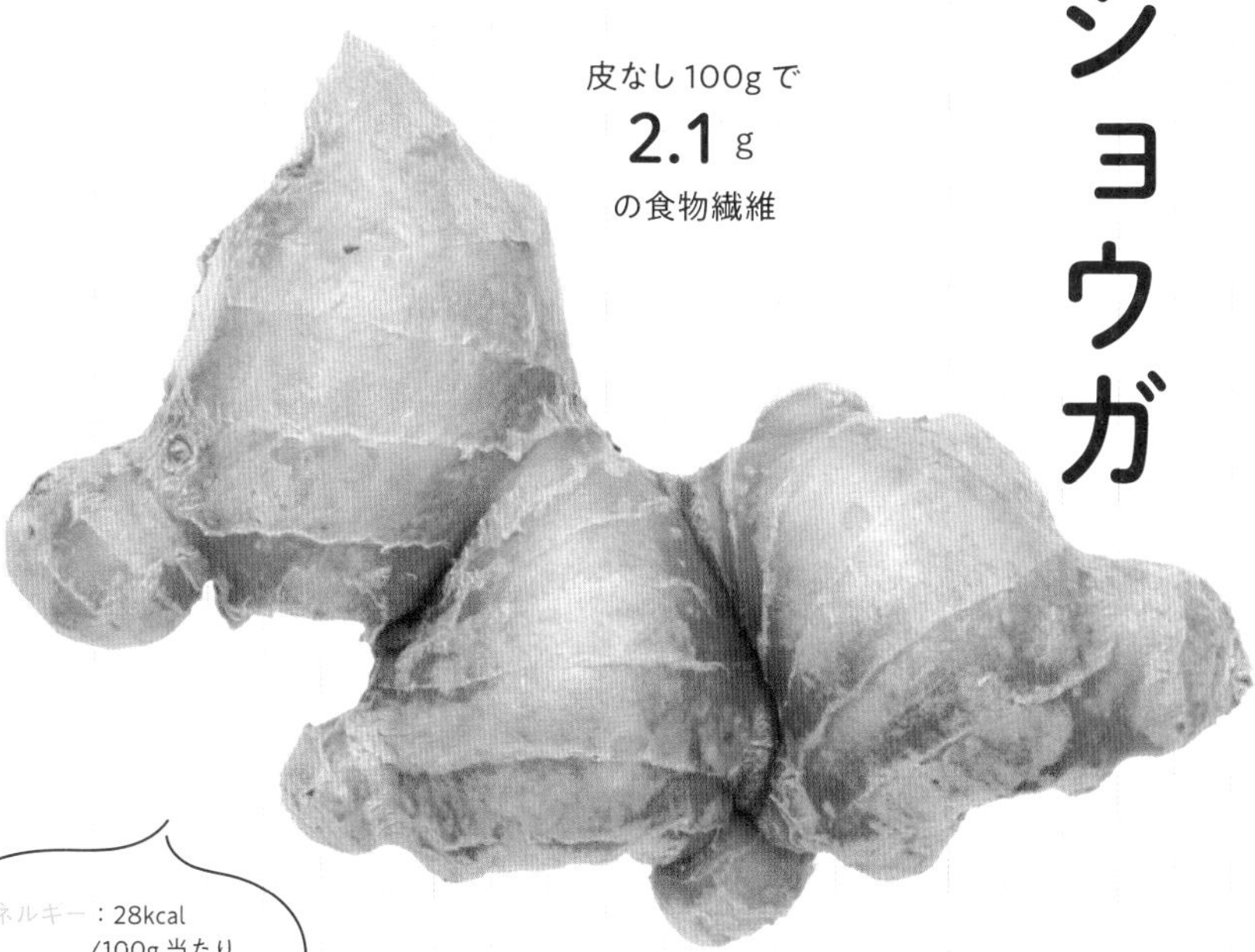

皮なし100gで
2.1 g
の食物繊維

エネルギー：28kcal
/100g当たり
栄養：カリウム、カルシウム、
マグネシウム

内臓の働きを活発にして新陳代謝を高める

栄養素としてはビタミンB_1、B_2、血圧を調整するカリウムが含まれる程度。

しかしながら、内臓の働きを活発にして新陳代謝を高め、コレステロール値を降下させる効果や、冷え症、神経痛、月経痛の緩和など、女性にはうれしい効果があります。不溶性食物繊維も意外と多く含んでいます。

主菜

ショウガのあんかけ豆腐

低エネルギーで
やさしい味わい

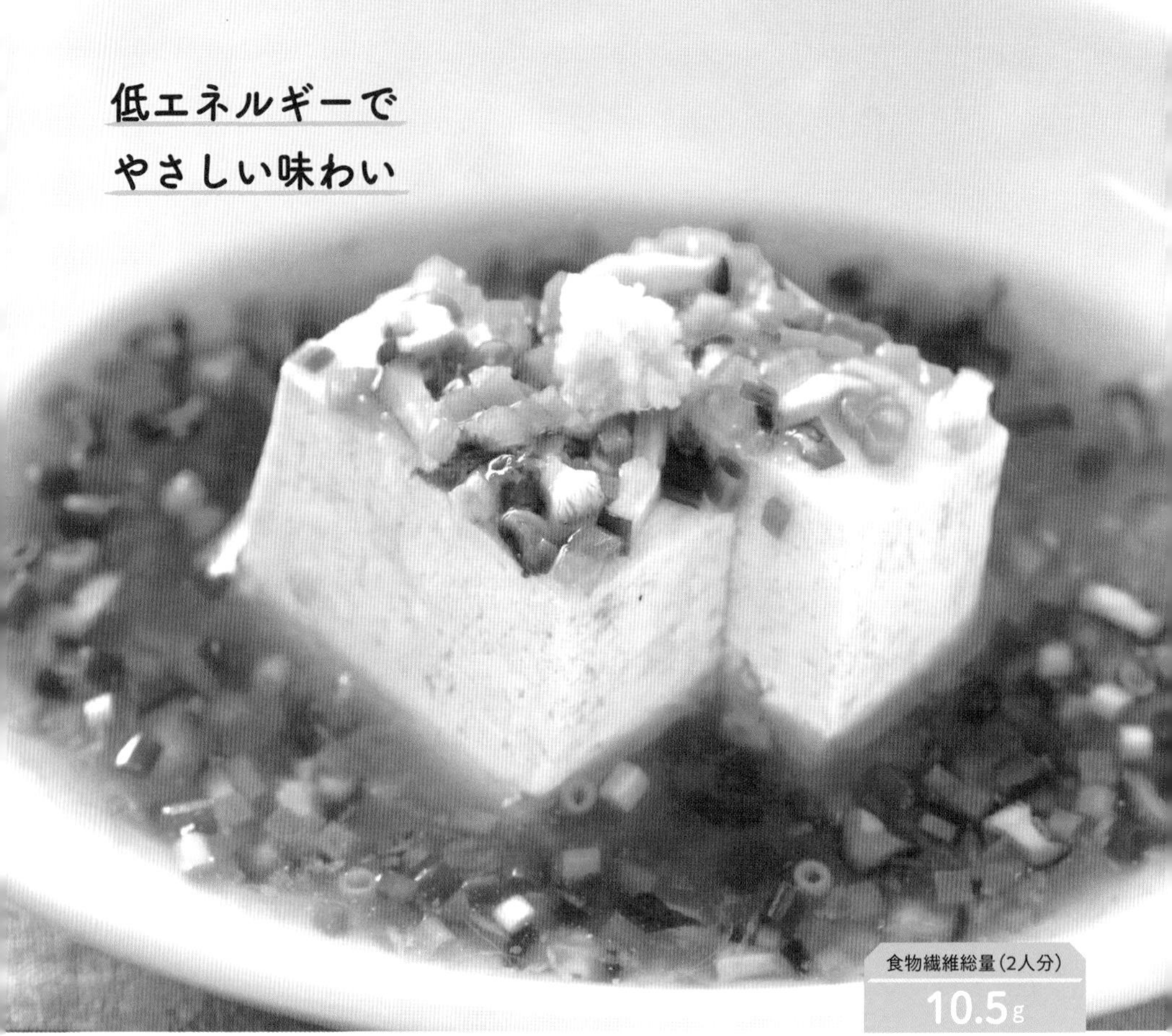

食物繊維総量（2人分）
10.5g

材料（2人分）

- ショウガ…15g
- 木綿豆腐…200g
- ゴボウ…80g
- シイタケ…１枚
- ニンジン…1/3 本
- 葉ネギ…2 本
- A
  - だし汁…1 と 1/2 カップ
  - 酒、みりん…各大さじ 1
  - しょうゆ…小さじ 1
  - 塩…少々
- B
  - 片栗粉…小さじ 2
  - 水…大さじ 1

作り方

1 ショウガはすりおろし、仕上げ用に少し残しておく。豆腐は食べやすい大きさに切る。ゴボウ、シイタケ、ニンジン、ネギはみじん切りにする。

2 鍋に A を煮立たせ、ゴボウ、シイタケ、ニンジンを加えて煮る。ゴボウに火が通ったら豆腐を加え、豆腐が温まったら豆腐は器に盛る。

3 2 の鍋にショウガ、ネギ、よく混ぜ合わせた B を加えてとろみをつけ、2 の豆腐の上にかけ、仕上げ用のショウガを乗せる。

お湯や紅茶で薄めて
ドリンクにしたり、
料理に使っても◎

常備

ショウガジャム

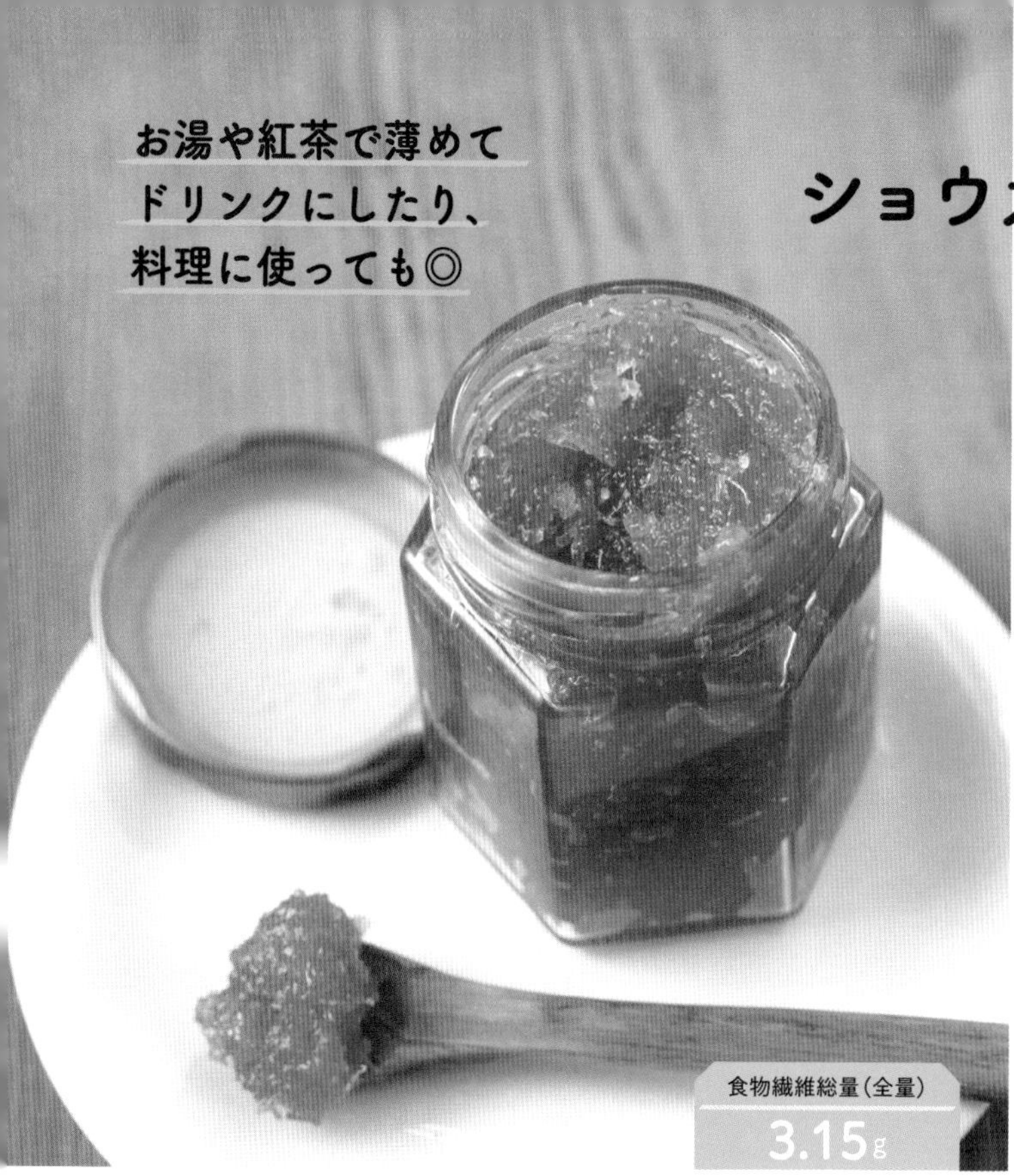

食物繊維総量（全量）
3.15g

材料と作り方
（作りやすい分量）

フライパンにすりおろしたショウガ150gとハチミツ200gを入れて火にかけ、水気がなくなり、ねっとりとしてきたら火を止める。粗熱《あらねつ》がとれたら熱湯消毒した瓶に入れる。冷蔵庫で2週間保存可能。

常備

ショウガの佃煮

味わい深い辛味が魅力

材料と作り方（2人分）

新ショウガ250gはよく洗って硬い部分を取り除き、薄切りにして水によくさらし、1〜2度ゆでこぼし水気をきる。鍋にしょうゆ大さじ3、酒、みりん各大さじ1､砂糖大さじ2、ショウガを入れて煮汁がほとんどなくなるまで弱火で煮詰め、器に盛り、炒りゴマ（白）少々を散らす。冷蔵庫で1週間保存可能。

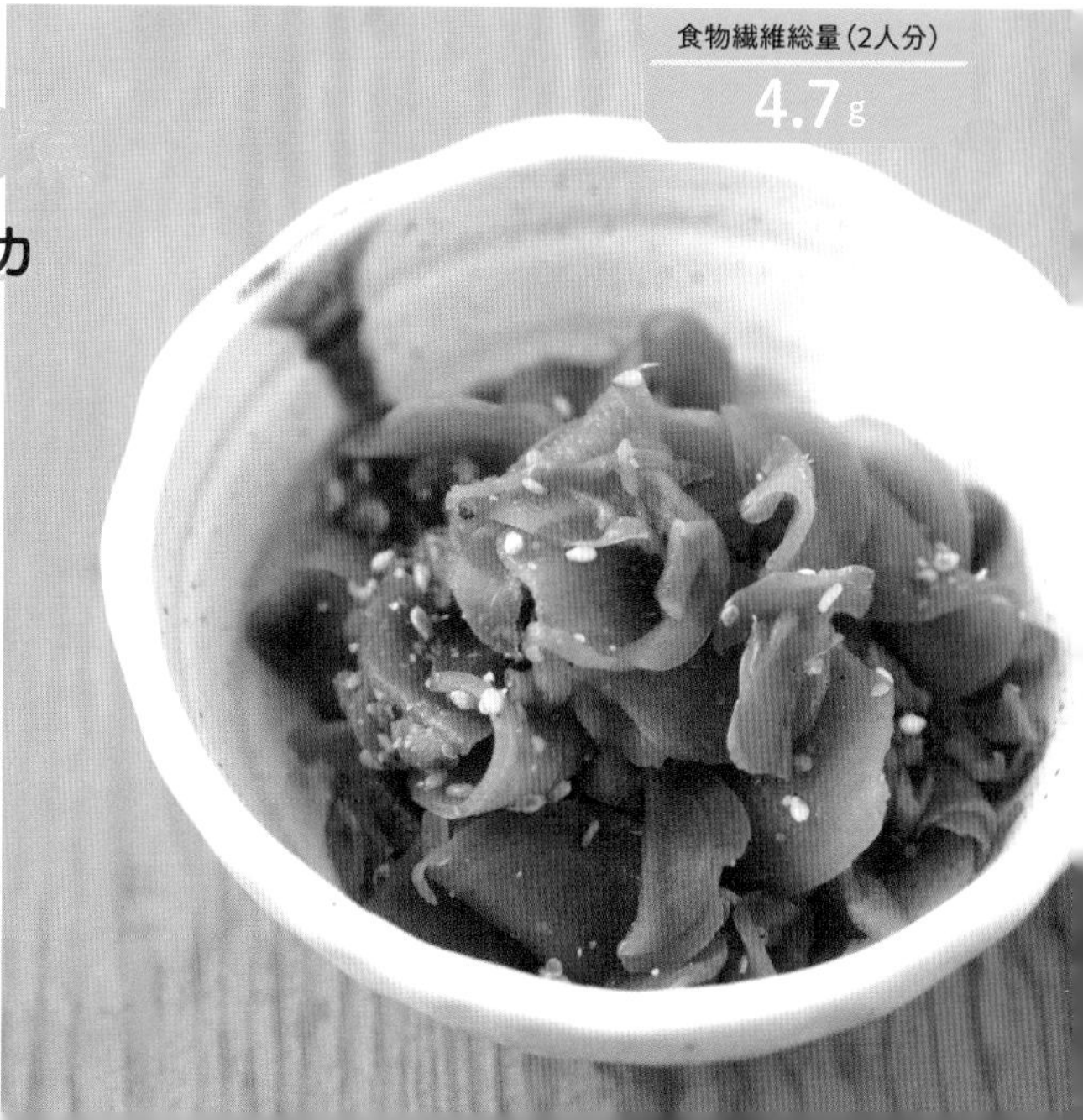

食物繊維総量（2人分）
4.7g

そのほかの野菜の食物繊維量を知る

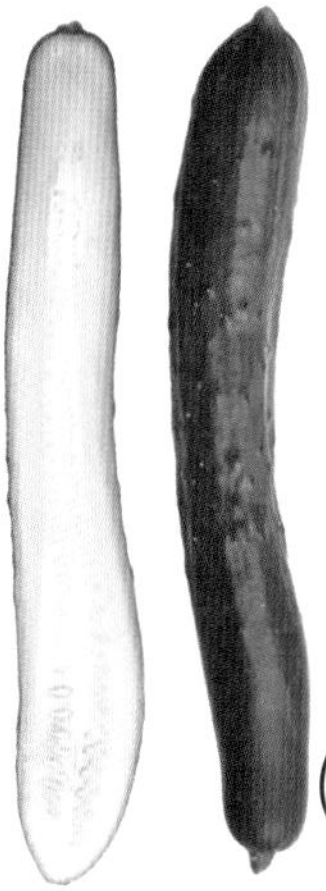

キュウリ

1本で100g
1.1g
の食物繊維

エネルギー：13kcal/100g 当たり
栄養：ビタミンC、カリウム、
カロテン

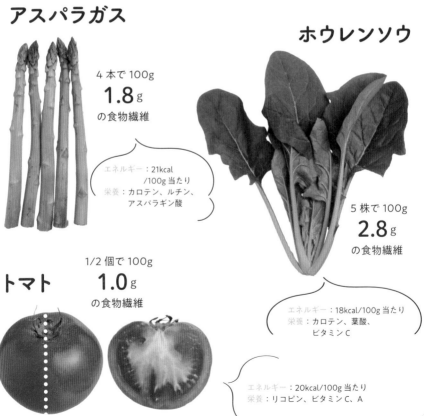

アスパラガス

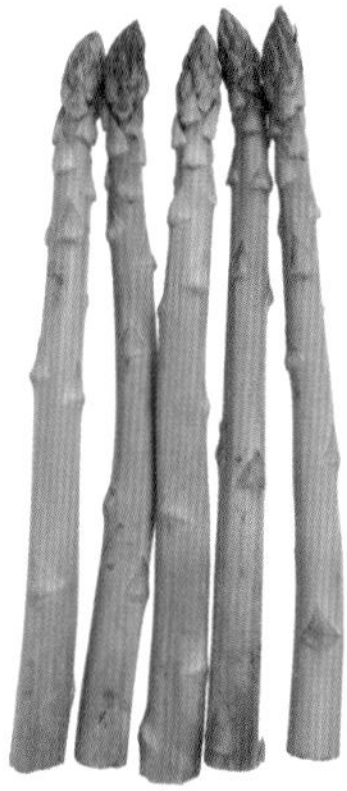

4本で100g
1.8g
の食物繊維

エネルギー：21kcal
/100g 当たり
栄養：カロテン、ルチン、
アスパラギン酸

ホウレンソウ

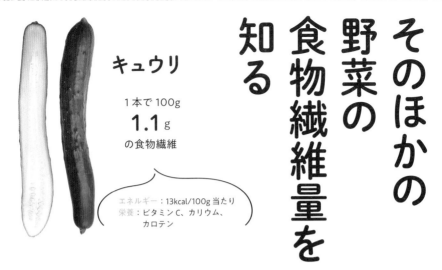

5株で100g
2.8g
の食物繊維

エネルギー：18kcal/100g 当たり
栄養：カロテン、葉酸、
ビタミンC

トマト

1/2個で100g
1.0g
の食物繊維

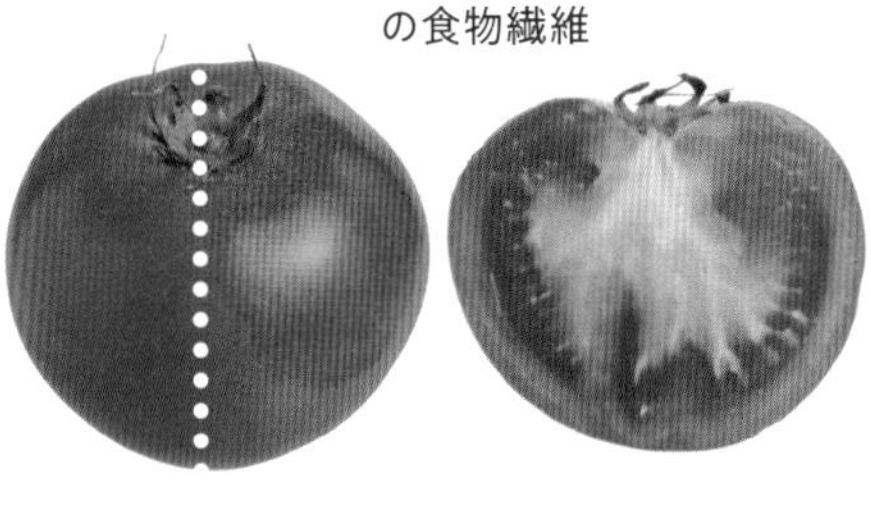

エネルギー：20kcal/100g 当たり
栄養：リコピン、ビタミンC、A

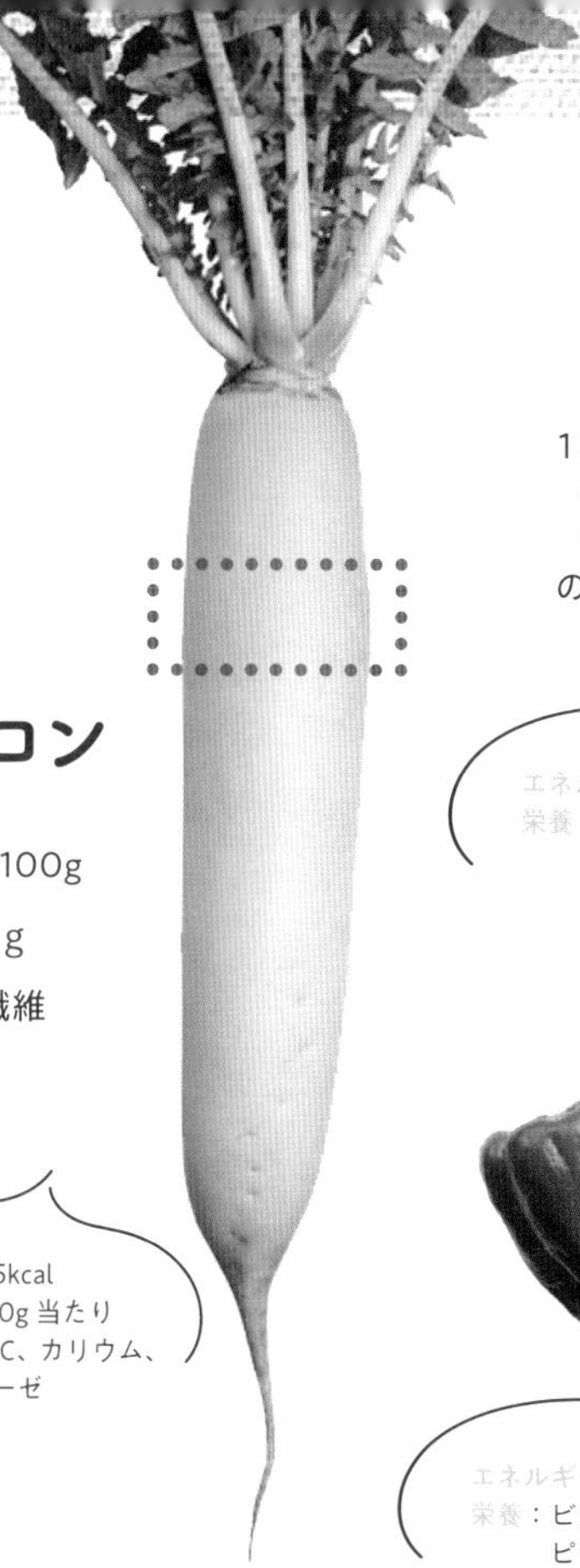

ダイコン

2.5cm で 100g
1.4 g
の食物繊維

エネルギー：15kcal
/100g 当たり
栄養：ビタミン C、カリウム、
ジアスターゼ

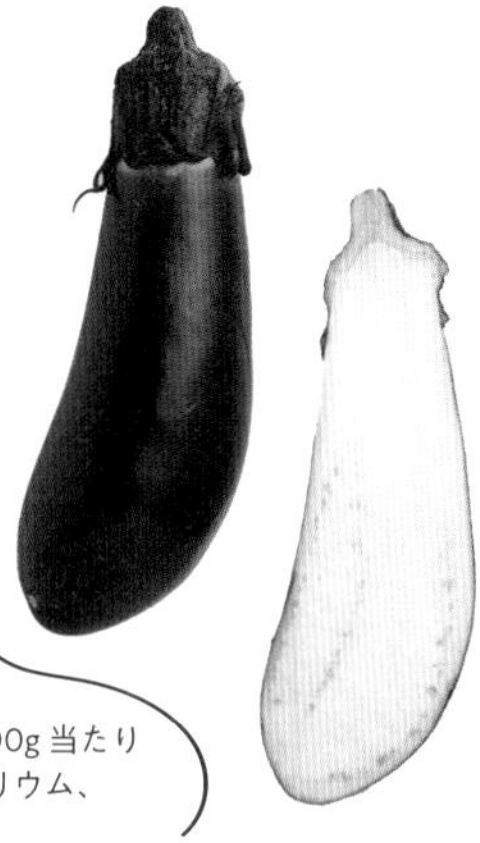

ナス

1 本で 100g
2.2 g
の食物繊維

エネルギー：18kcal/100g 当たり
栄養：ビタミン C、カリウム、
ナスニン

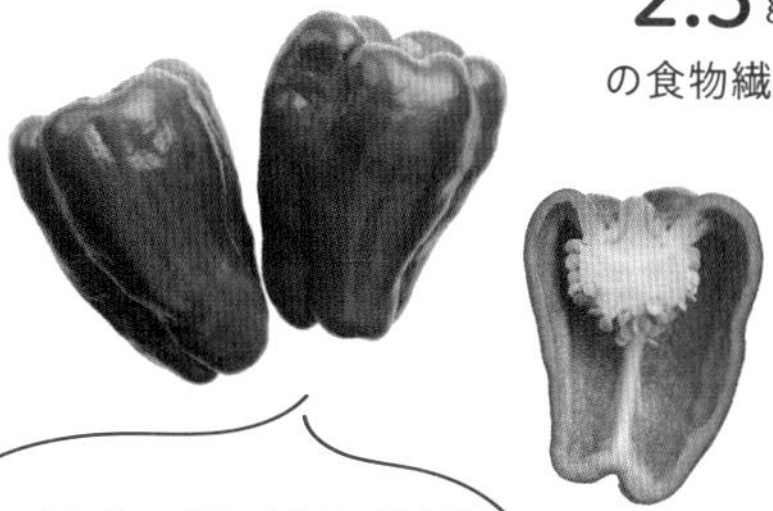

ピーマン

2 個で 100g
2.3 g
の食物繊維

エネルギー：20kcal/100g 当たり
栄養：ビタミン C、P、
ピラジン

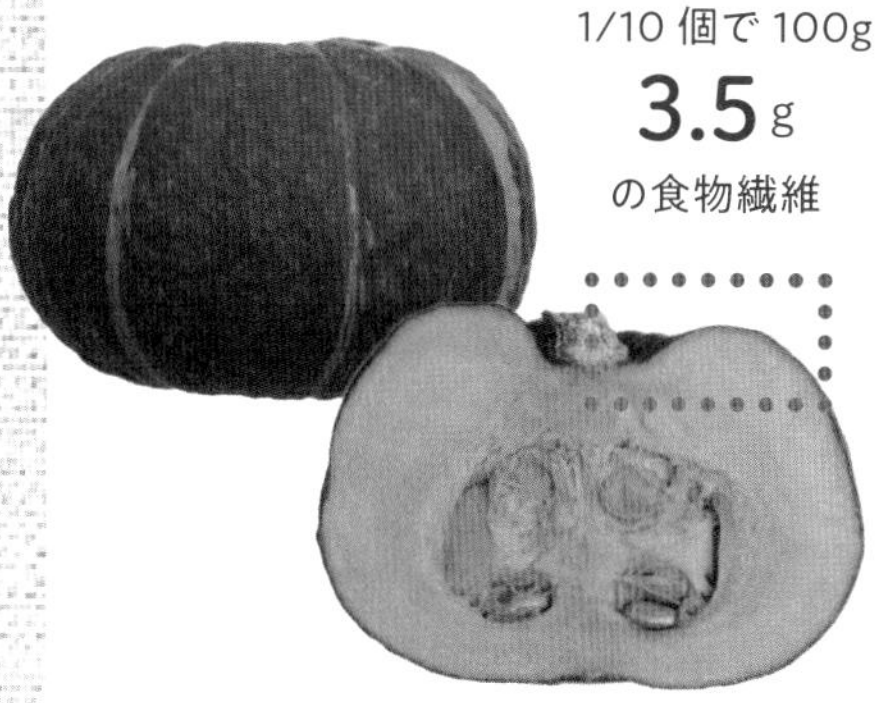

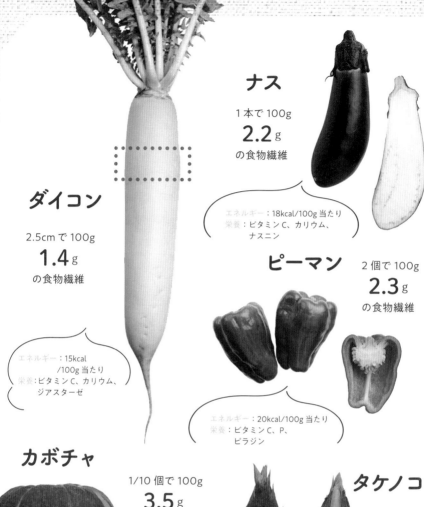

カボチャ

1/10 個で 100g
3.5 g
の食物繊維

エネルギー：78kcal/100g 当たり
栄養：カロテン、
ビタミン C、E

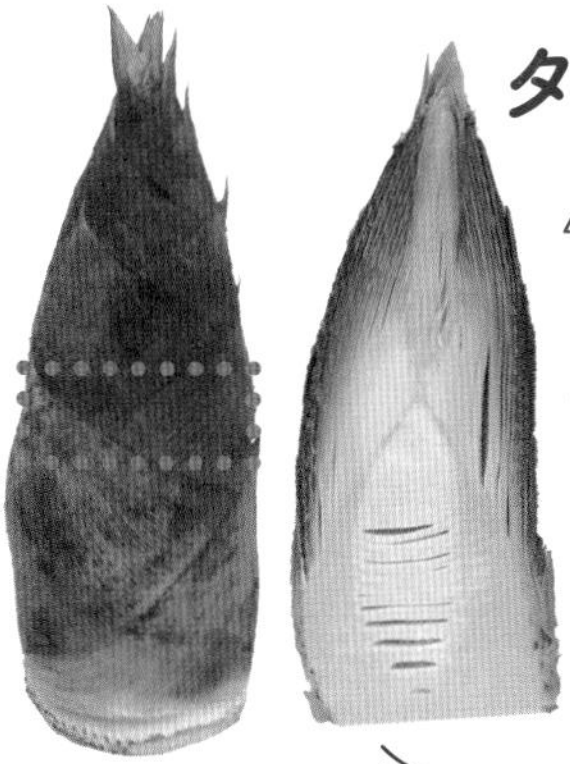

タケノコ

4cm で 100g
2.8 g
の食物繊維

エネルギー：27kcal/100g 当たり
栄養：カリウム、マンガン、
チロシン

ヨーグルト

1/2 カップで 100g

0.0g

の食物繊維

☆ヨーグルトに
食物繊維は含まれていません。

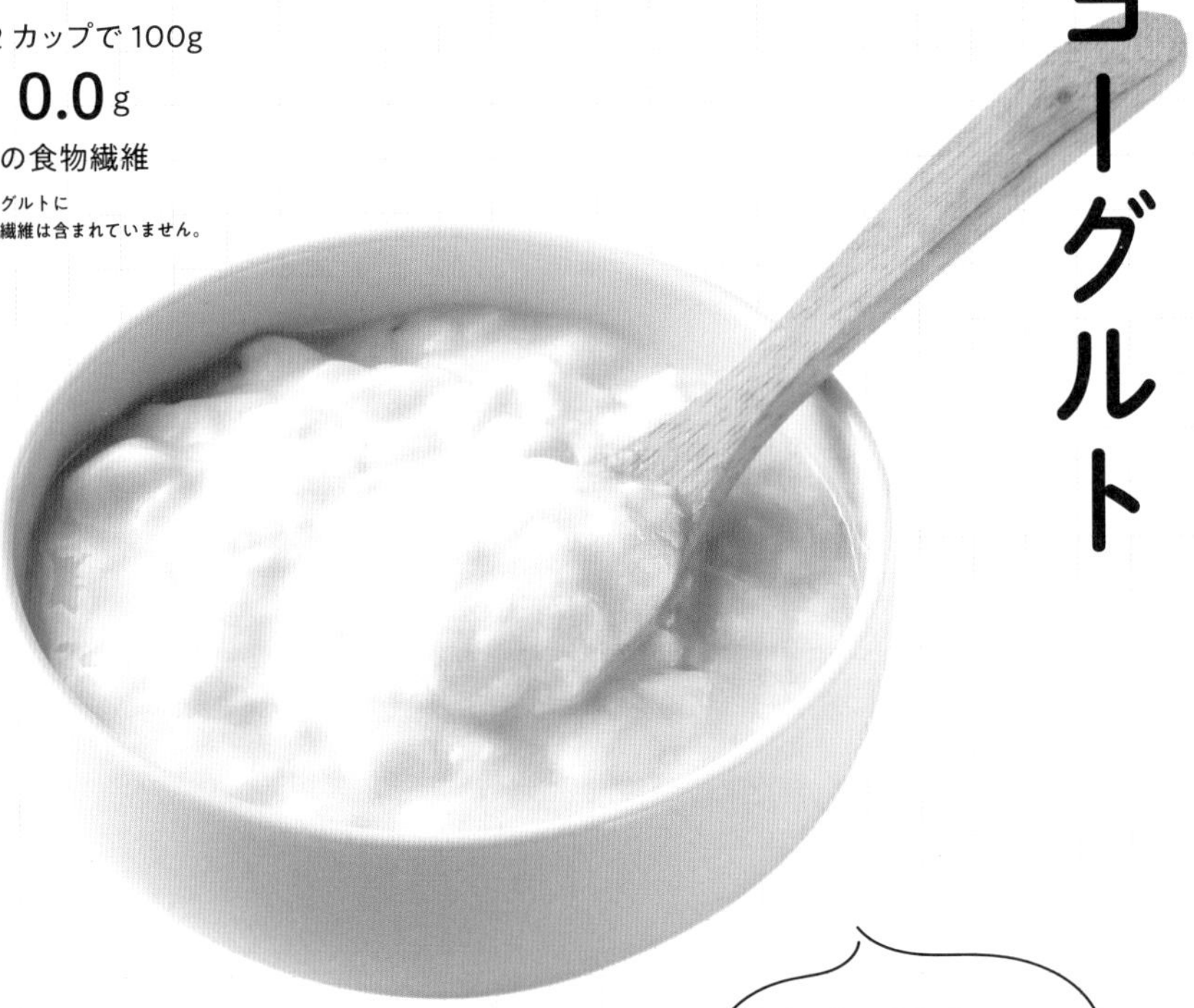

エネルギー：56kcal
/100g 当たり
栄養：たんぱく質、カルシウム、
ビタミンB_2

腸内環境を整えるほか多くの作用を持つ魔法の食品

ヨーグルトには、乳酸菌や長寿菌のもととなるビフィズス菌などが含まれており、腸内の細菌バランスを良好に保ちます。

ビフィズス菌が好むオリゴ糖や乳糖も豊富に含んでいるので、便秘解消にとても効果的。さらに、カルシウム、たんぱく質、ビタミン類がバランスよく含まれているので、免疫機能（病気を防ぐ体のしくみ）も高める優秀な食品です。

主菜 ヨーグルトポトフ

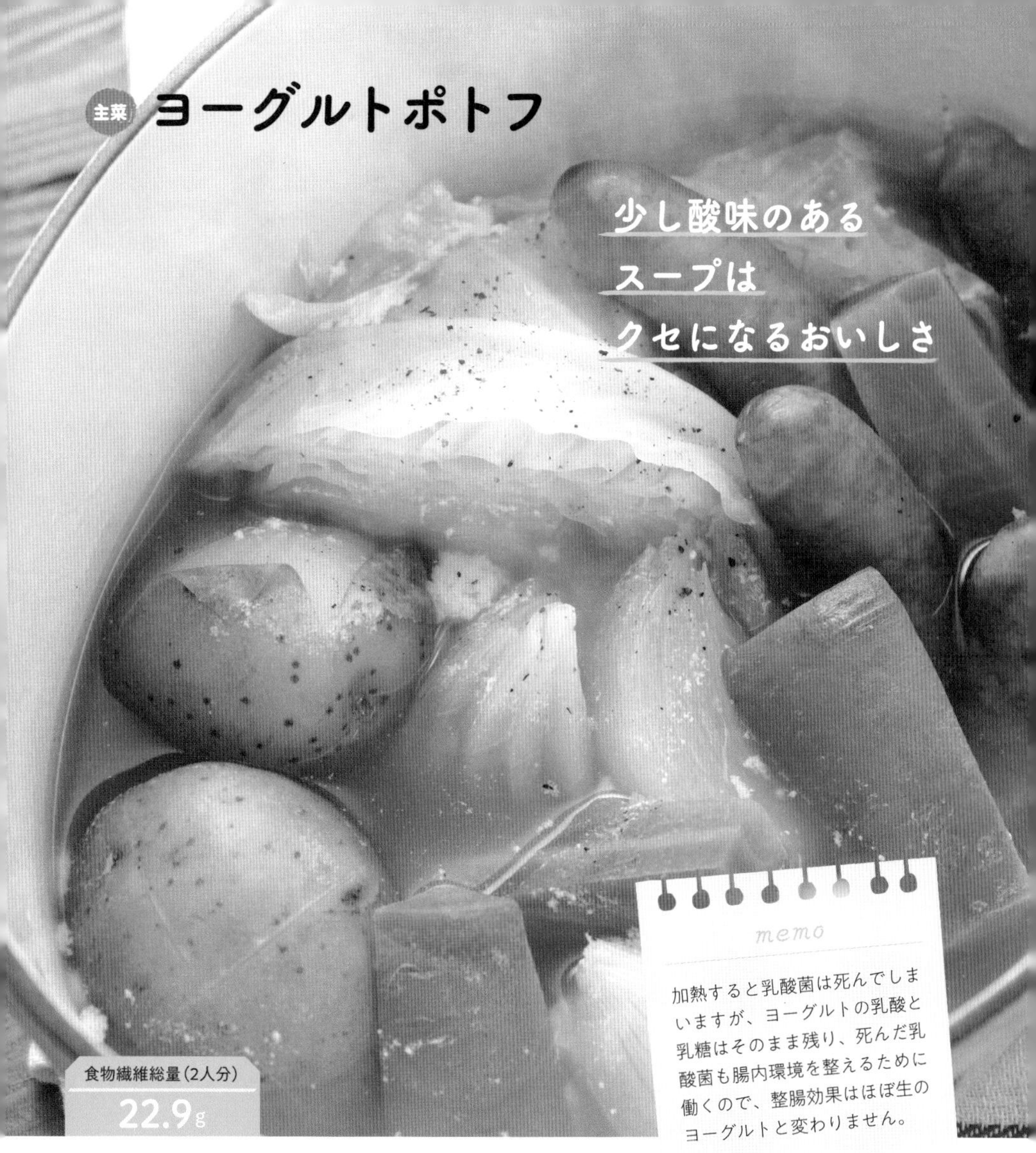

少し酸味のある
スープは
クセになるおいしさ

memo

加熱すると乳酸菌は死んでしまいますが、ヨーグルトの乳酸と乳糖はそのまま残り、死んだ乳酸菌も腸内環境を整えるために働くので、整腸効果はほぼ生のヨーグルトと変わりません。

食物繊維総量（2人分）
22.9g

材料（2人分）

プレーンヨーグルト…1カップ
タマネギ…1個
ジャガイモ…小2個
ニンジン…1/2本
キャベツ…1/4個
ウインナーソーセージ…4本
A　水…2カップ
　　固形ブイヨン…1個
塩、コショウ…各適量

作り方

1 タマネギはくし形に切る。ジャガイモはよく洗い、切り目を入れる。ニンジンは縦に4つ割りにする。キャベツは半分に切る。

2 鍋に1、ウインナー、Aを入れて火にかけ、煮立ったら、弱火にして野菜が柔らかくなるまで15分ほど煮る。ヨーグルトを加えて混ぜ、火を止めて塩、コショウで味を調える。

主菜 ヨーグルトチキンカレー

材料（2 人分）

プレーンヨーグルト…2/3 カップ
鶏手羽元…6 本
タマネギ…1/2 個
ニンニク…1/2 かけ
ショウガ…1 かけ
オリーブ油…大さじ 1
トマト缶（ホール状）…1/2 缶（200g）
水…1 カップ
カレールー（市販品）…2 かけ
雑穀ご飯…茶碗 2 杯分強

作り方

1 手羽元はポリ袋に入れてヨーグルトを加えて 3 時間以上漬ける。タマネギ、ニンニクはみじん切り、ショウガはすりおろす。
2 フライパンにオリーブ油を熱し、ニンニク、ショウガ、タマネギ、手羽元を順に入れる。肉の色が変わったらトマトをつぶしながらトマト缶を加えて煮る。
3 2 に分量の水とヨーグルトを加えて煮立ったら弱火にして 20 分ほど煮込み、いったん火を止めてルーを加える。再び火にかけて 7 ～ 8 分ほど煮込む。
4 3、ご飯をそれぞれ器に盛り、ご飯にかけていただく。

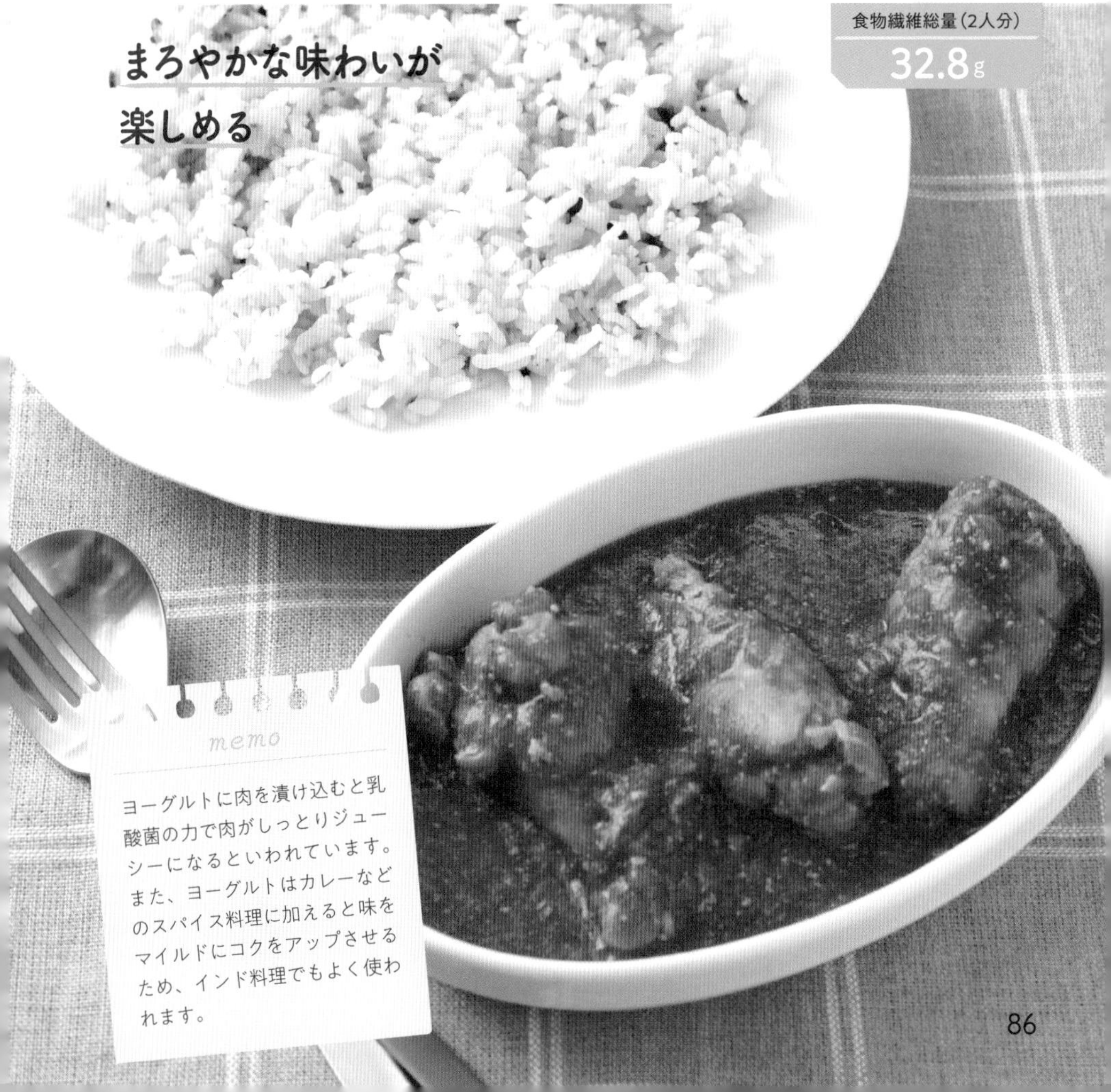

まろやかな味わいが楽しめる

食物繊維総量（2人分）
32.8g

memo

ヨーグルトに肉を漬け込むと乳酸菌の力で肉がしっとりジューシーになるといわれています。また、ヨーグルトはカレーなどのスパイス料理に加えると味をマイルドにコクをアップさせるため、インド料理でもよく使われます。

副菜

2種類のヨーグルトディップ

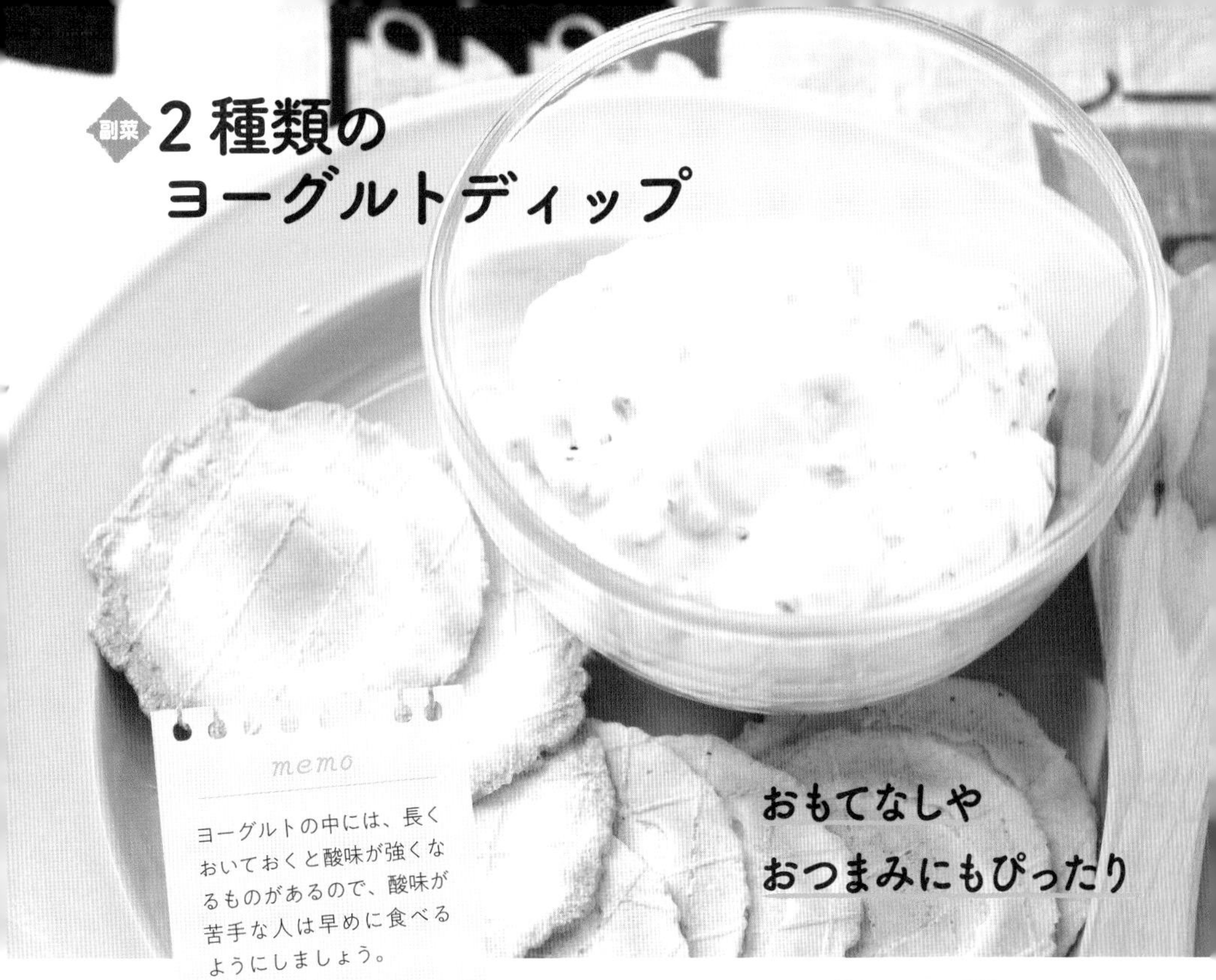

memo

ヨーグルトの中には、長くおいておくと酸味が強くなるものがあるので、酸味が苦手な人は早めに食べるようにしましょう。

おもてなしや
おつまみにもぴったり

アンチョビディップ

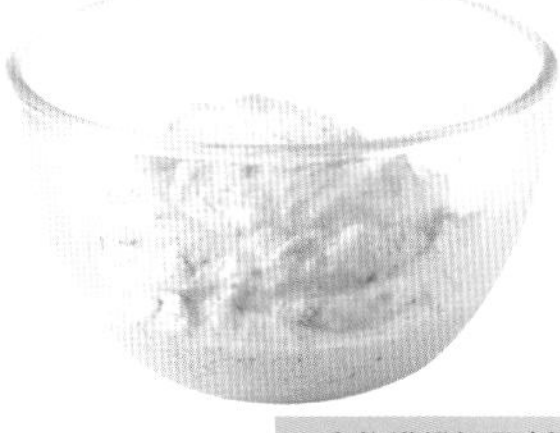

食物繊維総量（全量）
0.1g

材料（作りやすい分量）

プレーンヨーグルト…250g

A　アンチョビ…3枚
　ニンニクのすりおろし…1/2かけ分
　コショウ、ドライパセリ…各適量

クラッカー…適量

作り方

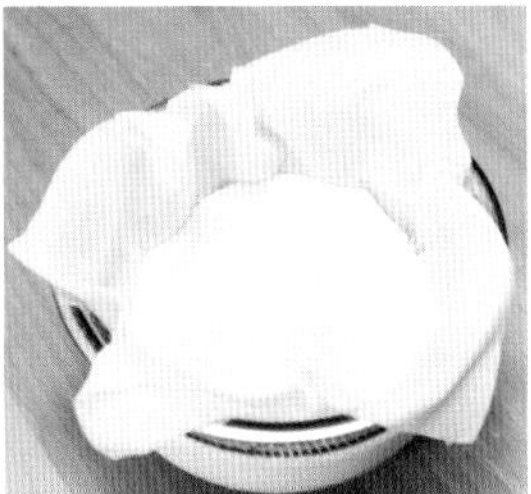

食物繊維総量（全量）
0.3g

1. ザルに厚手のキッチンペーパーを敷いた中にヨーグルトを入れて、3時間以上おき、水気をきる。
2. 1とAをよく混ぜ合わせ、クラッカーなどにつけていただく。

明太子ディップ

材料（作りやすい分量）

プレーンヨーグルト…250g

A　薄皮をむいた明太子…1/2腹
　青ジソのみじん切り…2枚分
　しょうゆ…少々

作り方

アンチョビディップと同様に、水きりをしたヨーグルトとAをよく混ぜ合わせる。

副菜 ヨーグルトのホットサラダ

食物繊維たっぷりの野菜を使って

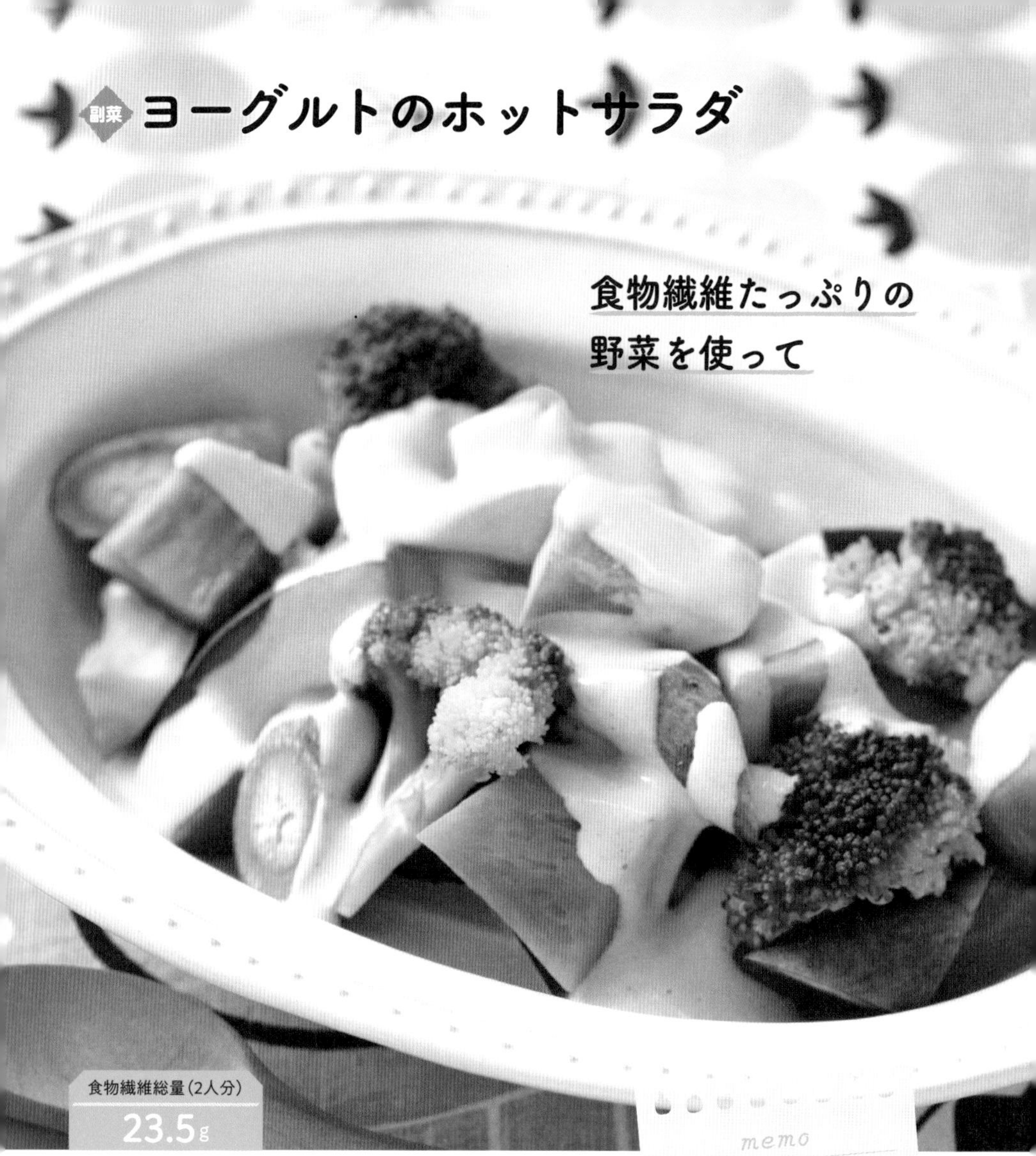

食物繊維総量（2人分）

23.5g

材料（2人分）

サツマイモ…小 1/3 本
ゴボウ…小 1/2 本
カボチャ…小 1/10 個
ニンジン…小 2/3 本
ブロッコリー…小 1/4 株
A　プレーンヨーグルト…1/2 カップ
　　練りゴマ（白）…大さじ 2 ～ 3
　　しょうゆ、みりん…各小さじ 2

memo

ヨーグルトは食物繊維といっしょに摂ることで、ヨーグルトの持つ整腸作用をいっそう高めることができます。

作り方

野菜はすべて食べやすい大きさに切り、蒸し器に入れて好みの硬さに蒸し、器に盛り、よく混ぜ合わせた A をかける。

豆類

食物繊維を筆頭に腸にいい栄養がたっぷり

豆類には野菜よりも食物繊維が多く含まれているので、便秘の方には積極的に摂り入れてほしい食材です。

また、「畑の肉」とも呼ばれる大豆の糖質には、腸内のビフィズス菌を増殖させ、免疫力を向上させる効果があるダイズオリゴ糖が多く含まれています。さらに豆類には腸管の働きをよくするマグネシウムが含まれています。

大豆（乾燥）約 300 粒で 100g

21.5g の食物繊維

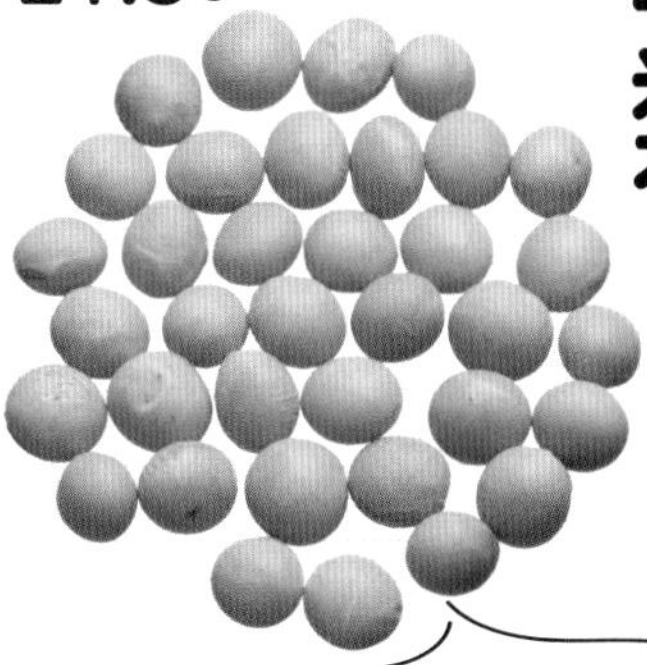

エネルギー：372kcal/100g 当たり
栄養：たんぱく質、カリウム、カルシウム

黒大豆（乾燥）約 300 粒で 100g

20.6g の食物繊維

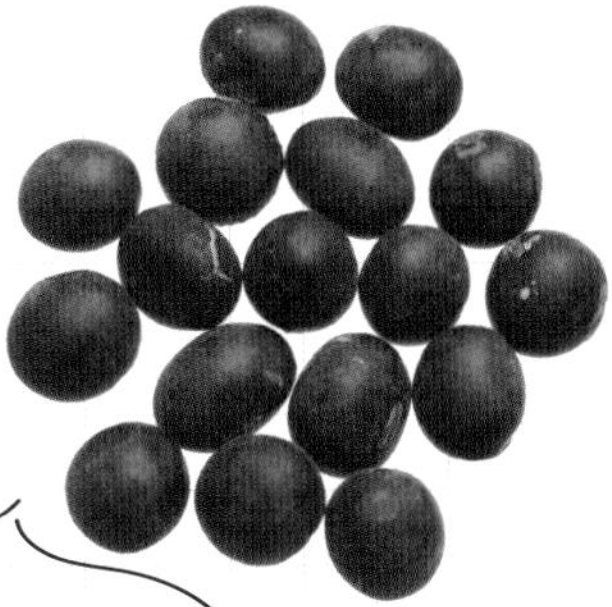

エネルギー：349kcal/100g 当たり
栄養：たんぱく質、カリウム、アントシアニン

白金時

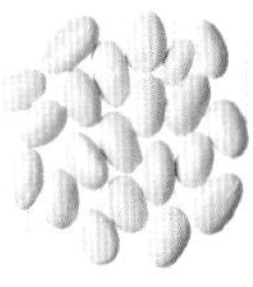

表皮が白く、白あんや甘納豆に使われる。流通量が少なく、とても貴重。

小豆

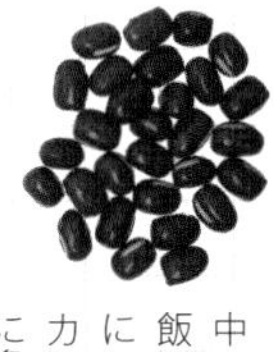

中国原産で、赤飯やあん、羊羹《ようかん》に利用される。カリウムを非常に多く含む。

ヒヨコ豆

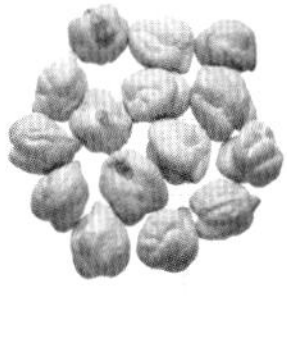

黒、白、茶色がある。硬くて戻すのに時間がかかるので、市販の水煮がおすすめ。

緑豆

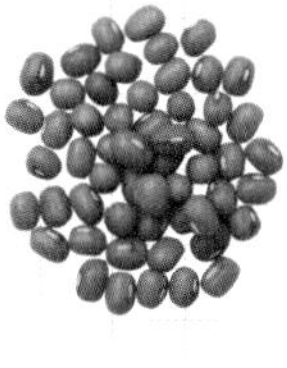

ササゲの一種で、インドや中国でも使われる。カリウムや食物繊維を多く含む。

主菜 ビーンズカレー

memo

肉をへらして豆を使えば、食物繊維も摂れて、エネルギーも抑えられます。また、玄米ご飯にすることで、よくかんで満腹感をアップさせましょう。

豆をしっかりかんで食べれば、充実の満腹感！

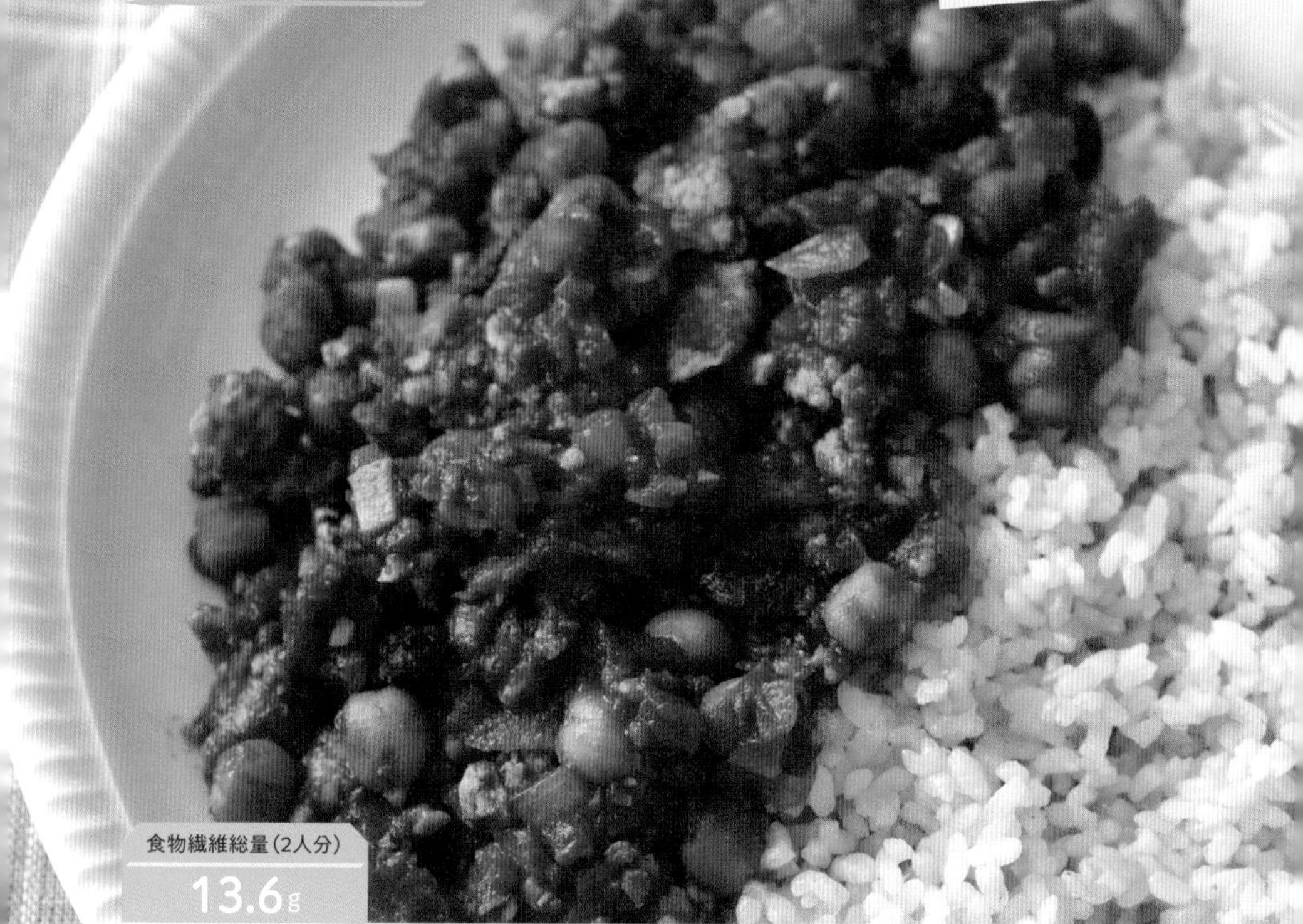

食物繊維総量（2人分）

13.6g

材料（2人分）

ミックスビーンズ（水煮）…1缶（200g）
鶏ひき肉…100g
タマネギ…1/2個
ニンニク、ショウガ…各1かけ
サラダ油…大さじ1
A　赤ワイン、オリゴ糖…各大さじ2
トマト缶（ホール状）…1缶（400g）
B　ケチャップ、ウスターソース…各大さじ2
　　カレー粉…大さじ4
塩、コショウ…各適量
玄米ご飯…茶碗2杯分強

作り方

1. タマネギ、ニンニク、ショウガはみじん切りにする。
2. フライパンにサラダ油、ニンニク、ショウガを入れて熱し、香りが立ったらタマネギを加え、透き通ってきたらミックスビーンズ、ひき肉を加えて炒める。肉の色が変わったらA、トマトをつぶしながらトマト缶を加えて、10分ほど煮込む。Bを加えてさらに弱火で汁気がなくなるまで煮込み、塩、コショウで味を調える。
3. 器にご飯を盛り、2をかける。

主菜 大豆のスープ

材料（作りやすい分量）

大豆（水煮）…200g
ベーコン…80g
ニンジン…1/4 本
ズッキーニ…1/4 本
タマネギ…1/4 個
オリーブ油…小さじ 1
A 水…3 カップ
　ローリエ…1 枚
　固形ブイヨン…1 個
塩、コショウ…各適量

作り方

1 ベーコン、ニンジン、ズッキーニ、タマネギは食べやすい大きさに切る。
2 鍋にオリーブ油を熱し、1 を入れて炒め、ベーコンに焼き色がついたら A、大豆を入れて弱火で 15 分ほど煮込み、塩、コショウで味を調える。

とにかく大豆がおいしく食べられるスープ

食物繊維総量（全量）
17.3g

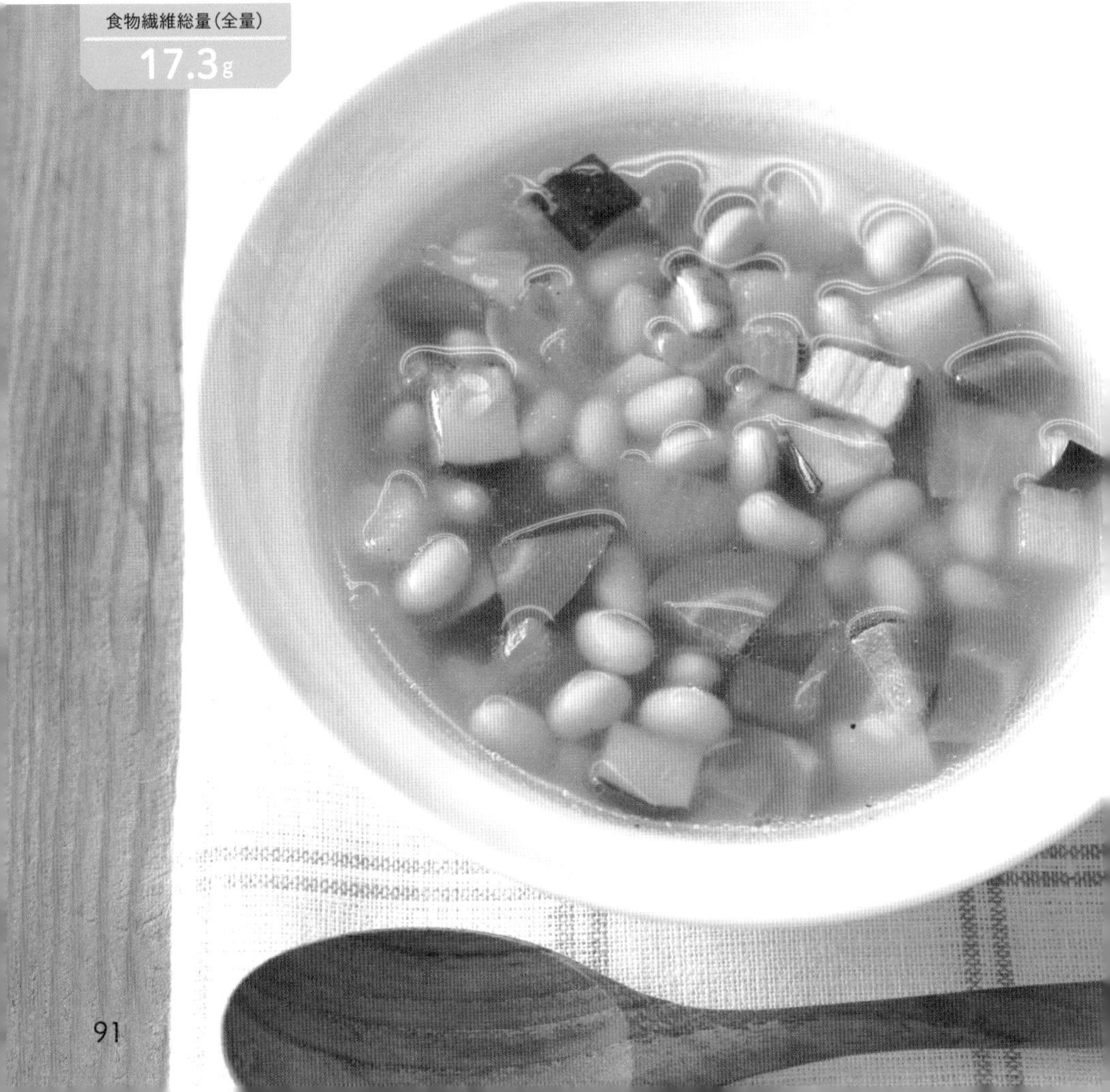

副菜 ビーンズディップ

豆にアボカドを
絡めるように混ぜて

memo

水煮のミックスビーンズは食物繊維以外にもいろいろな豆の栄養素を一度に摂れ、さらにすぐに使えるので、ぜひ常備してほしい食品です。

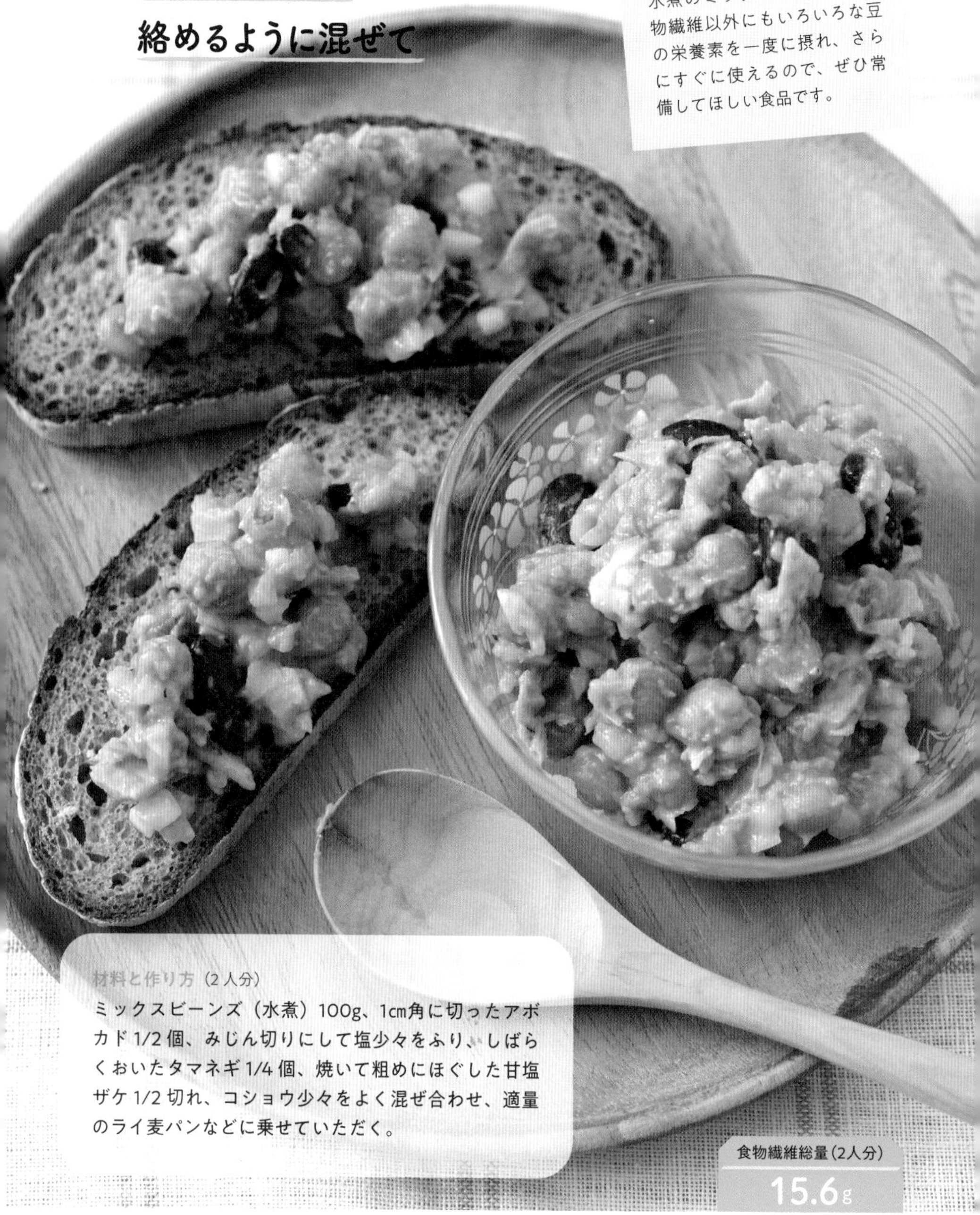

材料と作り方（2人分）

ミックスビーンズ（水煮）100g、1cm角に切ったアボカド1/2個、みじん切りにして塩少々をふり、しばらくおいたタマネギ1/4個、焼いて粗めにほぐした甘塩ザケ1/2切れ、コショウ少々をよく混ぜ合わせ、適量のライ麦パンなどに乗せていただく。

食物繊維総量（2人分）
15.6g

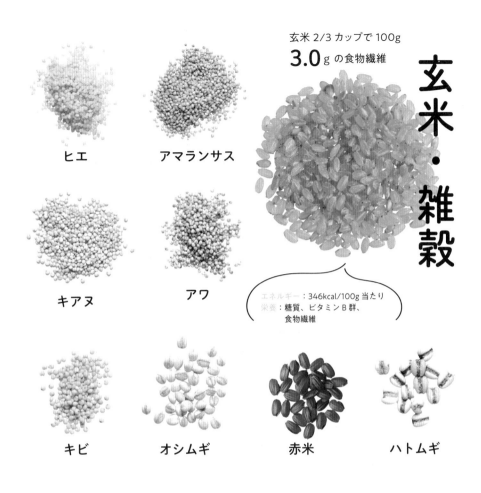

玄米・雑穀

玄米 2/3 カップで 100g

3.0 g の食物繊維

エネルギー：346kcal/100g 当たり
栄養：糖質、ビタミン B 群、
食物繊維

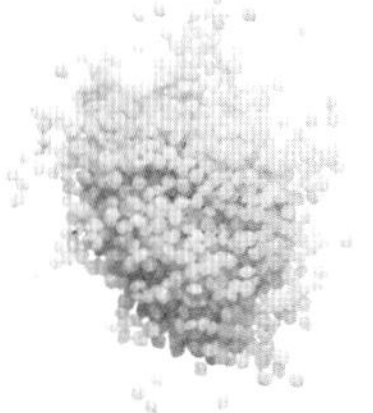

ヒエ

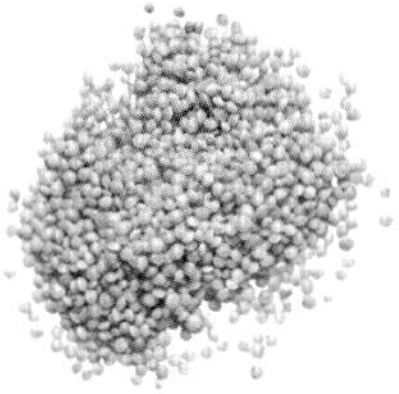

アマランサス

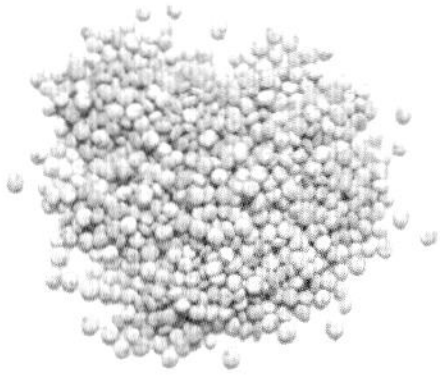

キアヌ

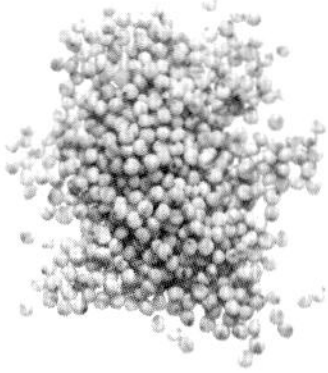

アワ

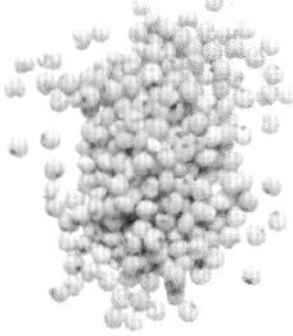

キビ

オシムギ

赤米

ハトムギ

食物繊維、ビタミンを豊富に含む優れた健康食品

玄米には、便秘予防に有効な水溶性と不溶性の両方の食物繊維、マグネシウムが多く含まれます。ただ、消化が悪いのでよくかんで食べるようにしてください。

また、雑穀は種類によって栄養素が違いますが、主に食物繊維が豊富で腸の働きを活発にする優秀食材です。

玄米のおいしい炊き方

玄米モードのない通常の炊飯器の場合

1 玄米はかるく洗い、米の1.3倍量の水に3時間から一晩浸す。
2 通常の炊飯モードで1を炊き、15分以上蒸らす。硬いようなら、水1/2カップを加え、再度炊飯する。

浸水時間や水の量は季節や品種によって異なります。お気に入りの品種を見つけ何度か試して、ちょうどよい加減を見つけましょう。

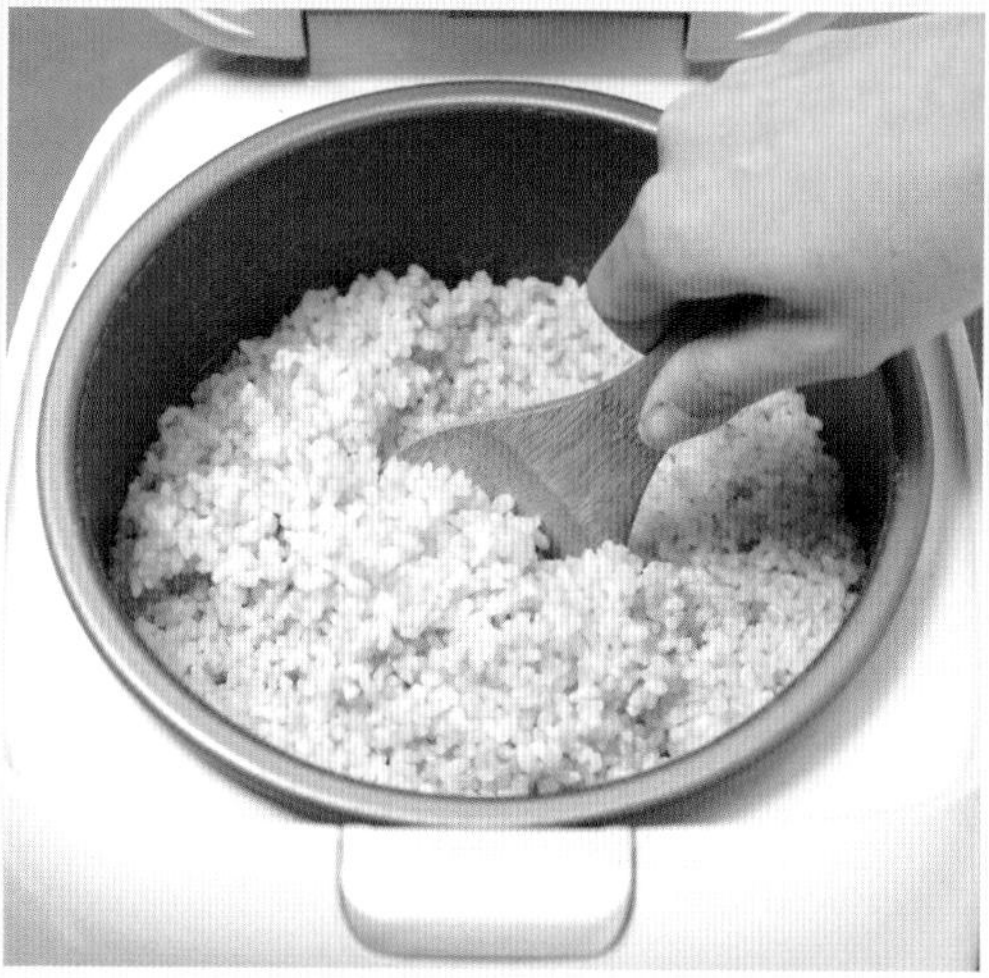

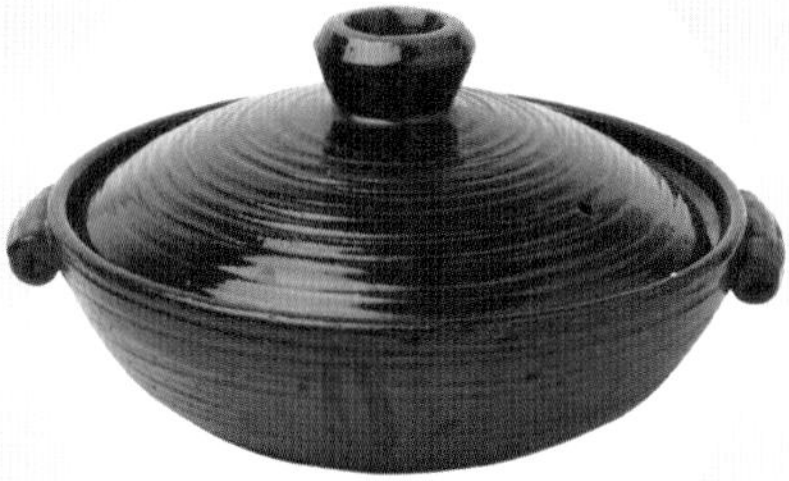

土鍋の場合

1 玄米はかるく洗い、土鍋に入れ、米の1.3倍量の水に3時間から一晩浸す。
2 1を10分ほど強火にかけ、沸騰させる。弱火で30分ほど炊き、穴から吹き出す蒸気が弱くなったら火を止める（ここでフタを開けてみて、水分が残っているようなら30秒ほど強火にかける）。10分ほど蒸らし、全体をよく混ぜる。

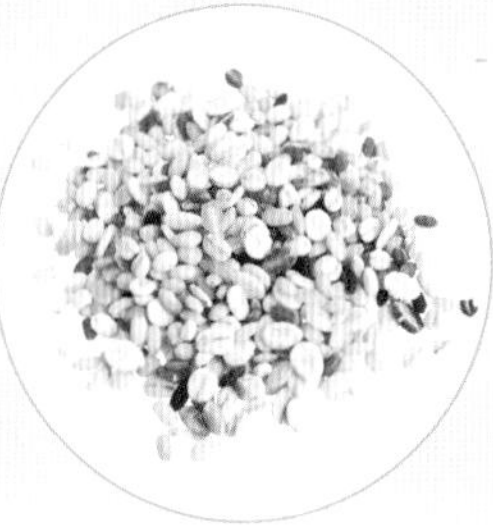

市販の雑穀ミックスを使って お手軽に炊飯！

雑穀は一つひとつ集めるのは面倒です。そこでおすすめなのが、市販の雑穀ミックス。雑穀の品数も多く、炊飯時にさっと入れるだけですむので、とても便利です。

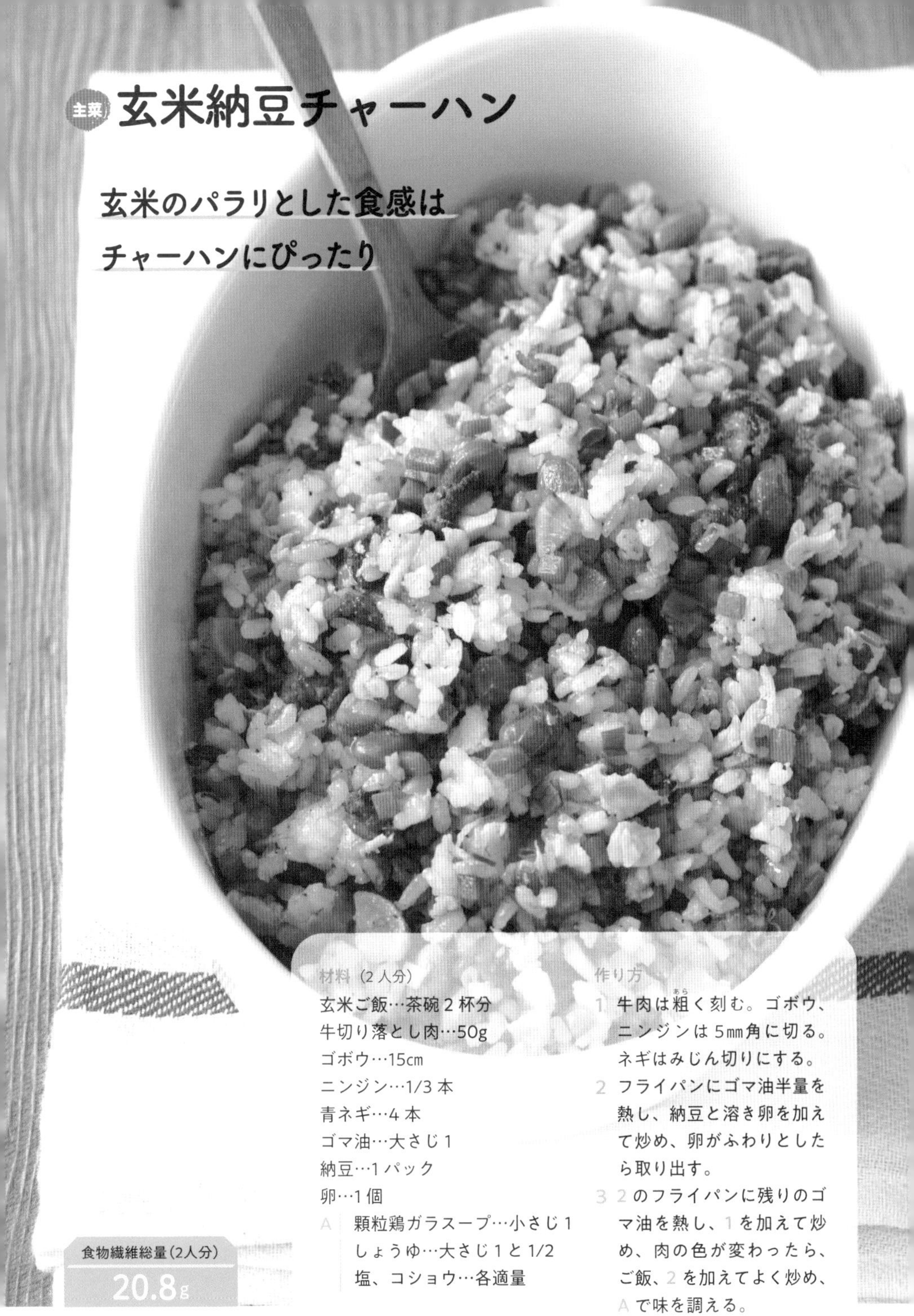

主菜 玄米納豆チャーハン

玄米のパラリとした食感は
チャーハンにぴったり

材料（2人分）

玄米ご飯…茶碗2杯分
牛切り落とし肉…50g
ゴボウ…15㎝
ニンジン…1/3本
青ネギ…4本
ゴマ油…大さじ1
納豆…1パック
卵…1個
A 顆粒鶏ガラスープ…小さじ1
　しょうゆ…大さじ1と1/2
　塩、コショウ…各適量

作り方

1 牛肉は粗《あら》く刻む。ゴボウ、ニンジンは5㎜角に切る。ネギはみじん切りにする。
2 フライパンにゴマ油半量を熱し、納豆と溶き卵を加えて炒め、卵がふわりとしたら取り出す。
3 2のフライパンに残りのゴマ油を熱し、1を加えて炒め、肉の色が変わったら、ご飯、2を加えてよく炒め、Aで味を調える。

食物繊維総量（2人分）
20.8g

副菜

玄米とニンジンのスープ

体が喜ぶほっこりスープ

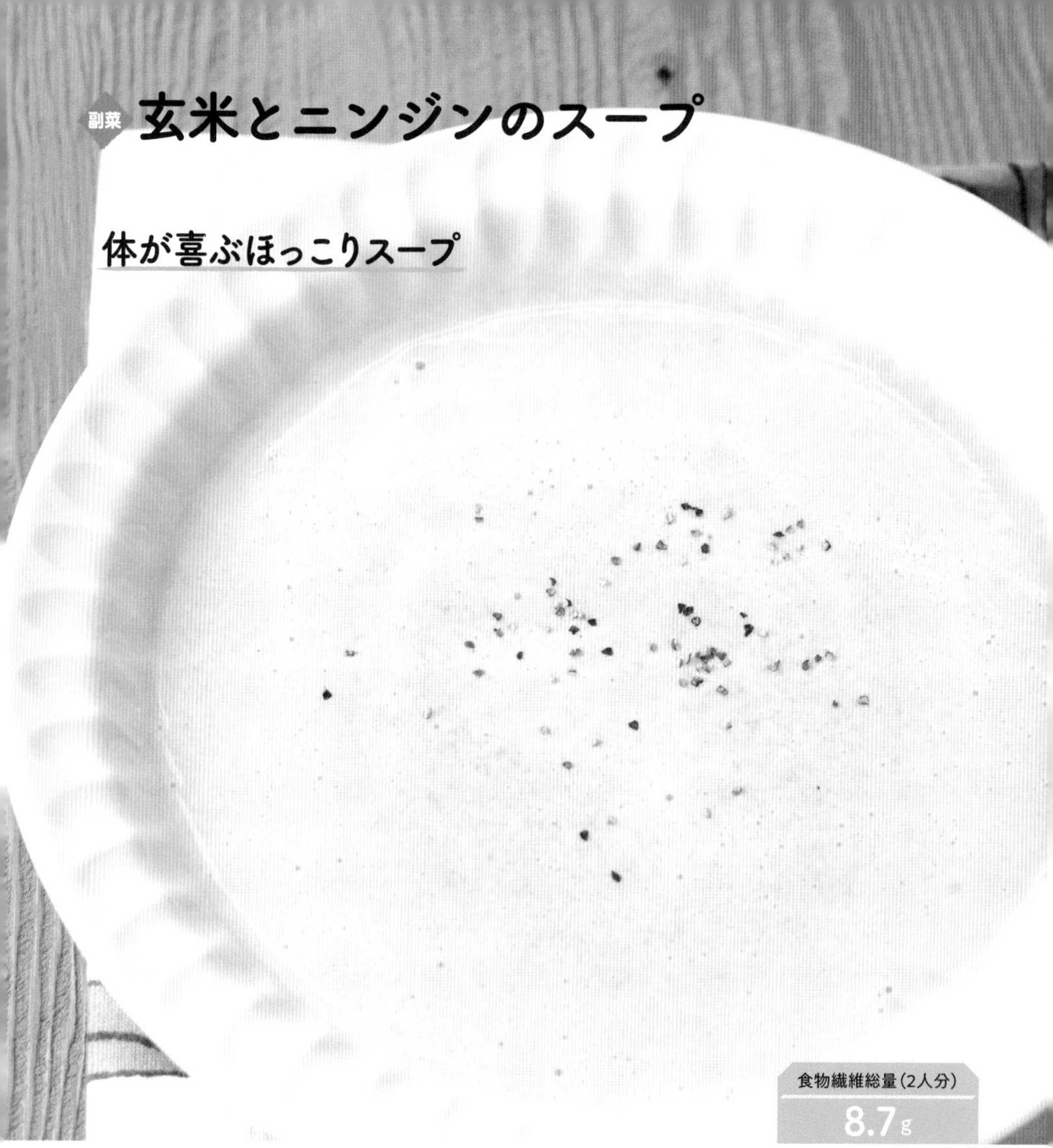

食物繊維総量（2人分）

8.7g

材料（2人分）

玄米ご飯…100g
ニンジン…1/2本
タマネギ…1/4個
バター…10g
固形ブイヨン…1個
牛乳…2カップ
塩、コショウ、粗びき黒コショウ…各適量

作り方

1 ニンジンは5㎜厚さの半月切りにする。タマネギは薄切りにする。
2 鍋にバターを溶かし、1、ご飯を入れて炒める。野菜にバターがなじんだらひたひたの水（分量外）、固形ブイヨンを加えて野菜が柔らかくなるまで煮る。
3 ミキサーに2を入れて牛乳を加え、なめらかになるまでかくはんしたら、鍋に戻し入れて再び火にかけ、塩、コショウで味を調える。
4 器に3を盛り、粗びき黒コショウをふる。

常備 雑穀みそそぼろ

材料（作りやすい分量）

雑穀ミックス…75g
クルミ…大さじ４
ショウガ…１かけ
長ネギ…10g
ゴマ油…大さじ１強
A　水、みそ、しょうゆ、酒…各大さじ２
　　砂糖、みりん…大さじ１
お好みのスティック野菜
　（オクラ、ニンジン、ダイコンなど）…適量

作り方

1 雑穀は２～３時間水に浸し、水に浸したまま電子レンジで５分加熱する。加熱したら水気をきる。クルミは粗く刻む。ショウガ、ネギはみじん切りにする。

2 鍋にゴマ油を熱し、1を入れて炒め、混ぜ合わせたAを加えて汁気がなくなるまで焦げないようにかき混ぜながら煮詰める。

3 器に2を盛り、スティック野菜をつけていただく。冷蔵庫で３～４日間保存可能。

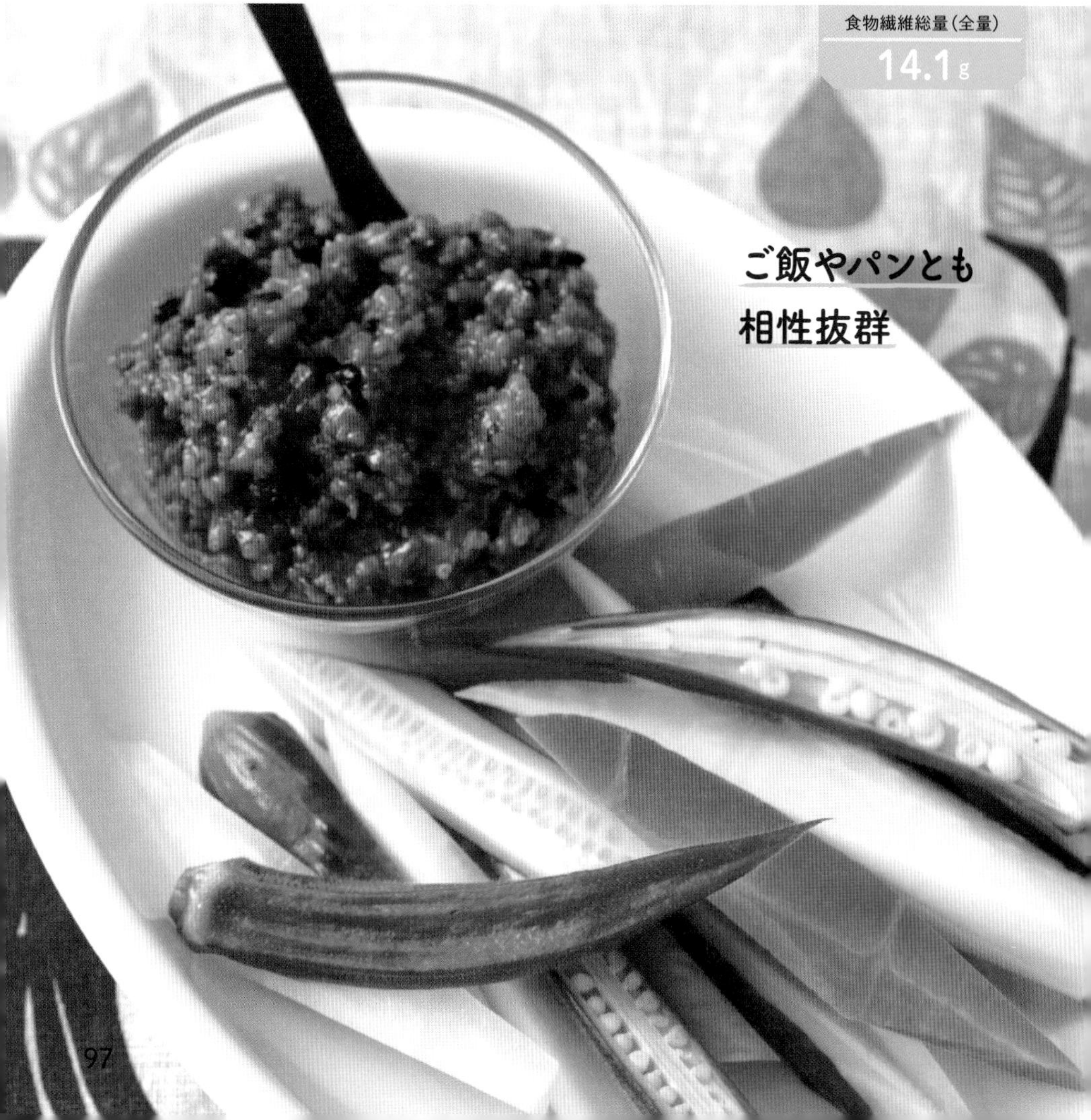

食物繊維総量（全量）
14.1g

ご飯やパンとも相性抜群

海藻類

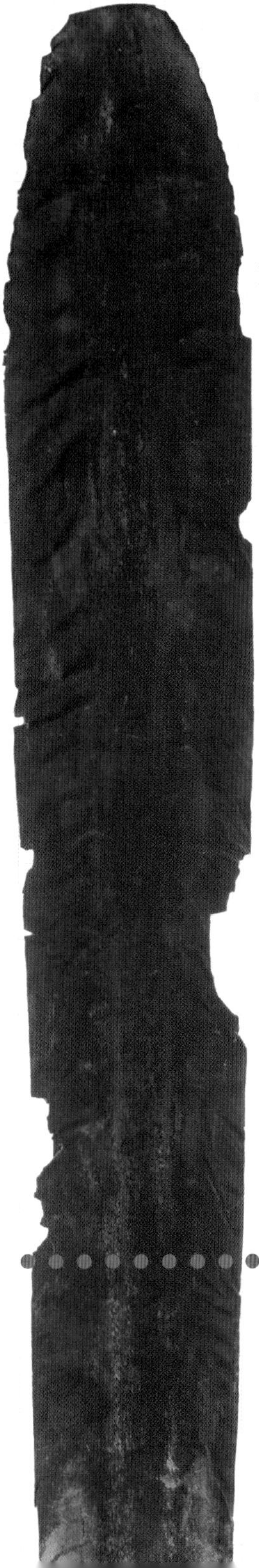

コンブ（乾燥）
10cm角10枚で100g

31.4g

の食物繊維

エネルギー：211kcal
/100g当たり
栄養：カリウム、カルシウム、食物繊維

海のミネラルが凝縮！ 独特のぬめりは水溶性食物繊維

海藻類にある独特のぬめりは多糖類の水溶性食物繊維で、腸内の老廃物を取り除き、便秘の解消や大腸ガンの予防に役立ちます。

また、海藻類に豊富なマグネシウムは腸管の働きをよくし、便のもとである腸内の内容物を柔らかくします。

主菜

コンブのみそパスタ

和食材を使った
個性的なパスタ

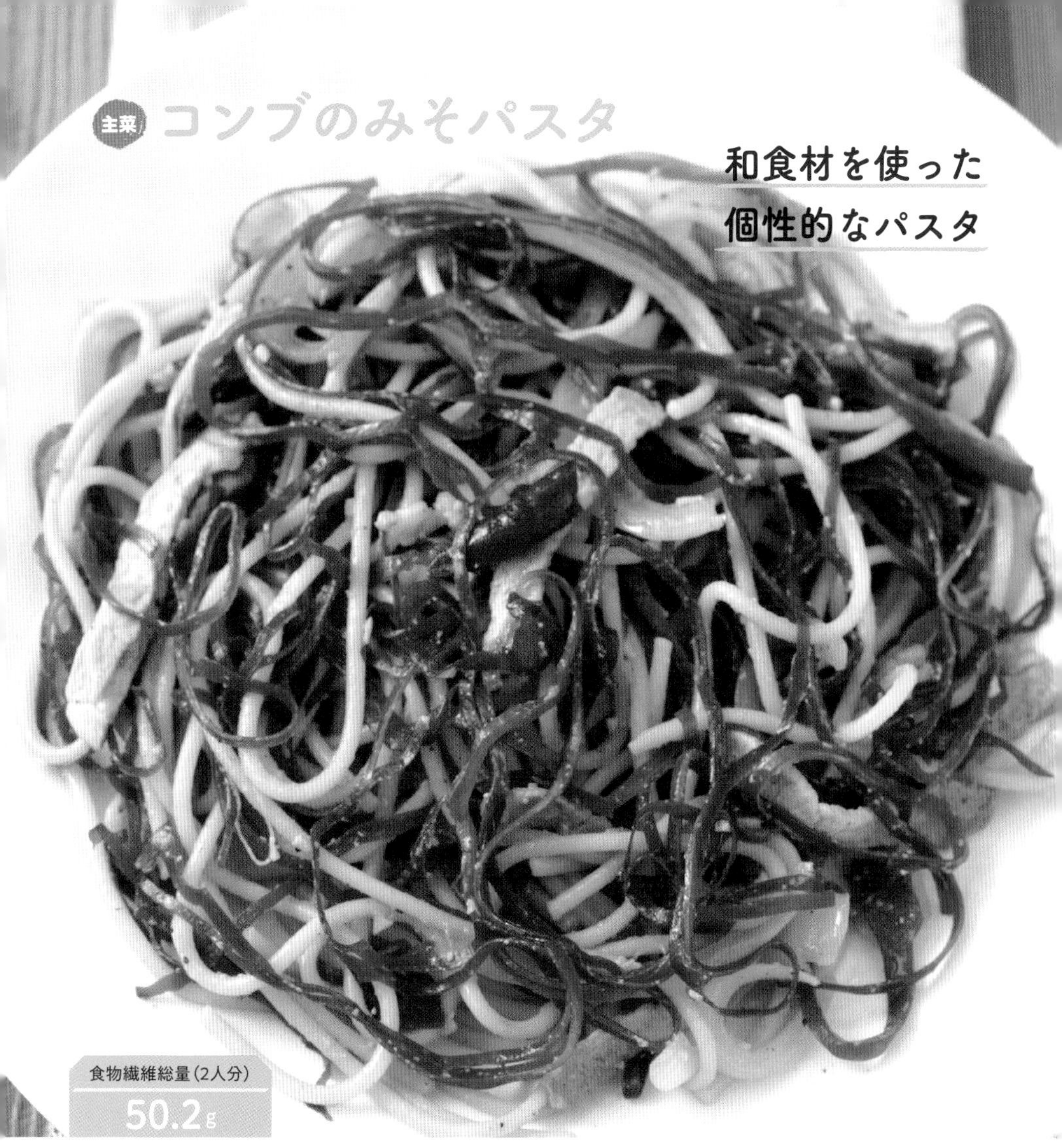

食物繊維総量（2人分）
50.2g

材料（2人分）

切りコンブ（生）…120g
豚ショウガ焼き用肉…2枚
タマネギ…大1/2個
ニンニク…1かけ
赤トウガラシ…1本
スパゲティ…180g
オリーブ油…大さじ2
A　みそ…大さじ1～2
　　日本酒…大さじ1
塩、コショウ…各適量

作り方

1 豚肉は1cm幅に切る。タマネギは薄切りにする。ニンニクはみじん切り、赤トウガラシは半分に折って種を除く。

2 スパゲティは袋の表記よりも1分短くゆでる。

3 フライパンにオリーブ油、ニンニク、赤トウガラシを入れて熱し、香りが立ったら豚肉を加えて炒め、肉の色が変わったらタマネギを加える。タマネギがしんなりしたらコンブを加えてさっと炒める。水気をきった2とゆで汁適量、混ぜ合わせたAを加えて全体を絡ませ、汁気がなくなったら塩、コショウで味を調える。

主菜

ヒジキの梅シューマイ

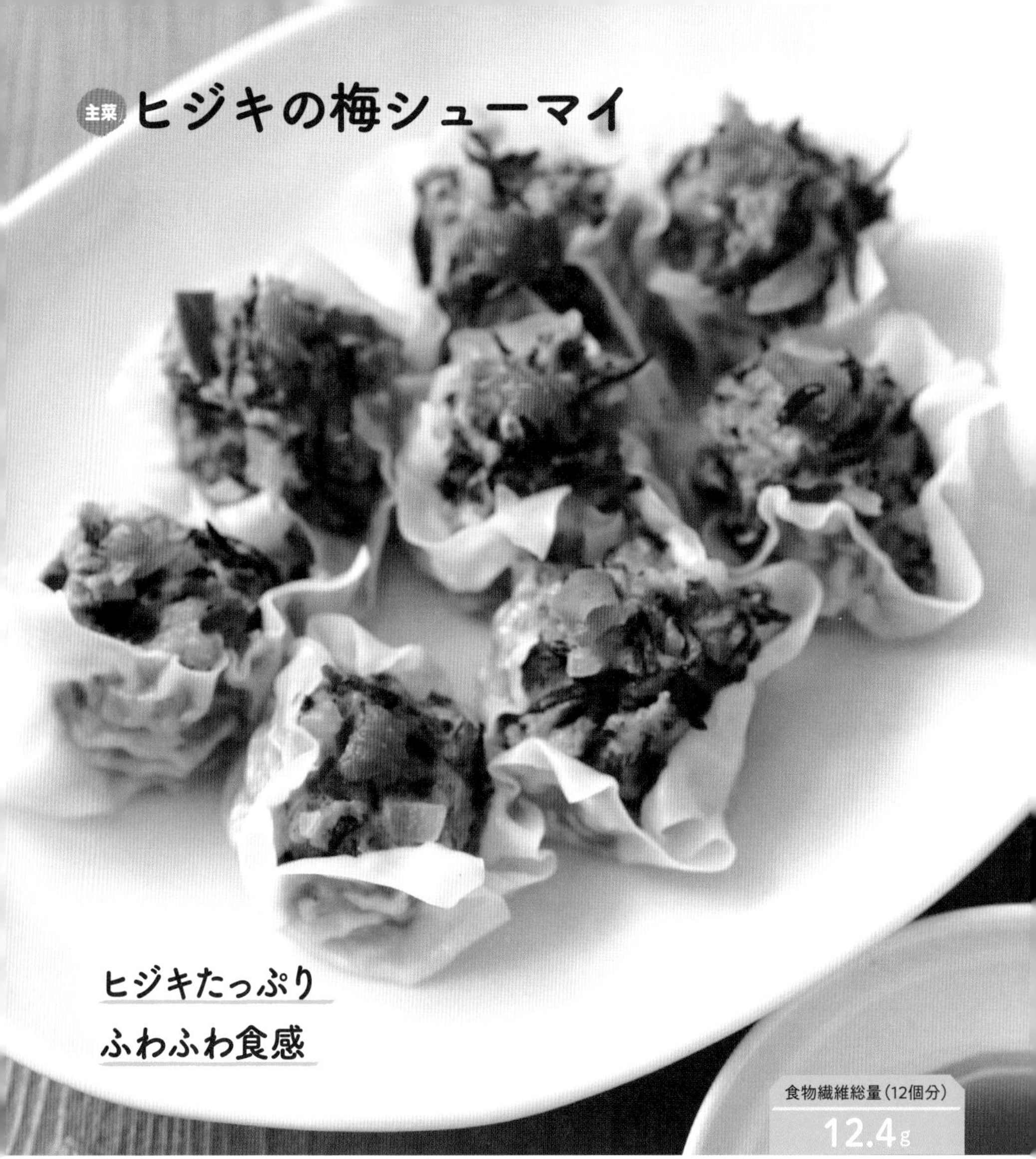

ヒジキたっぷり
ふわふわ食感

食物繊維総量（12個分）
12.4g

材料（12 個分）

芽ヒジキ（乾燥）…20g
豚ひき肉…100g
タマネギ…1/2 個
ニラ…1/4 束
A しょうゆ、塩、砂糖…各適量
　片栗粉、小麦粉…各小さじ 1/2
シュウマイの皮…12 枚
梅干し…1/2 個
酢じょうゆ…適量

作り方

1 ヒジキは水で戻して水気をきる。タマネギはみじん切り、ニラは粗《あら》みじん切りにする。
2 ボウルに 1、ひき肉、A を入れてよく混ぜ合わせて、シュウマイの皮で包み、ちぎった梅を乗せ、器に盛る。
3 蒸し器に 2 を入れ、10 分蒸し、酢じょうゆをつけていただく。

副菜 メカブと焼きナスのさっぱり汁

材料（2人分）

メカブ（生）…80g
ナス…2本
青ジソ…4枚
ミョウガ…1個
A 冷やしただし汁…1と1/2カップ
　しょうゆ…小さじ1と1/2
　ショウガのすりおろし、みりん
　　…各小さじ1/2

作り方

1 ナスは焼いて皮をむき、食べやすい大きさに切る。青ジソ、ミョウガは粗みじん切りにする。
2 器にAを入れてよく混ぜ、1とメカブを加えてよく混ぜ合わせる。

食物繊維総量（2人分）
7.5g

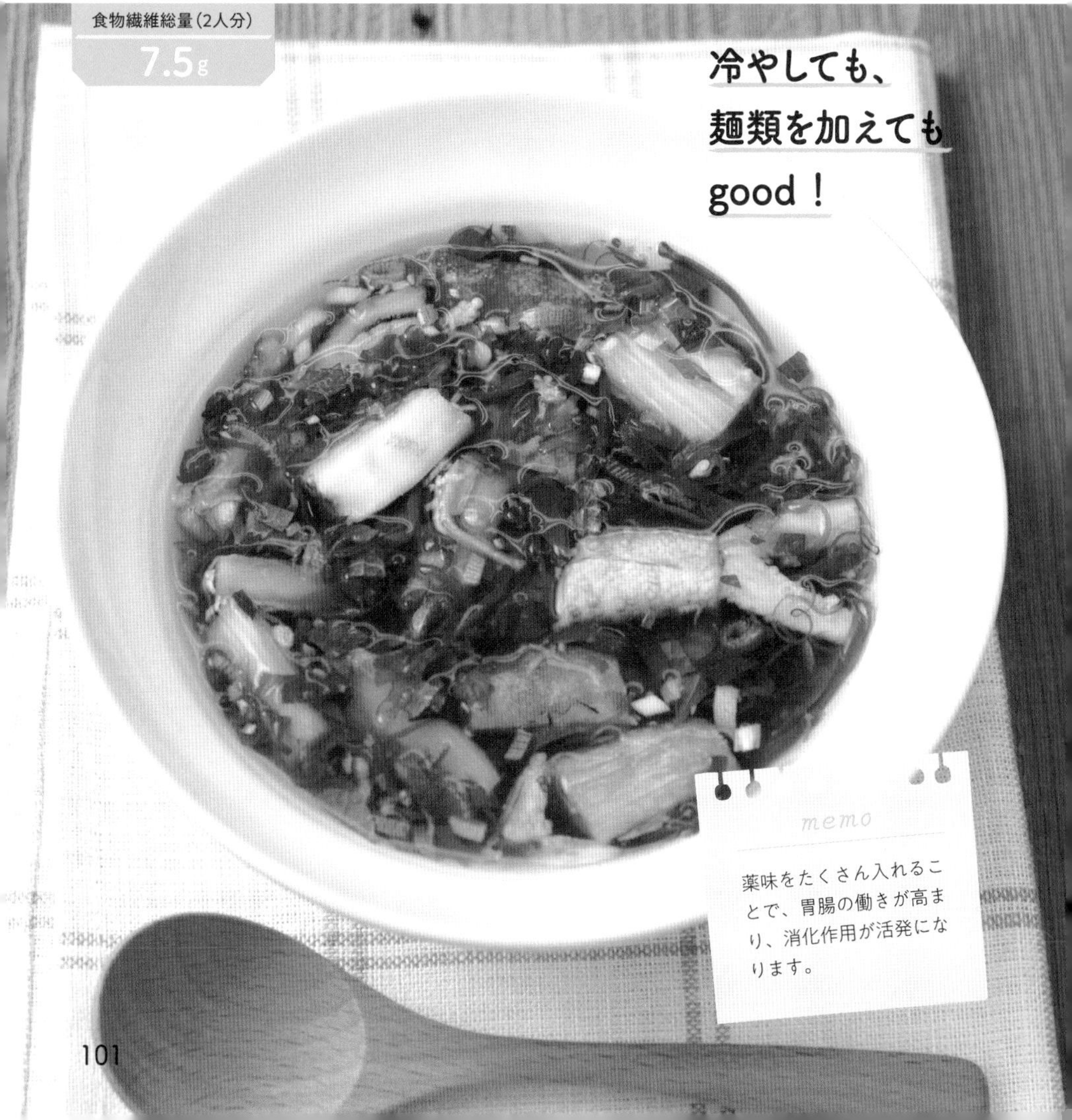

冷やしても、
麺類を加えても
good！

memo

薬味をたくさん入れることで、胃腸の働きが高まり、消化作用が活発になります。

主菜 モズク雑炊

memo

雑炊は消化もよく、水分もしっかり摂れるので、便秘になったらまず試してほしい一品です。

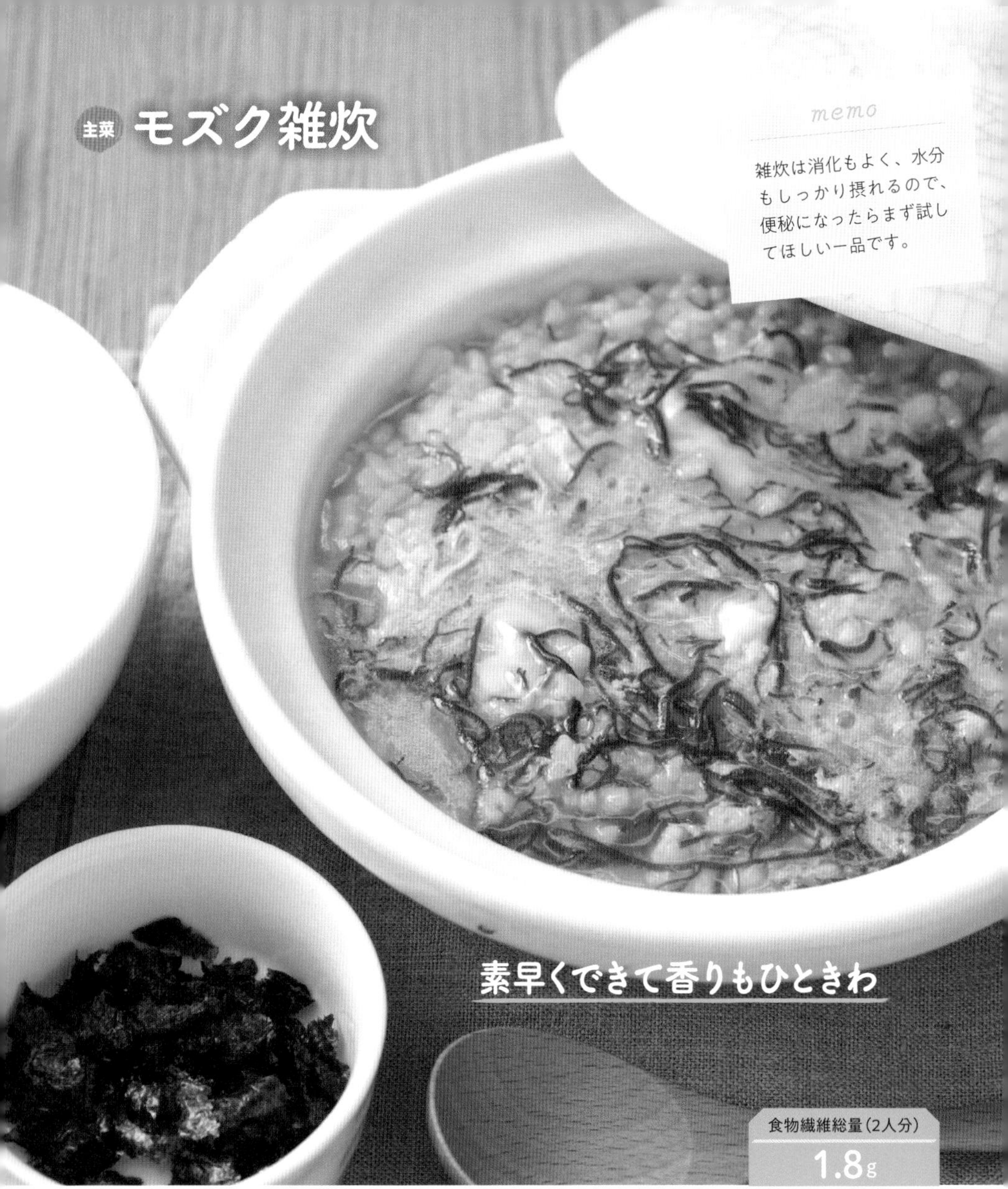

素早くできて香りもひときわ

食物繊維総量（2人分）

1.8g

材料（2人分）

モズク…70g

白米ご飯…150g

A　だし汁…3/4カップ
　しょうゆ、酒、みりん…各小さじ1
　塩…少々

ショウガのすりおろし…少々

卵…2個

もみノリ…適量

作り方

1 鍋にご飯、Aを入れて火にかけ、ご飯が柔らかくなったらモズク、ショウガのすりおろしを加えて全体を混ぜる。溶き卵を回し入れ、火を止めてフタをし、卵を半熟状にする。

2 器に1を盛り、食べる直前にノリをかけていただく。

そのほかの海藻の食物繊維量を知る

ワカメ

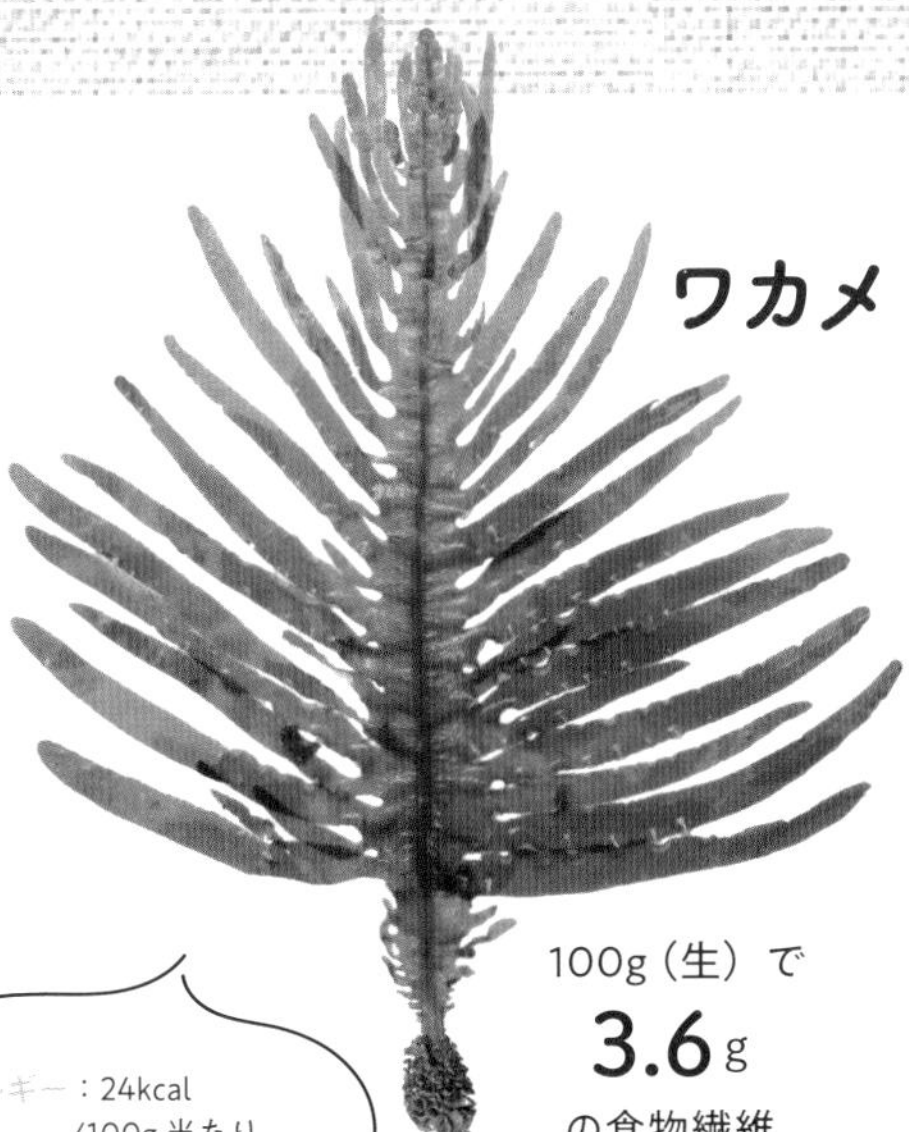

100g（生）で
3.6g
の食物繊維

エネルギー：24kcal
/100g当たり
栄養：カリウム、カルシウム、
アルギン酸

ノリ

板ノリ100gで
36.0g
の食物繊維

エネルギー：297kcal
/100g当たり
栄養：カロテン、カリウム、
カルシウム

メカブ

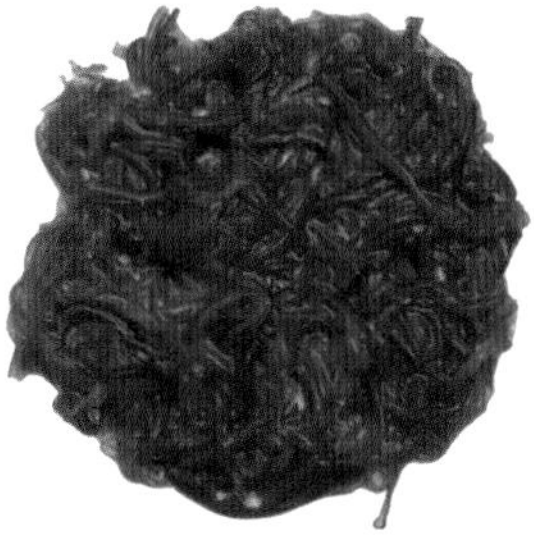

100g（生）で
3.4g
の食物繊維

エネルギー：14kcal
/100g当たり
栄養：カルシウム、食物繊維

茎ワカメ

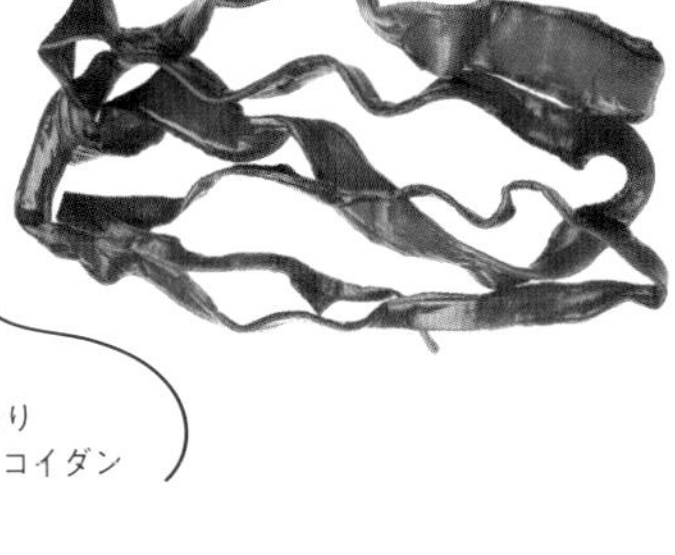

100g（生）で
5.1g
の食物繊維

エネルギー：18kcal
/100g当たり
栄養：アルギン酸、フコイダン

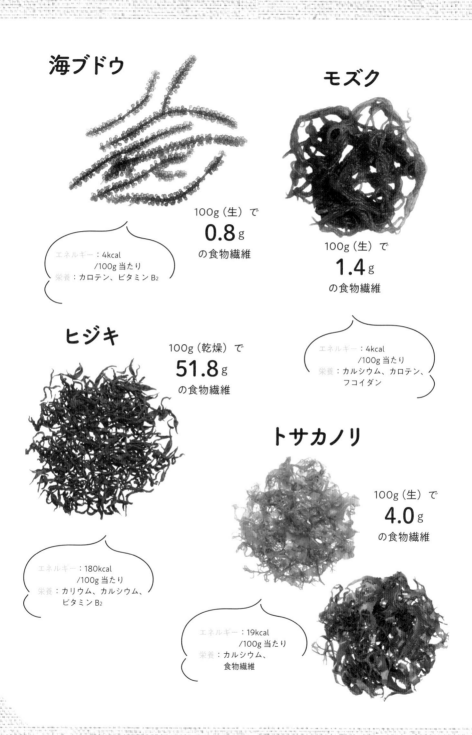

海ブドウ

エネルギー：4kcal
/100g当たり
栄養：カロテン、ビタミンB_2

100g（生）で
0.8 g
の食物繊維

モズク

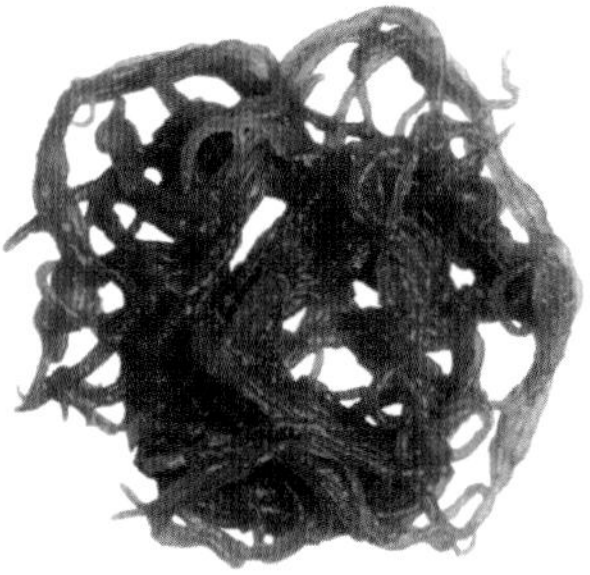

100g（生）で
1.4 g
の食物繊維

エネルギー：4kcal
/100g当たり
栄養：カルシウム、カロテン、
フコイダン

ヒジキ

100g（乾燥）で
51.8 g
の食物繊維

エネルギー：180kcal
/100g当たり
栄養：カリウム、カルシウム、
ビタミンB_2

トサカノリ

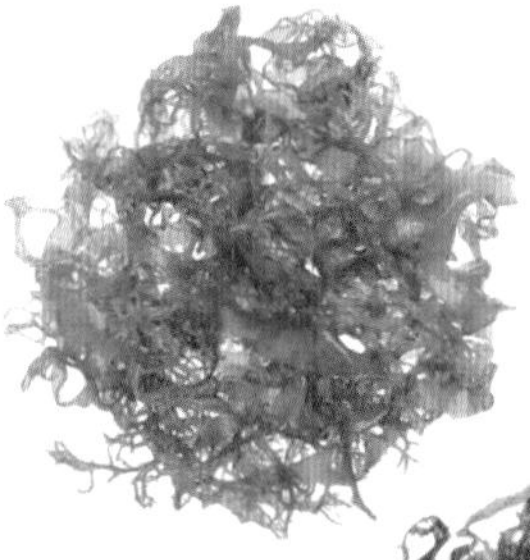

100g（生）で
4.0 g
の食物繊維

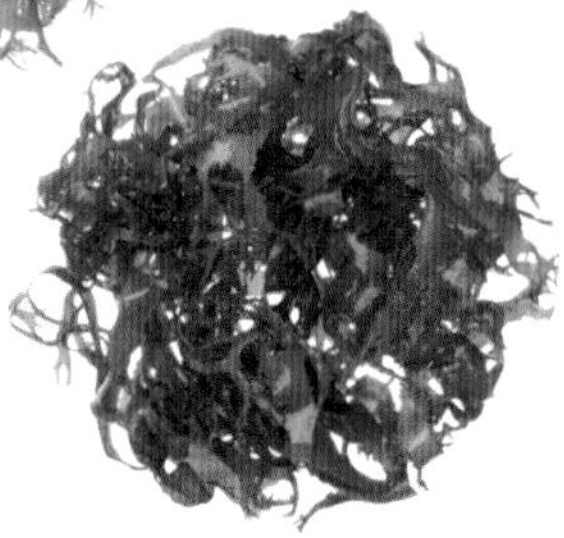

エネルギー：19kcal
/100g当たり
栄養：カルシウム、
食物繊維

リンゴ

1/3 個皮つきで 100g

1.9g

の食物繊維

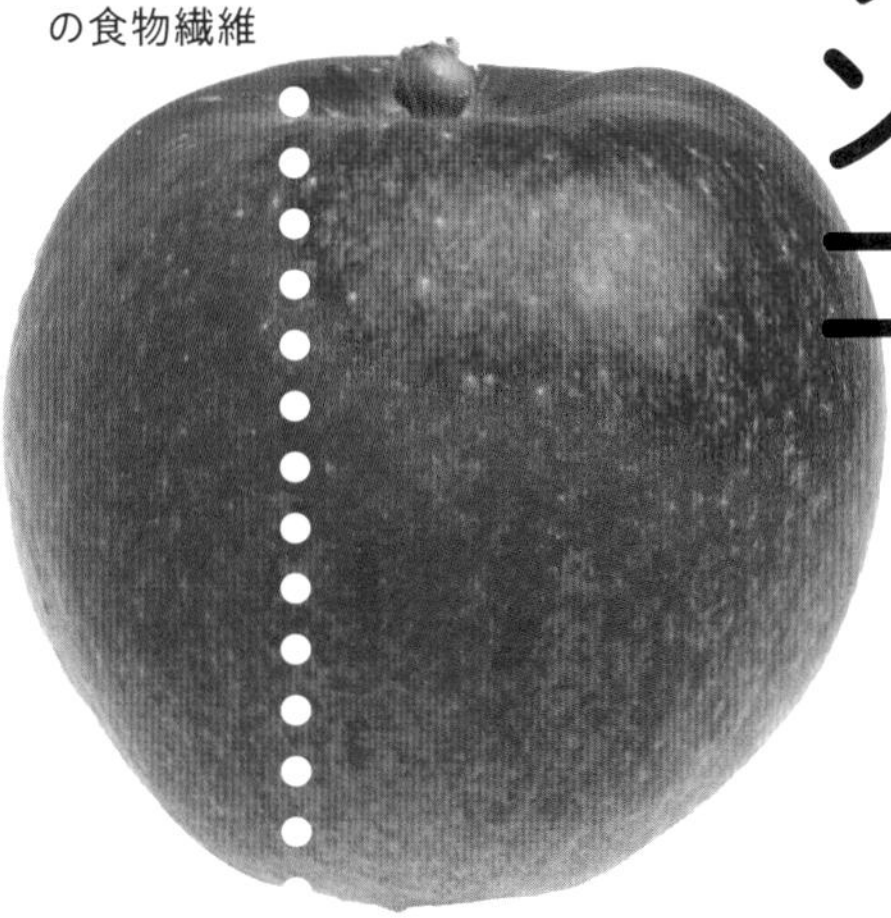

しっかり排便を促して脂肪の吸収を抑える

リンゴには水溶性食物繊維のペクチンが含まれ、便秘解消はもちろんのこと、摂りすぎた脂肪の吸収を抑える働きもあります。また、ペクチンは下痢のときはゼリー状の膜になって腸壁を守ります。

さらに、リンゴにはオリゴ糖が含まれているので、乳酸菌などの腸内の善玉菌を増殖させるほか、豊富なカリウムが体内の余分な塩分を排出します。

エネルギー：53kcal
/100g 当たり
栄養：カリウム、カルシウム、食物繊維

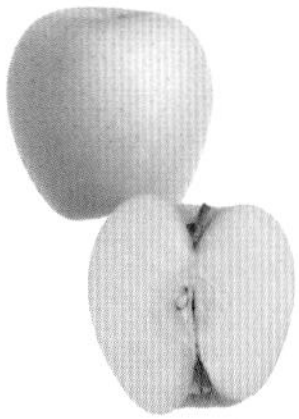

シナノゴールド

果皮は黄色で、香りが強い。また、酸味と甘みのバランスがよく、果汁が多い。

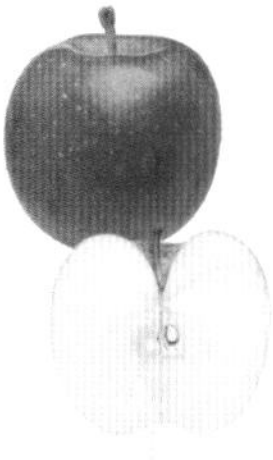

ふじ

国内で最も多く生産されている品種。しっかりした肉質で、酸味が少なく、甘みが強い。

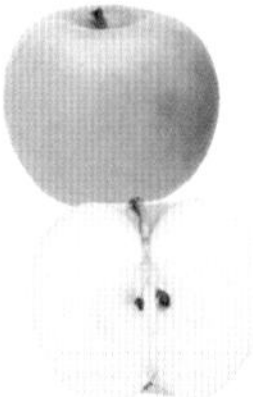

グラニースミス

欧米で有名な品種。果皮は黄緑色。酸味が強く、ケーキやパイなどに適する。

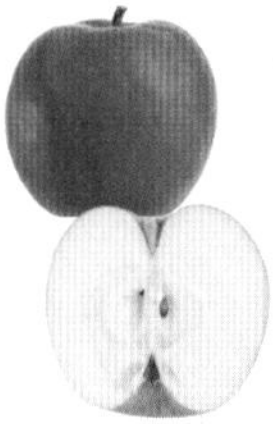

紅玉

果皮は鮮やかな紅色。果汁が多く、酸味がやや強い。パイやタルトなどに適する。

食物繊維総量（2人分）
35.8g

主菜 リンゴとポテトのグラタン

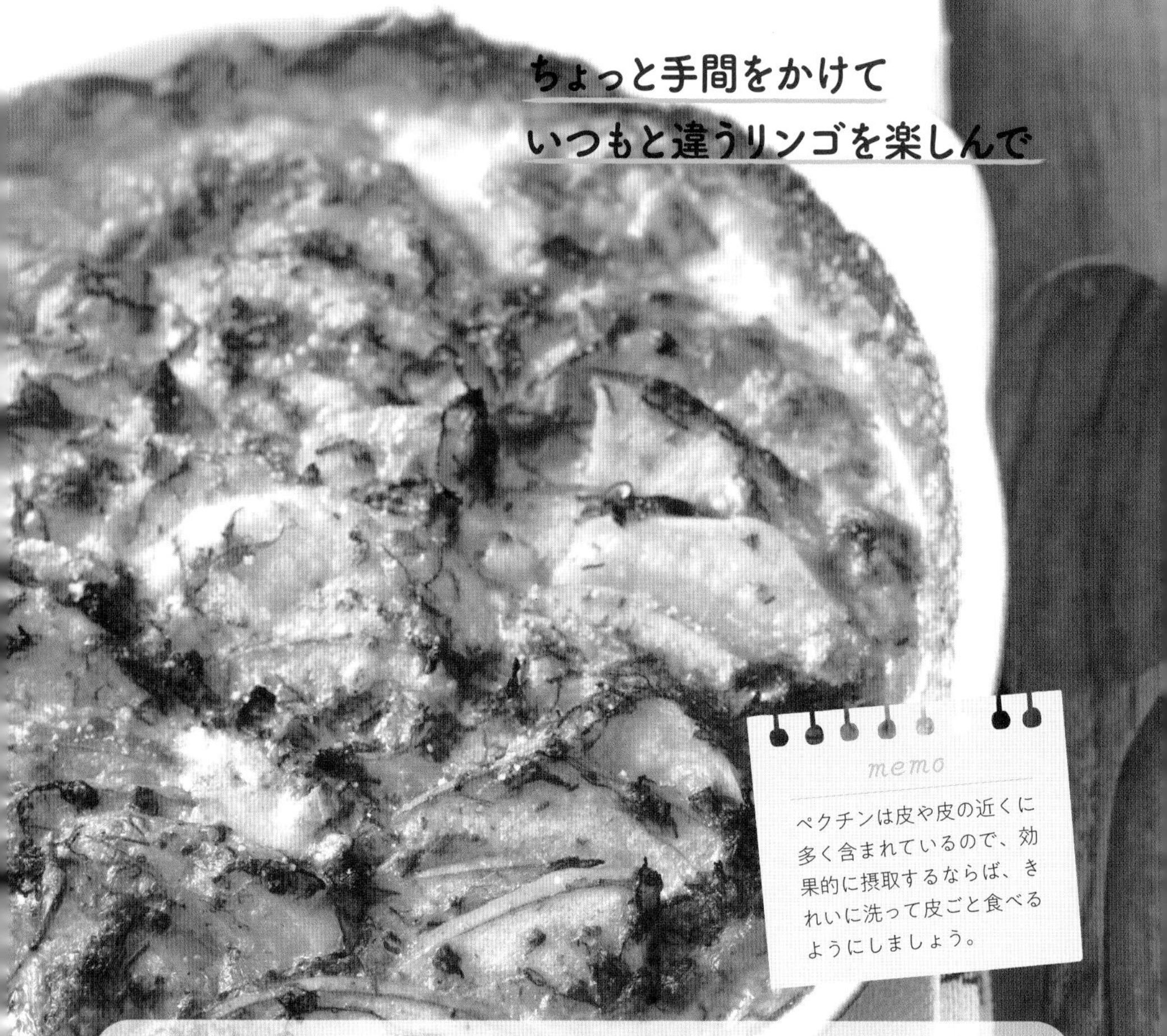

**ちょっと手間をかけて
いつもと違うリンゴを楽しんで**

memo
ペクチンは皮や皮の近くに多く含まれているので、効果的に摂取するならば、きれいに洗って皮ごと食べるようにしましょう。

材料（2人分）
- リンゴ…1個
- ジャガイモ…2個
- タマネギ…1/4個
- コンビーフ…1缶
- オリーブ油…少々
- A 生クリーム…1/3カップ
  牛乳…大さじ2
- 塩、コショウ…各適量
- 粉チーズ…小さじ1

作り方
1. リンゴは皮つきのまま縦に4つ割りにし、芯を除いて5㎜幅の薄切りにする。ジャガイモは皮をむき、5㎜幅の薄切りにする。タマネギは薄切りにする。
2. 耐熱容器にリンゴとジャガイモを交互に並べる。
3. フライパンにコンビーフとタマネギを入れて火にかけ、タマネギが透き通ってきたらA、塩、コショウを加えて全体がなじむまで2～3分煮込む。
4. 2に3をかけ、粉チーズを全体に散らし、180℃に熱したオーブンで20分ほど焼く。途中で焦げてきたらアルミホイルをかぶせる。

おやつ リンゴとプルーンのコンポート

材料と作り方（2人分）

リンゴ1個は皮つきのまま縦に8つ割りにし、芯を除いて、ドライプルーン2個とともに耐熱容器に入れ、白ワイン大さじ6とオリゴ糖大さじ4を加えて、ラップをふんわりかけて電子レンジで4分加熱する。粗熱《あらねつ》が取れたら冷蔵庫に入れて冷やす。

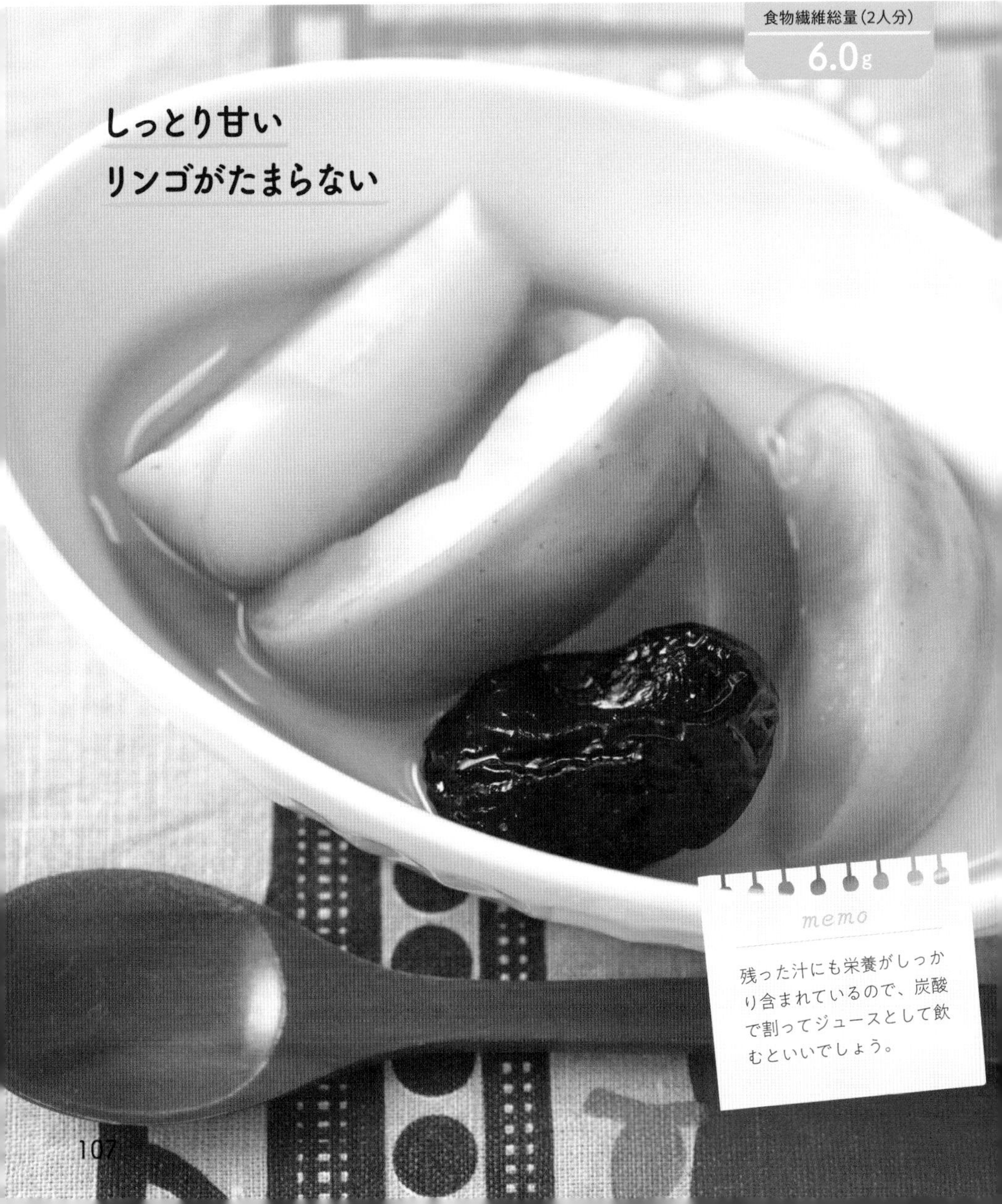

食物繊維総量（2人分）

6.0g

しっとり甘い
リンゴがたまらない

memo

残った汁にも栄養がしっかり含まれているので、炭酸で割ってジュースとして飲むといいでしょう。

バナナ

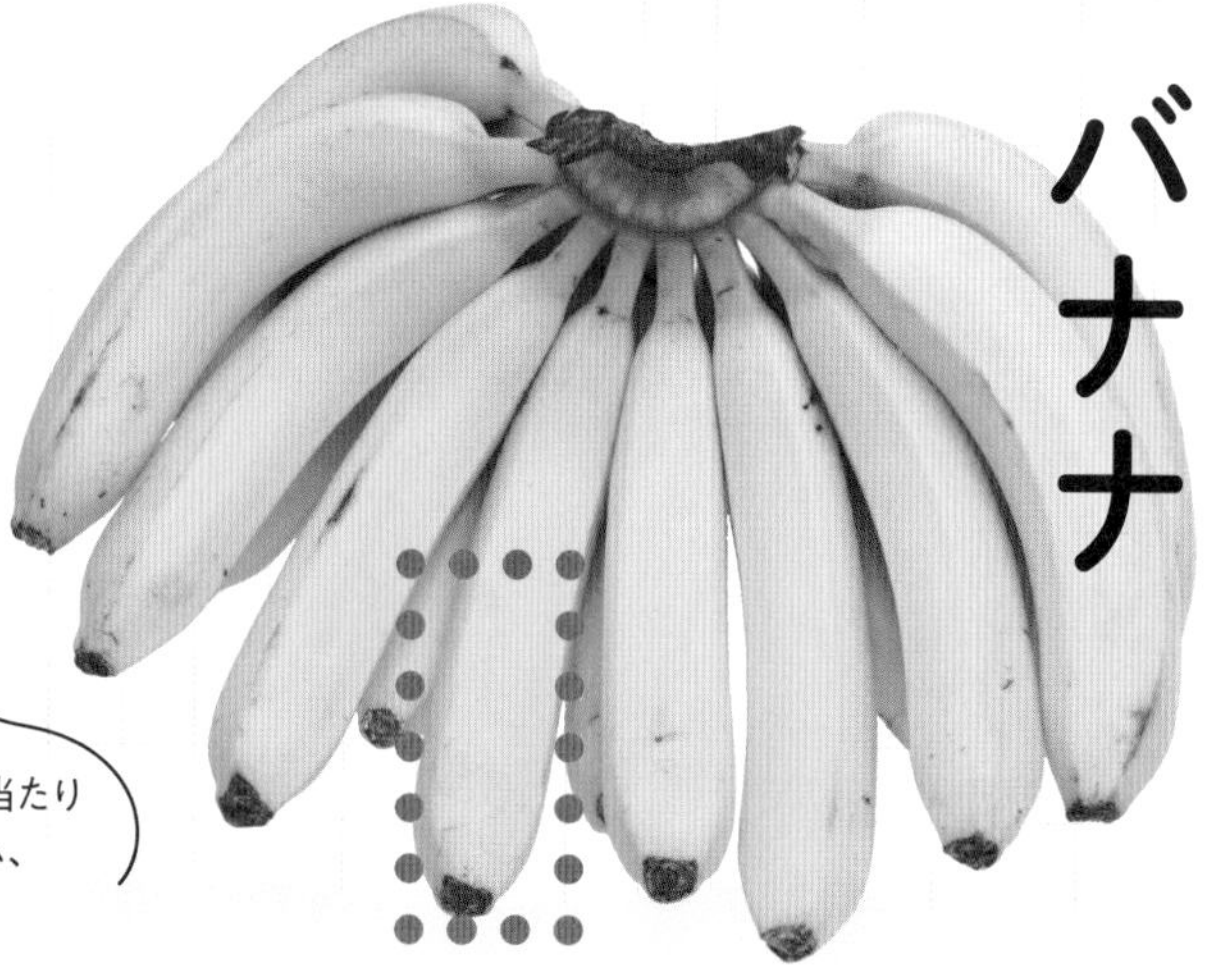

2/3本で100g
1.1g
の食物繊維

エネルギー：93kcal/100g当たり
栄養：カリウム、マグネシウム、
ビタミンB群

消化しやすく便秘解消にも大活躍

バナナには腸内の水分を吸収し、腸のぜん動運動を高める不溶性食物繊維と体内への過剰な脂肪吸収を阻止する働きのある水溶性食物繊維が多く含まれています。

また、オリゴ糖やカリウム、ビタミンCも豊富で、便秘のみならず、下痢の改善にも役立つ食材です。

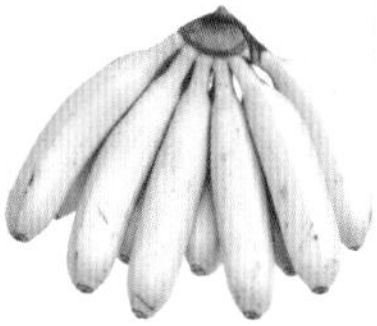

モンキーバナナ

長さが7㎝ほどで濃厚な甘みが特徴。主にフィリピンから輸入している。

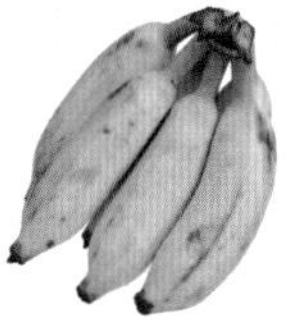

台湾バナナ

しっとりとした食感で、甘くて濃厚な味わいが特徴。流通量が少なく、価格は高め。

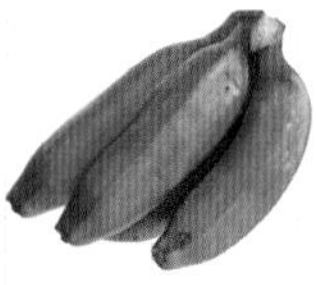

レッドバナナ

果皮は赤みがかり、さっぱりとした甘さが特徴。国内では「モラード」とも呼ばれる。

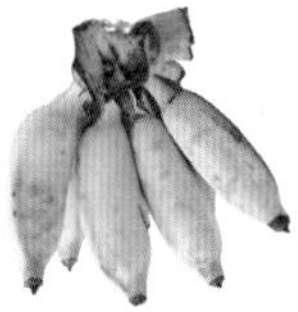

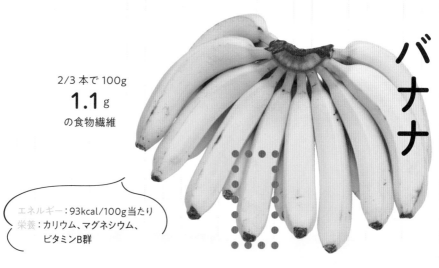

調理用バナナ

加熱調理して食べるバナナで、皮も中身も硬く、野菜のような青臭さがある。

おやつ バナナのソテー

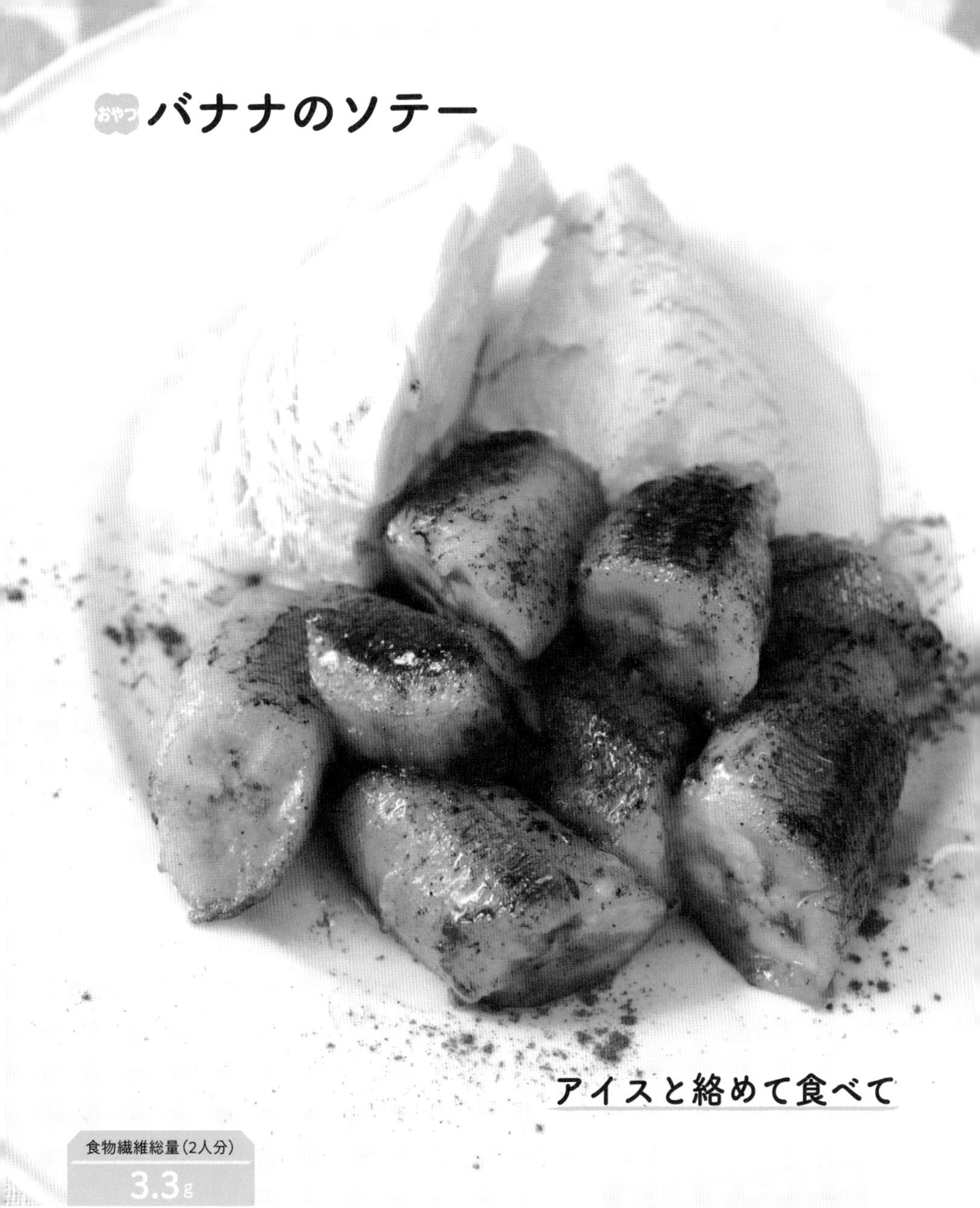

アイスと絡めて食べて

食物繊維総量（2人分）
3.3g

材料と作り方（2人分）

フライパンにバター10gを入れて溶かし、皮をむいて乱切りにしたバナナ2本を両面しっかり焼き、器に盛り、バニラアイス適量を添えて、シナモン、ハチミツ各適量をかける。

memo

バナナは加熱しすぎると柔らかくなって食べにくくなるので、調理は短時間で行うようにしましょう。

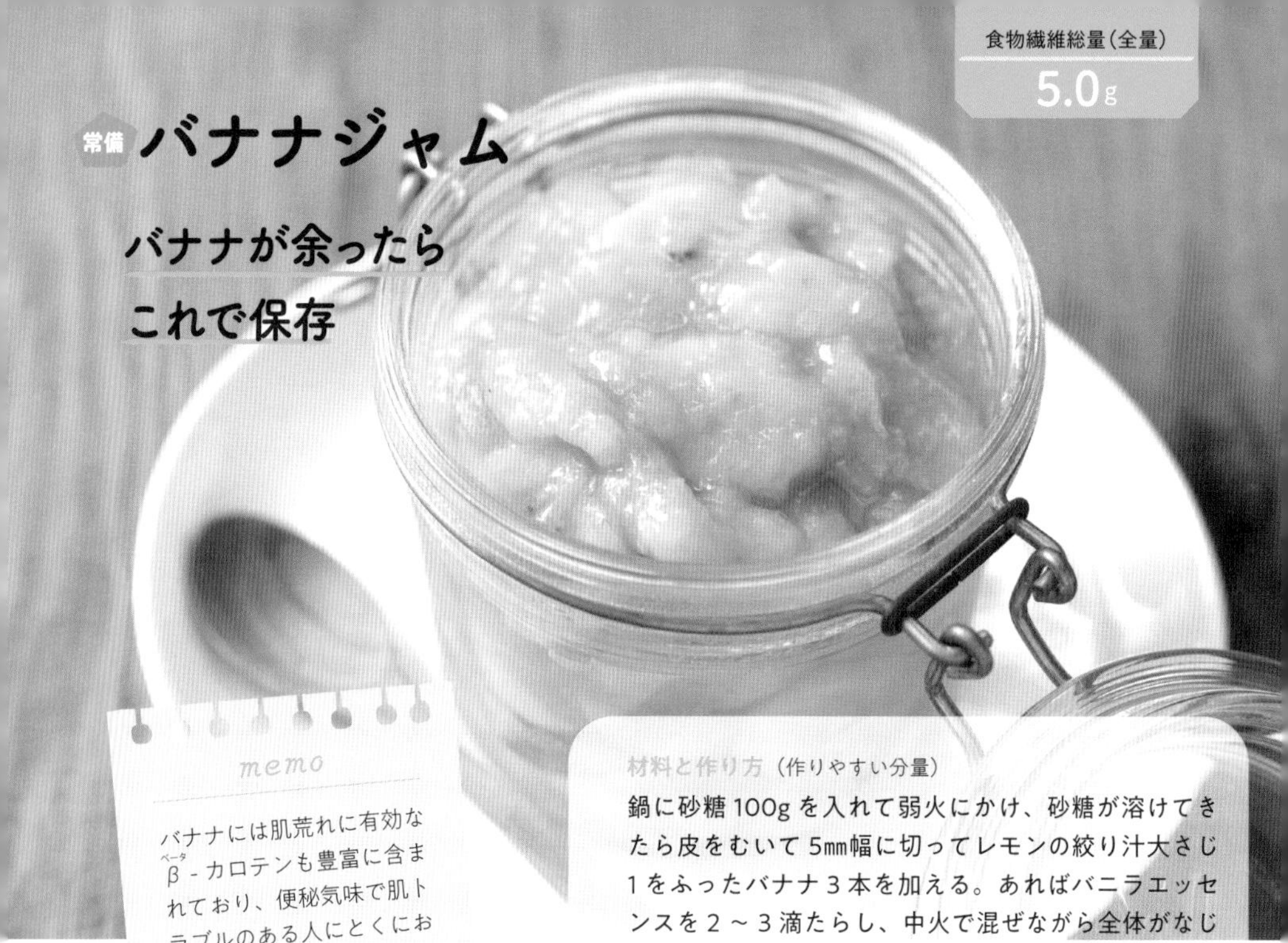

食物繊維総量（全量）
5.0g

常備

バナナジャム

バナナが余ったら
これで保存

memo

バナナには肌荒れに有効なβ《ベータ》-カロテンも豊富に含まれており、便秘気味で肌トラブルのある人にとくにおすすめです。

材料と作り方（作りやすい分量）

鍋に砂糖100gを入れて弱火にかけ、砂糖が溶けてきたら皮をむいて5㎜幅に切ってレモンの絞り汁大さじ1をふったバナナ3本を加える。あればバニラエッセンスを2～3滴たらし、中火で混ぜながら全体がなじむまで5～10分ほど煮詰める。保存容器に入れて冷蔵庫で1週間保存可能。

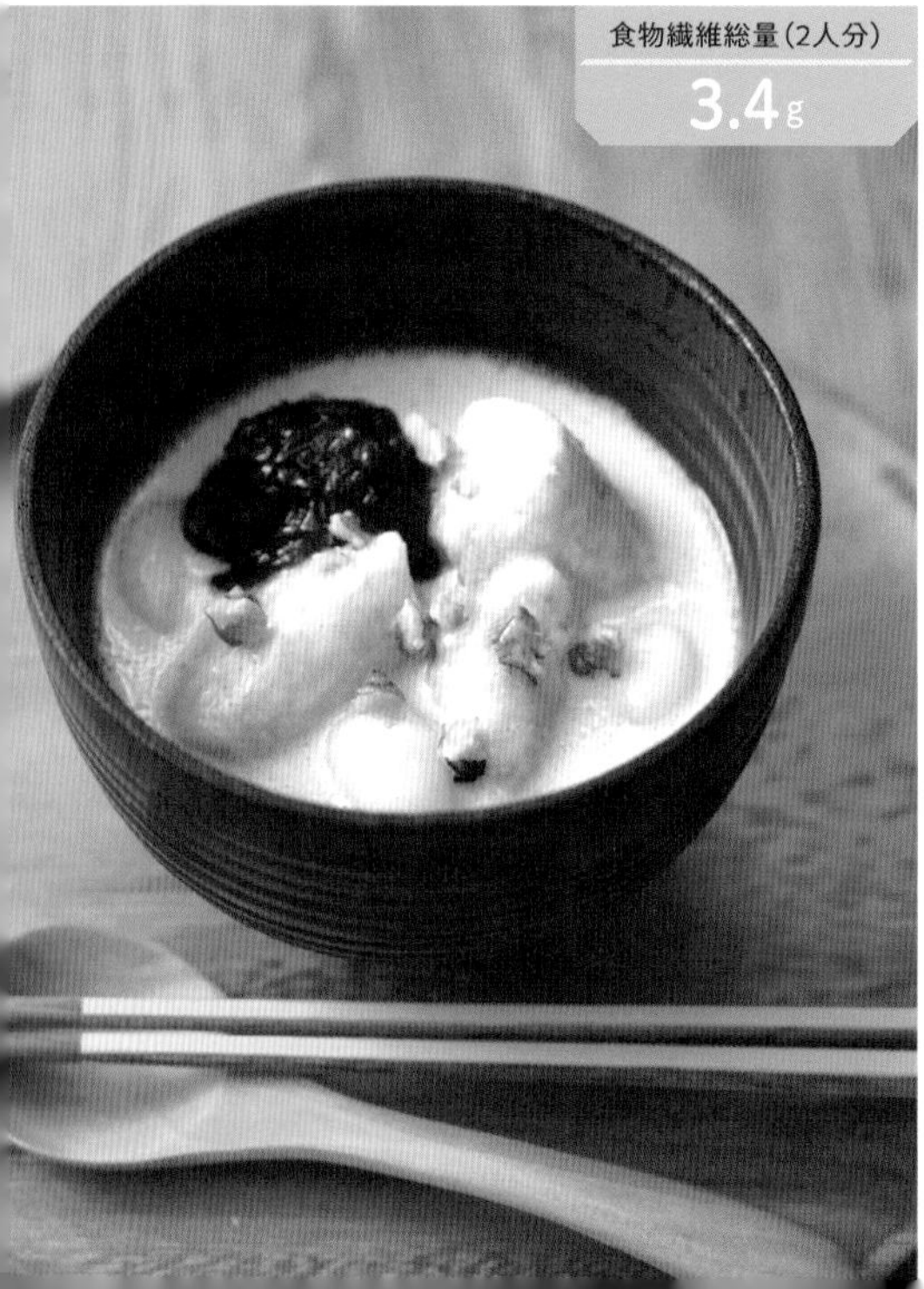

食物繊維総量（2人分）
3.4g

おやつ

バナナのココナッツぜんざい

やさしい甘さの
アジアンおやつ

材料と作り方（2人分）

鍋にココナッツミルク1/2カップ、牛乳1/4カップ、コンデンスミルク大さじ3、皮をむいて4等分に切ったバナナ2本を入れてバナナが温かくなるまで煮る。白玉粉の袋の表記通りに作った白玉を10個加え、器に盛る。あんこ（市販品）適量を添え、好みのナッツ適量を散らす。

アボカド

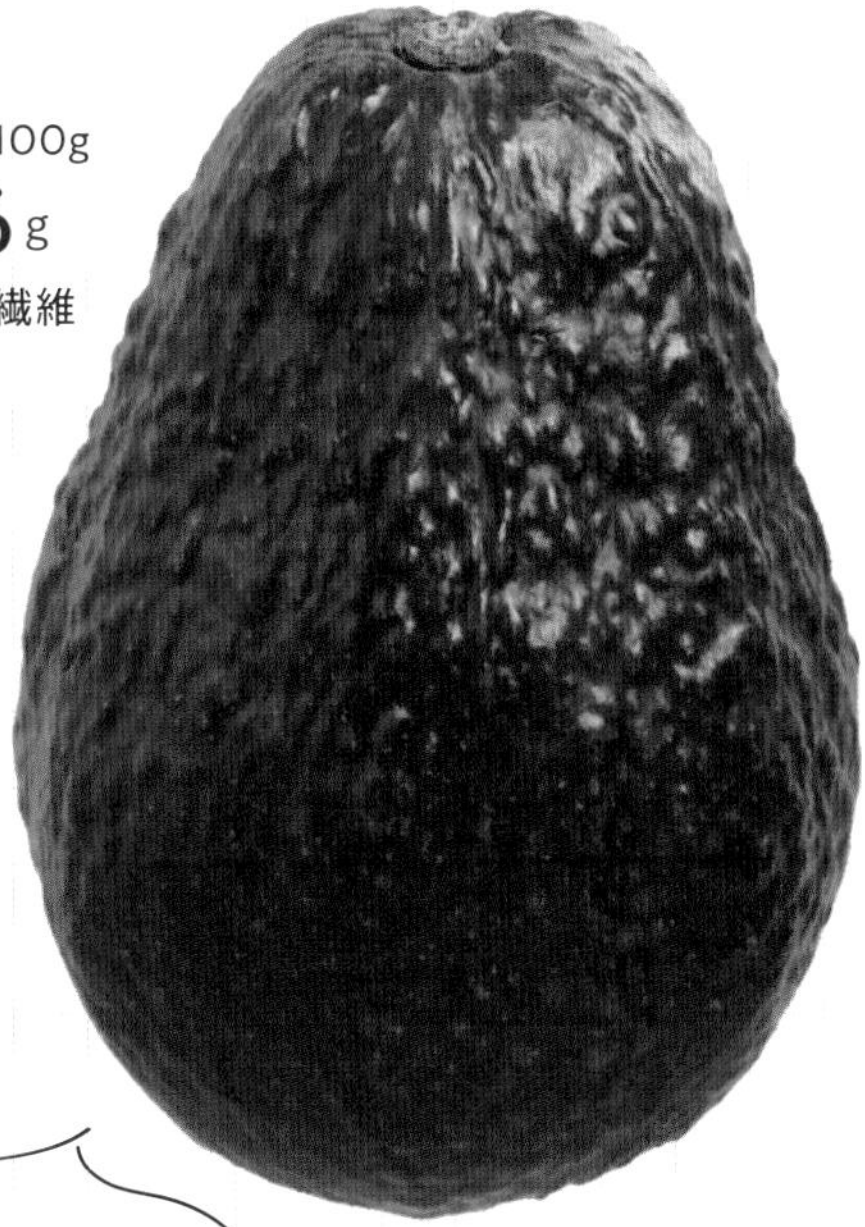

1個で 100g
5.6g
の食物繊維

エネルギー：176kcal/100g 当たり
栄養：たんぱく質、
ビタミンB群、E

豊富に含まれるオレイン酸で便の排出をスムーズにする

「世界一栄養価の高い果物」といわれるアボカドの脂質には小腸を刺激し、スムーズな排便を促すオレイン酸が多く含まれています。

食物繊維の含有量はキャベツやカボチャの約２倍。さらにはアンチエイジング（抗加齢）成分として有名なビタミンＥやミネラルも豊富に含まれています。

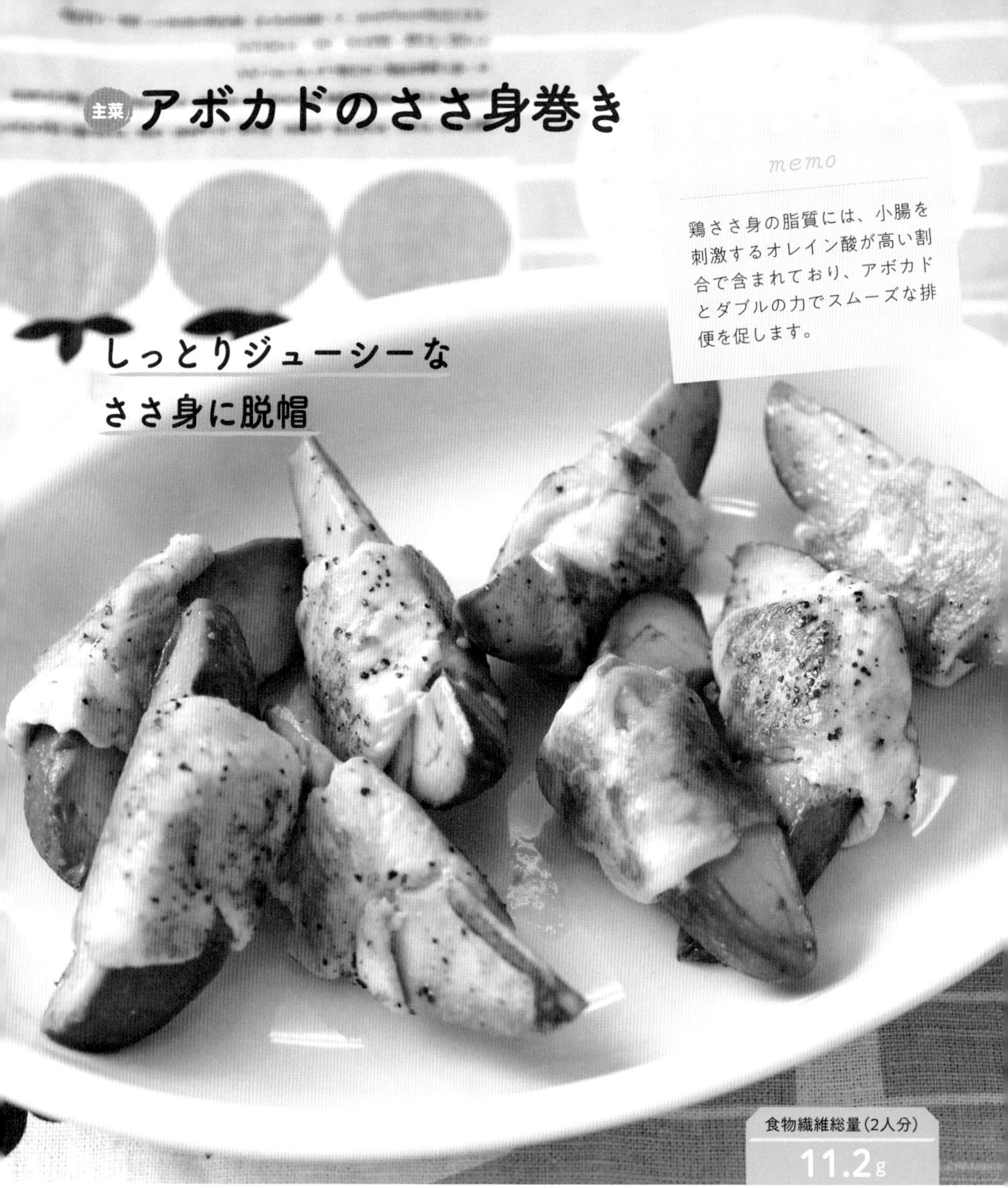

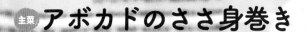

主菜 アボカドのささ身巻き

しっとりジューシーなささ身に脱帽

memo

鶏ささ身の脂質には、小腸を刺激するオレイン酸が高い割合で含まれており、アボカドとダブルの力でスムーズな排便を促します。

食物繊維総量（2人分）
11.2g

材料（2人分）

アボカド…1個
鶏ささ身…2本
レモンの絞り汁…小さじ1
塩…小さじ1/3
酒…小さじ2
塩、コショウ…適量
オリーブ油…小さじ1

作り方

1 アボカドは種をとって皮をむき、縦に8等分に切り、レモンの絞り汁をかける。ささ身はラップをかけ、めん棒で手のひら大になるまで叩き伸ばし、塩、酒をかけて縦に4等分に切る。
2 ささ身でアボカドを巻き、塩、コショウをふる。
3 フライパンにオリーブ油を熱し、2を並べ入れ、香ばしい焼き色がつくまで焼く。

副菜 アボカドと豆腐のサラダ

材料（2人分）

アボカド…1個
絹ごし豆腐…100g
レモンの絞り汁…小さじ2
トマト…1/2個
オイルサーディン…20g

A
- オリーブ油…小さじ1
- 粒マスタード、砂糖…各大さじ1
- 酢…大さじ1と1/2
- 塩…少々

作り方

1 アボカドは種をとって、スプーンでひと口大にくり抜き、レモンの絞り汁をかける。豆腐はしっかり水きりをし、ひと口大にちぎる。トマトは種を除いて乱切りにする。オイルサーディンは粗くつぶす。

2 ボウルに1を入れ、混ぜ合わせたAを加えてよくあえる。

素材の味が
グンと引き立つ
フレッシュサラダ

食物繊維総量（2人分）
13.1g

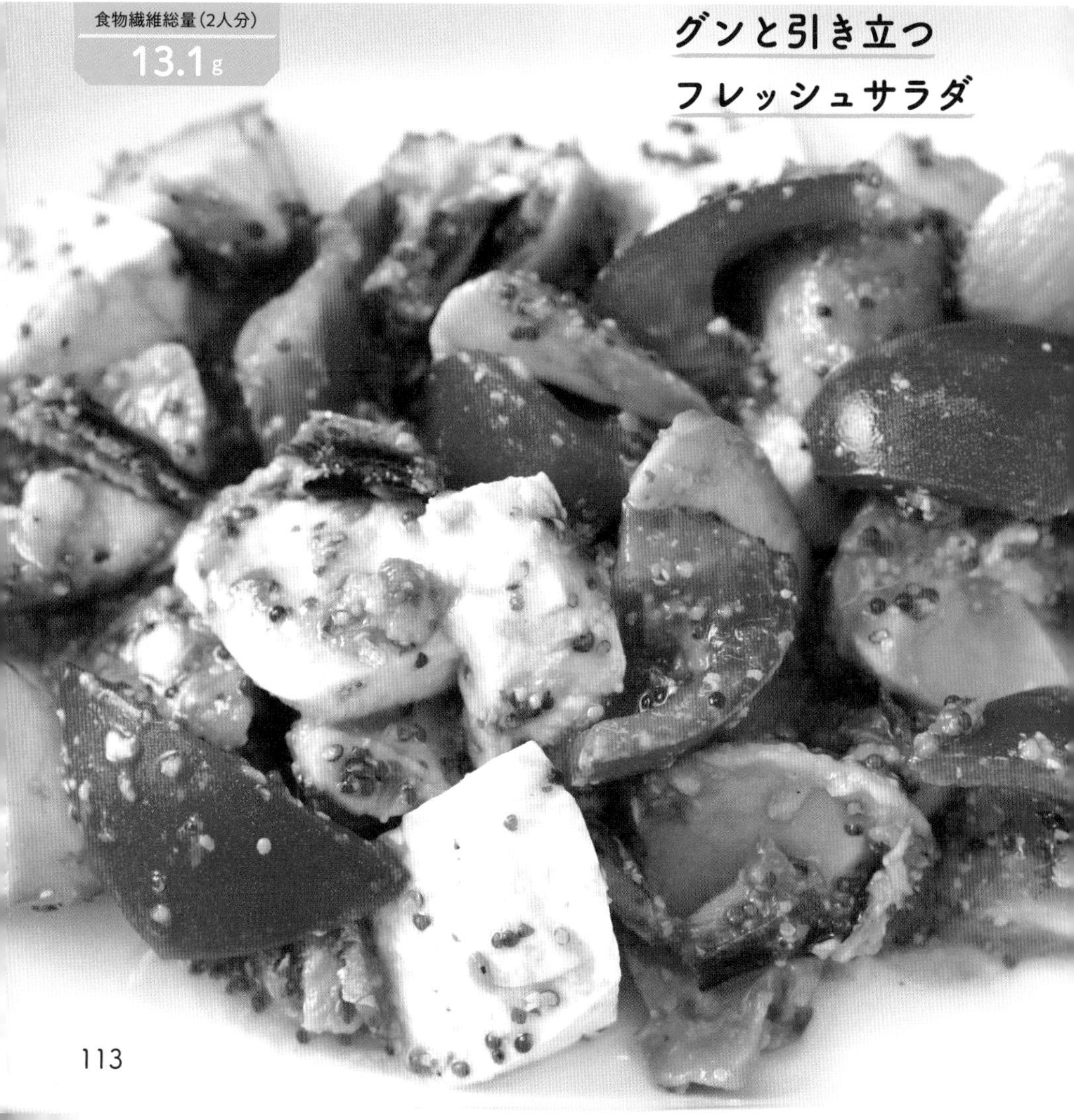

柑橘類

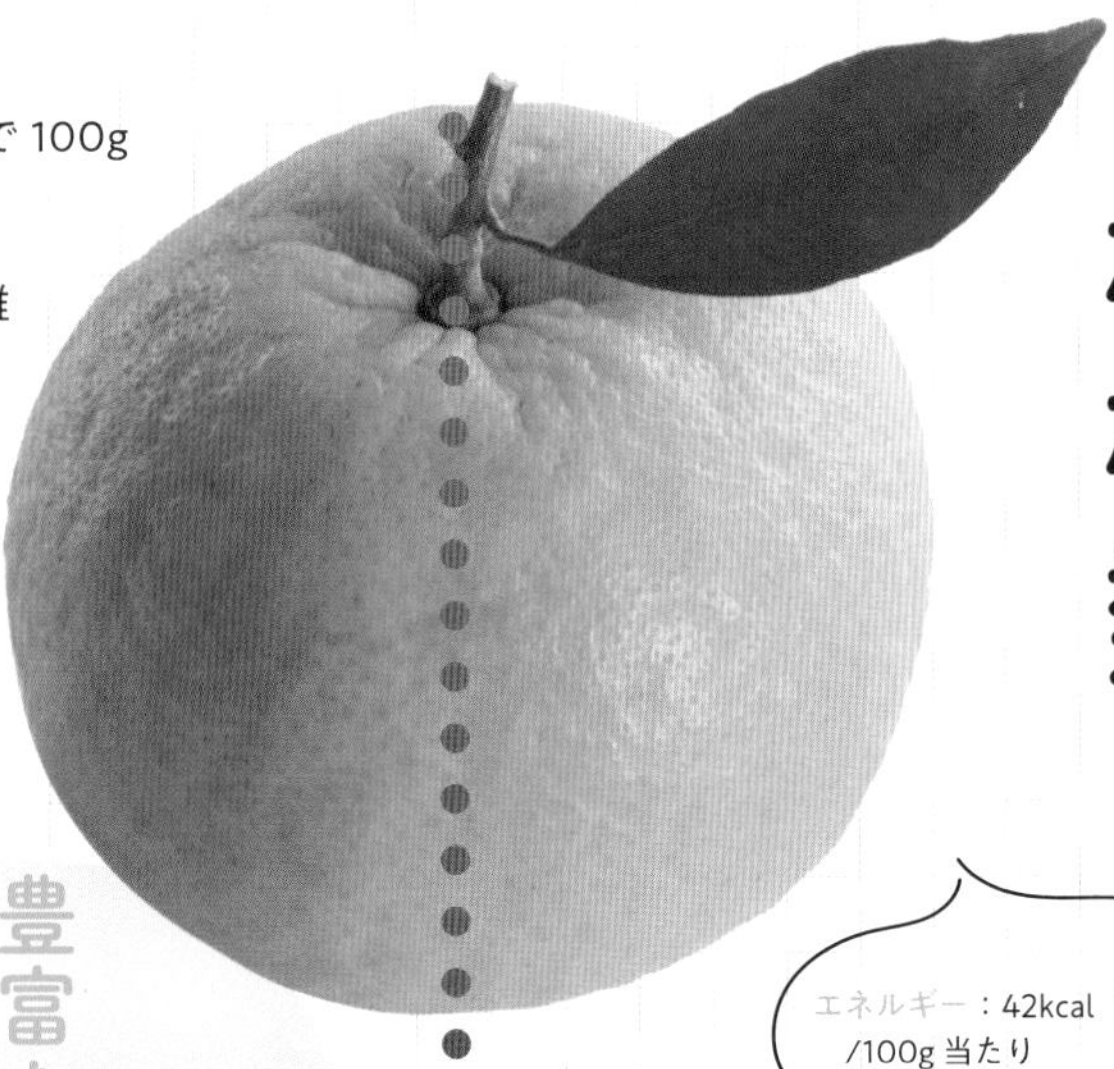

夏ミカン1/2個で100g
1.2g
の食物繊維

エネルギー：42kcal（薄皮なし）/100g当たり
栄養：ビタミンC、B_1、クエン酸

豊富なビタミンCは美肌と免疫力アップに効果あり

ミカンやグレープフルーツなどの柑橘類《かんきつ》には腸のぜん動運動を活発にさせ、免疫力を高めるビタミンCが豊富に含まれています。

また、柑橘類には整腸作用のある食物繊維のペクチンが含まれており、便秘だけでなく下痢にも効果的に働きます。

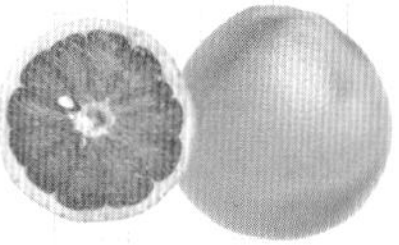

グレープフルーツ

適度な酸味と甘み、苦みを持ち合わせた果実。一般的に赤肉系のほうが甘みが強い。

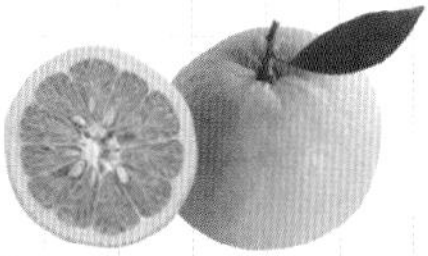

夏ミカン

皮が厚く、甘酸っぱいのが特徴。ジャムなどの加工品にも向く。「夏橙《なつだいだい》」が正式名称。

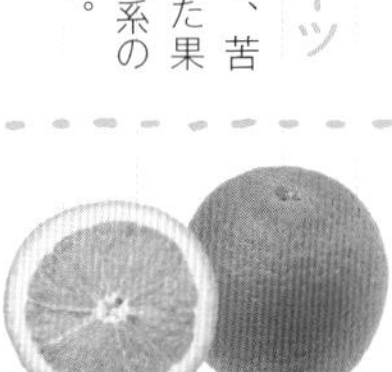

オレンジ

日本では輸入物がほとんど。適度な酸味と甘みを持ち、生食用のほか、ジュースとして飲まれる。

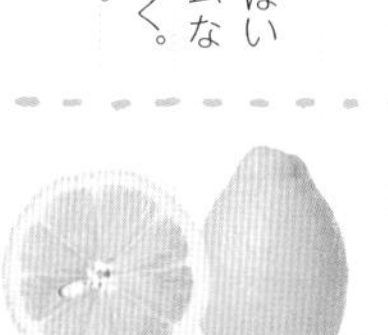

レモン

主に果汁が利用されることが多く、ビタミンC、クエン酸を豊富に含む。

食物繊維総量（2人分）
5.5g

主菜 夏ミカンとメカジキのカッペリーニ

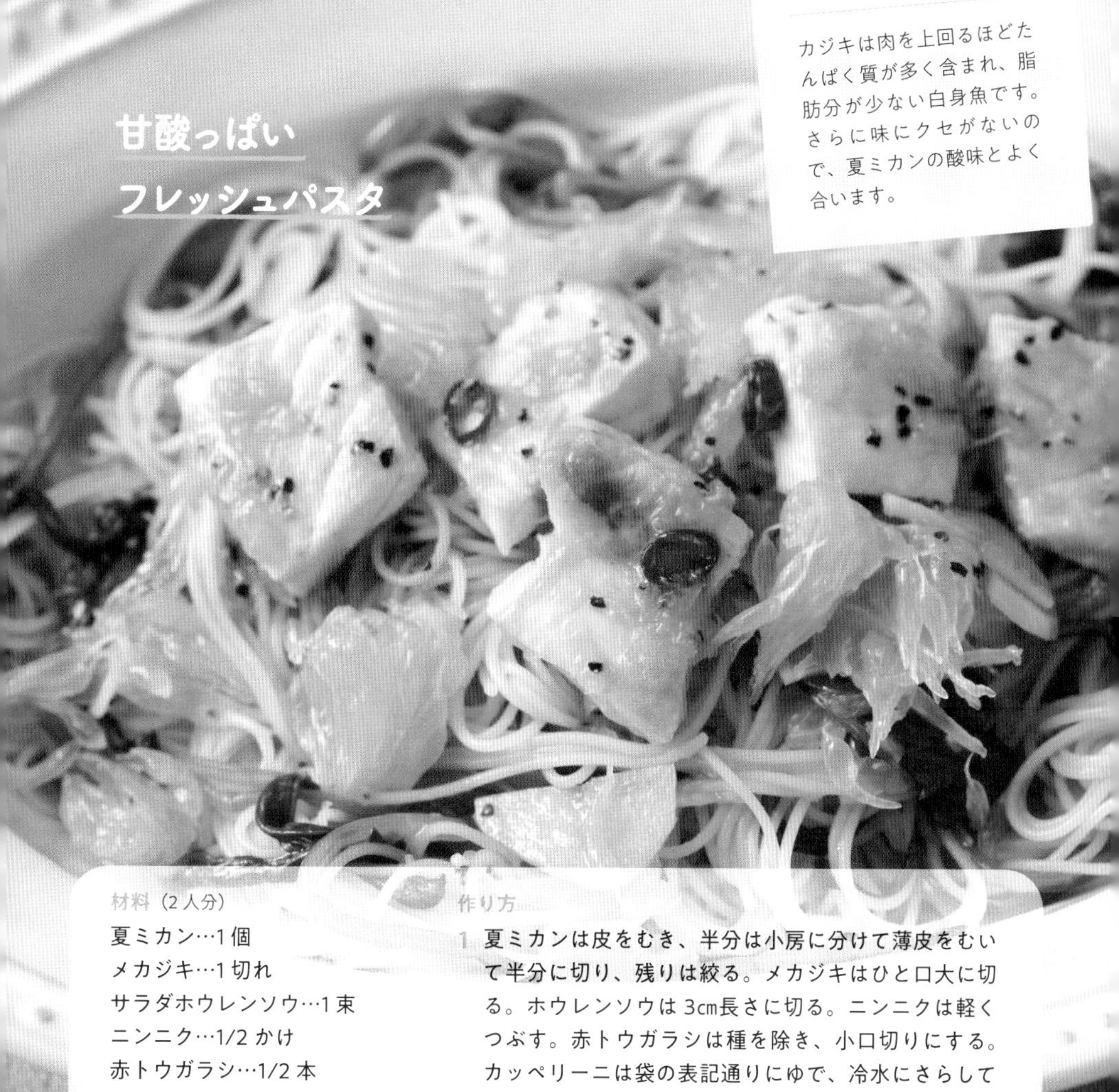

甘酸っぱいフレッシュパスタ

memo

カジキは肉を上回るほどたんぱく質が多く含まれ、脂肪分が少ない白身魚です。さらに味にクセがないので、夏ミカンの酸味とよく合います。

材料（2人分）

夏ミカン…1個
メカジキ…1切れ
サラダホウレンソウ…1束
ニンニク…1/2かけ
赤トウガラシ…1/2本
カッペリーニ…160g
オリーブ油…大さじ2
しょうゆ…大さじ1
塩、コショウ、粗びき黒コショウ…各適量

作り方

1 夏ミカンは皮をむき、半分は小房に分けて薄皮をむいて半分に切り、残りは絞る。メカジキはひと口大に切る。ホウレンソウは3cm長さに切る。ニンニクは軽くつぶす。赤トウガラシは種を除き、小口切りにする。カッペリーニは袋の表記通りにゆで、冷水にさらして水気をきる。
2 フライパンにオリーブ油とニンニク、赤トウガラシを入れて熱し、香りが立ったらメカジキを入れて両面こんがりと焼き、取り出す。
3 2のフライパンにホウレンソウを入れてさっと炒め、夏ミカンの絞り汁、しょうゆ、塩、コショウを加える。
4 ボールにカッペリーニ、夏ミカンの実、2、3を入れてよく混ぜ合わせ、器に盛り、粗びき黒コショウをふる。

副菜

柑橘マリネ

季節の柑橘で試してみて

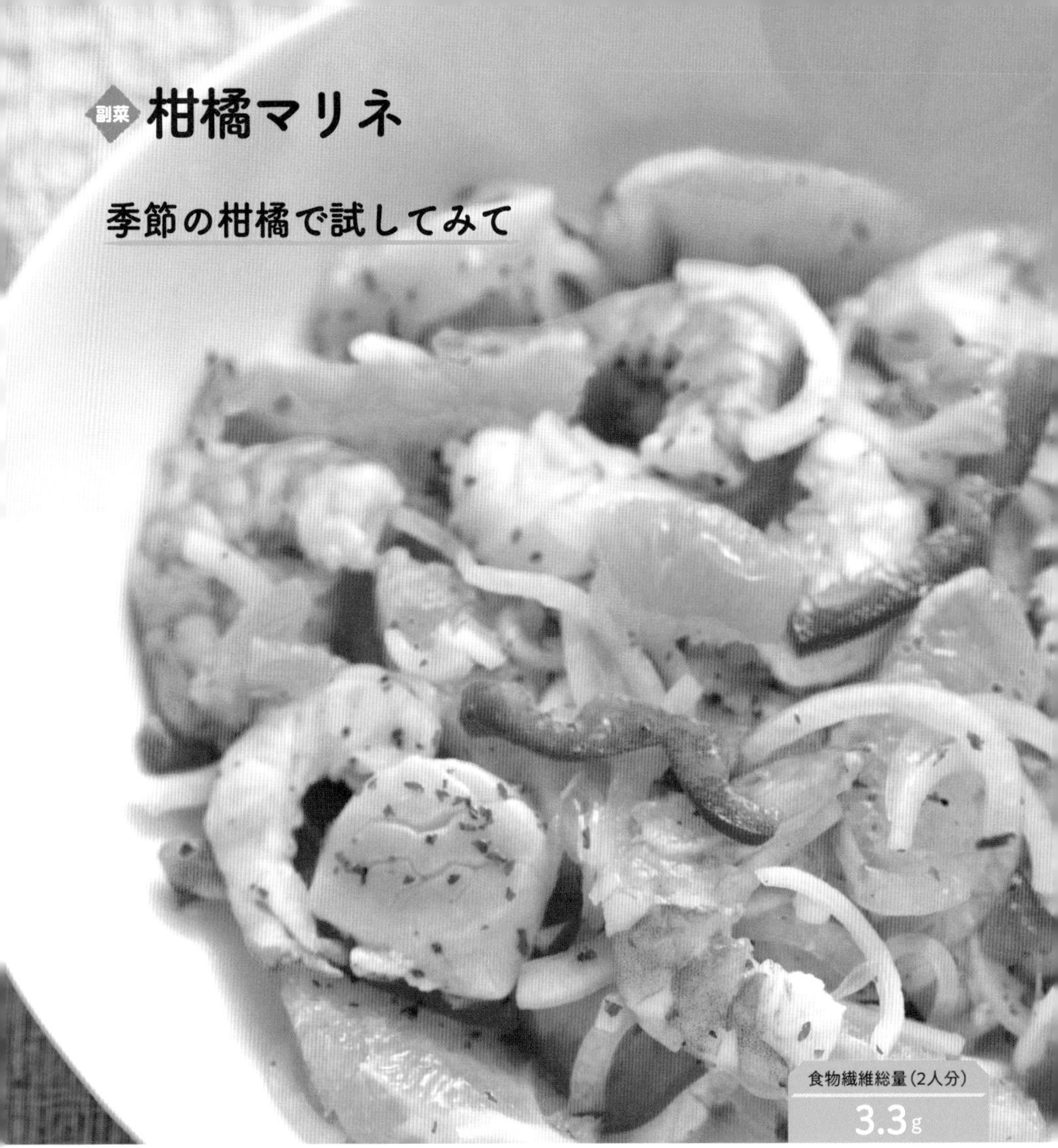

食物繊維総量（2人分）
3.3g

材料（2人分）

好きな柑橘類(写真はオレンジ)…100g
ボイルエビ…6尾
ボイルホタテ…3個
タマネギ…1/2個
パプリカ（赤）…1/4個
A　オリーブ油…大さじ2
　レモンの絞り汁…大さじ1と1/2
　酢…大さじ1
　塩、オリゴ糖、コショウ…適量
ドライパセリ…適量

作り方

1 柑橘類は小房に分けて薄皮をむく。エビは背にそって半分に切る。ホタテは3等分に切る。タマネギは薄くスライスし、辛味が強い場合は水にさらして水気をよくきる。パプリカは薄切りにする。
2 ボウルに1を入れ､混ぜ合わせたAを加えて、素材に密着させてラップをかけ、冷蔵庫で30分ほど味をなじませる。
3 器に2を盛り、パセリを散らす。

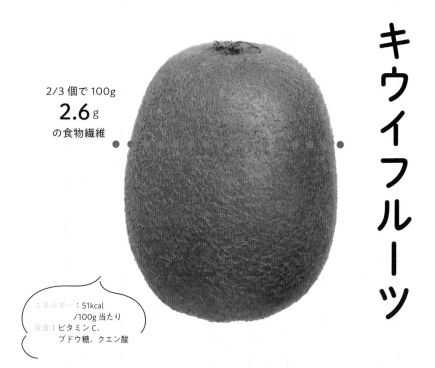

キウイフルーツ

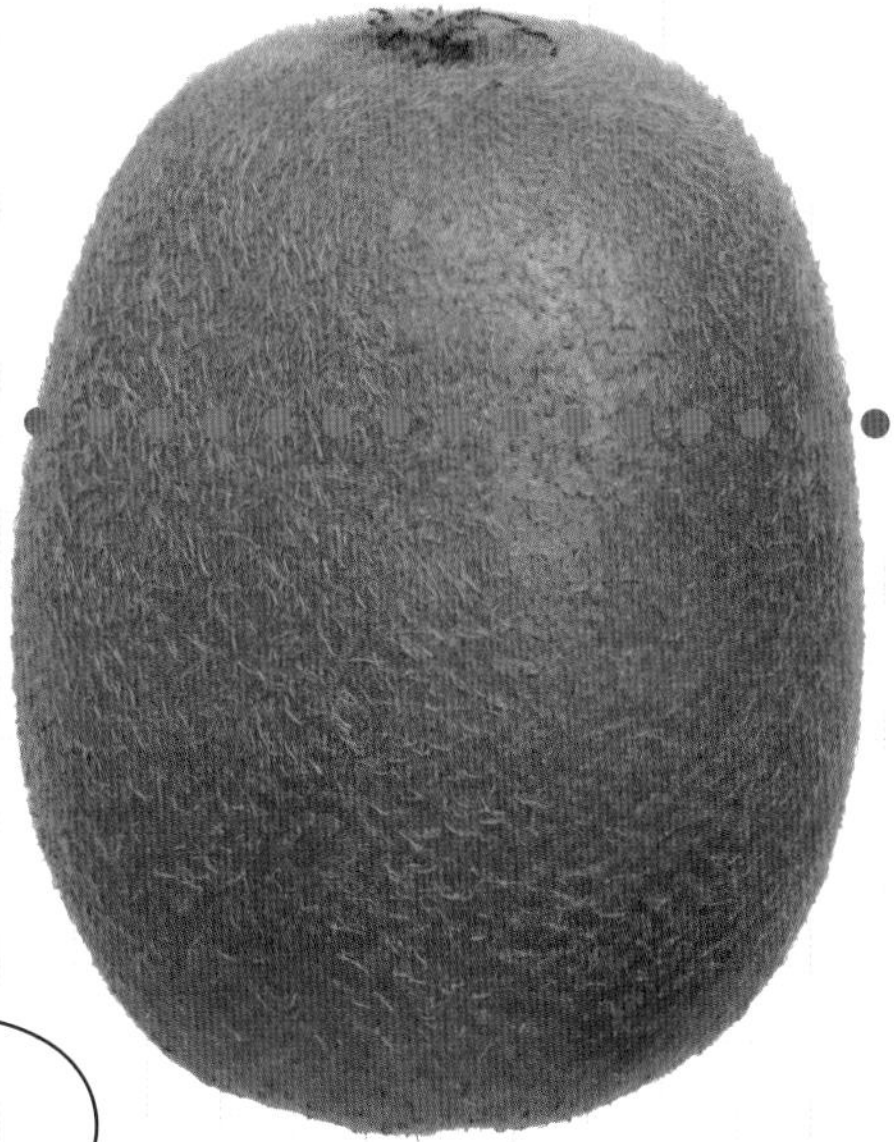

2/3 個で 100g
2.6 g
の食物繊維

エネルギー：51kcal
/100g 当たり
栄養：ビタミンC、
ブドウ糖、クエン酸

ビタミンCと食物繊維量は果物の中でもトップクラス

キウイフルーツは美肌づくりや血管の老化防止に欠かせないビタミンCが豊富。1個で1日の必要量の約7割を摂ることができます。

　また、整腸作用や便秘解消に有効な食物繊維の含有量が果物のなかでもトップクラス。さらに、細胞内の水分バランスを調整し、高血圧予防に有効なカリウムも多く含まれています。

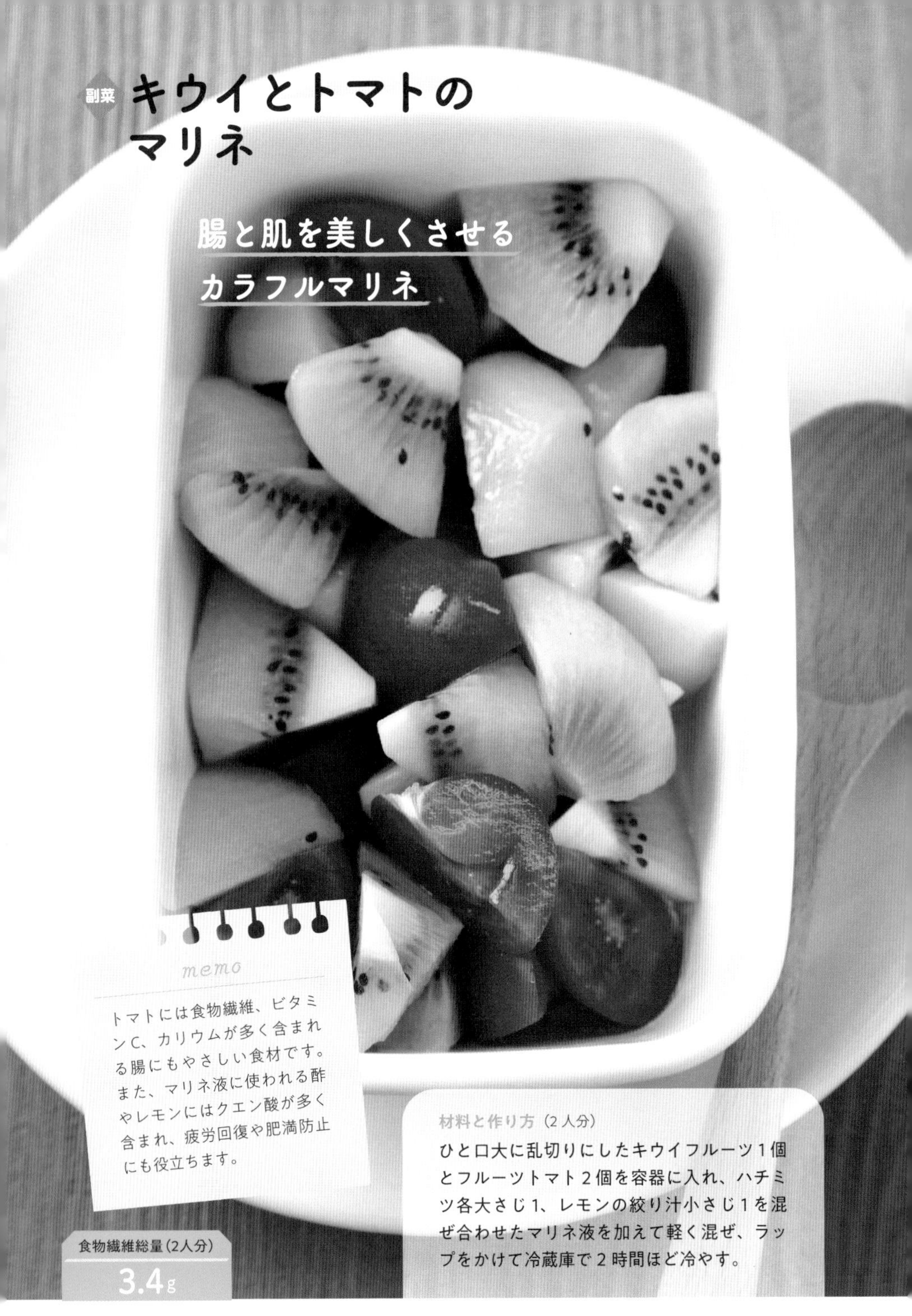

副菜

キウイとトマトのマリネ

腸と肌を美しくさせるカラフルマリネ

memo

トマトには食物繊維、ビタミンC、カリウムが多く含まれる腸にもやさしい食材です。また、マリネ液に使われる酢やレモンにはクエン酸が多く含まれ、疲労回復や肥満防止にも役立ちます。

食物繊維総量（2人分）

3.4g

材料と作り方（2人分）

ひと口大に乱切りにしたキウイフルーツ1個とフルーツトマト2個を容器に入れ、ハチミツ各大さじ1、レモンの絞り汁小さじ1を混ぜ合わせたマリネ液を加えて軽く混ぜ、ラップをかけて冷蔵庫で2時間ほど冷やす。

副菜 キウイのカプレーゼ風

材料と作り方（2人分）

皮をむいて８等分にくし切りにしたキウイフルーツ(緑、ゴールド)各１個と８等分に薄切りにしたモッツァレラチーズ１個、バジル８枚を生ハム８枚で１つずつ包んで器に並べ、オリーブ油、塩、粗びき黒コショウを各適量かける。

食物繊維総量（2人分）

5.2g

上品な甘さがクセになる

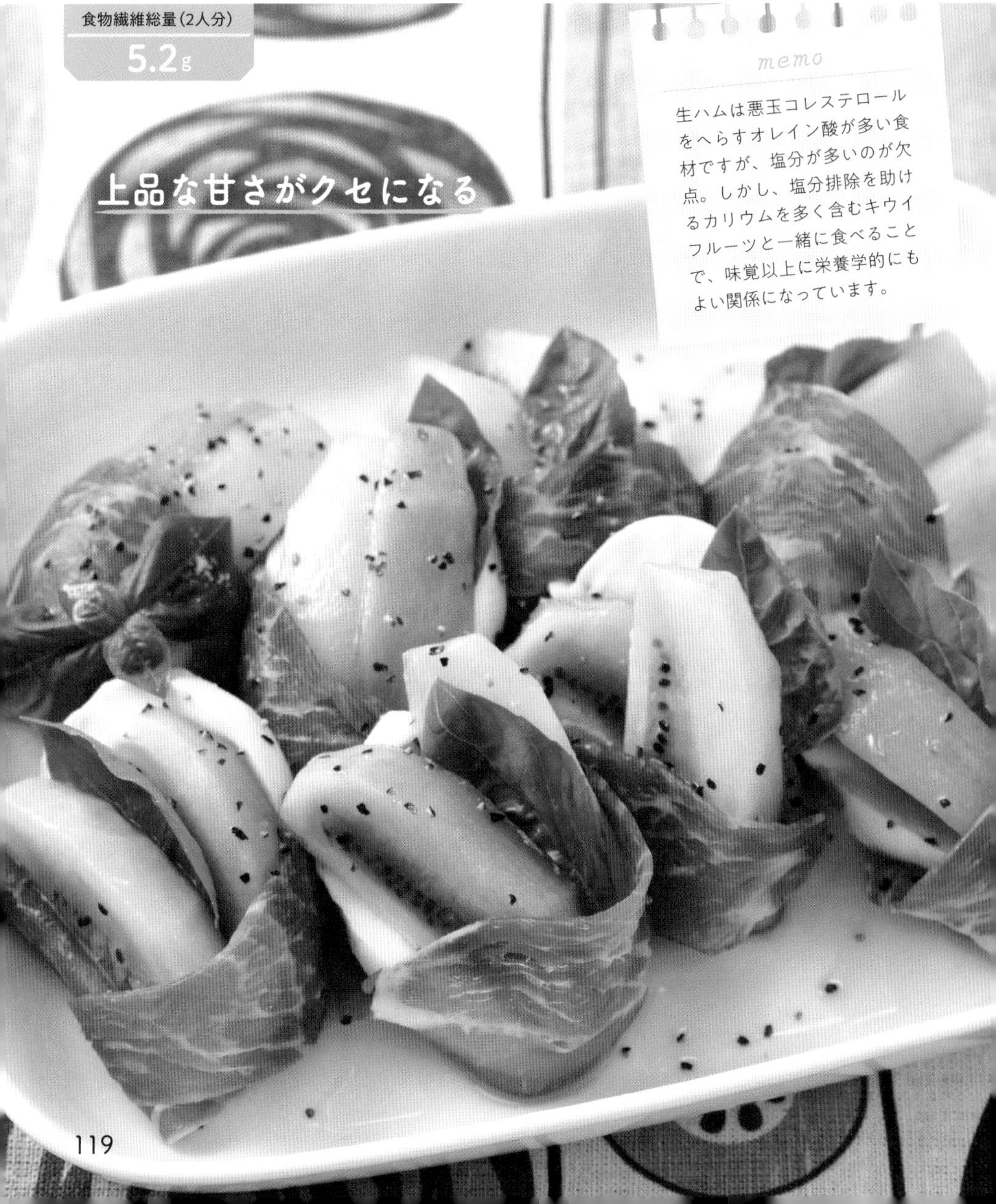

memo

生ハムは悪玉コレステロールをへらすオレイン酸が多い食材ですが、塩分が多いのが欠点。しかし、塩分排除を助けるカリウムを多く含むキウイフルーツと一緒に食べることで、味覚以上に栄養学的にもよい関係になっています。

そのほかの果物の食物繊維量を知る

サクランボ（国産）

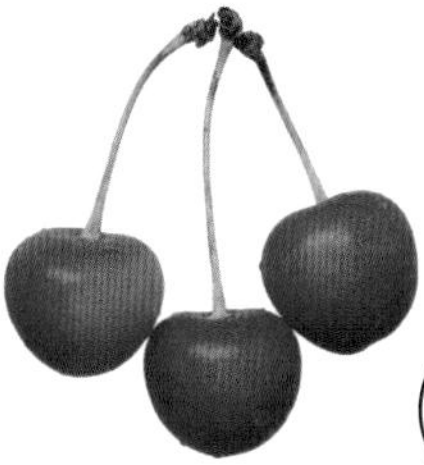

20 粒で 100g

1.2 g

の食物繊維

エネルギー：64kcal
/100g 当たり
栄養：ビタミンC、
カリウム、葉酸

カキ

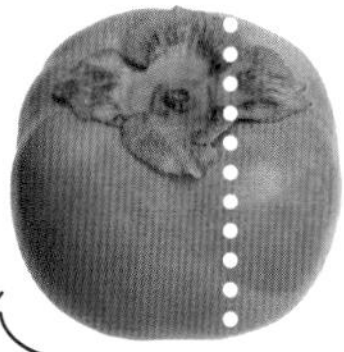

2/3 個で 100g

1.6 g

の食物繊維

エネルギー：63kcal
/100g 当たり
栄養：リコピン、
ビタミンC、カロテン

ナシ

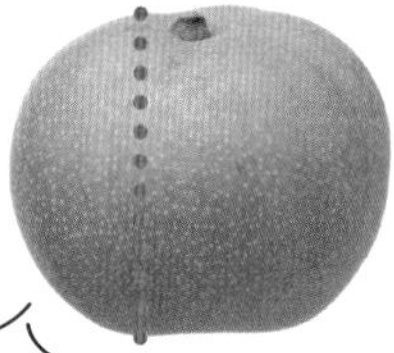

1/3 個で 100g

0.9 g

の食物繊維

エネルギー：38kcal
/100g 当たり
栄養：カリウム、
ソルビトール、食物繊維

ブドウ（巨峰）

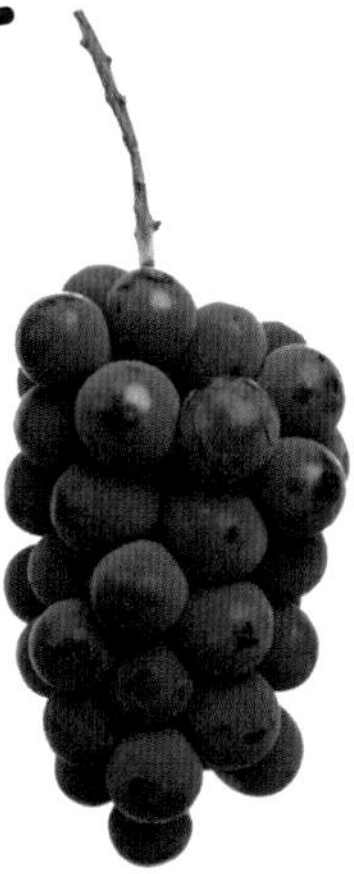

大 8 粒で 100g

0.9 g

の食物繊維

エネルギー：69kcal
/100g 当たり
栄養：カリウム、カルシウム、
アントシアニン

メロン

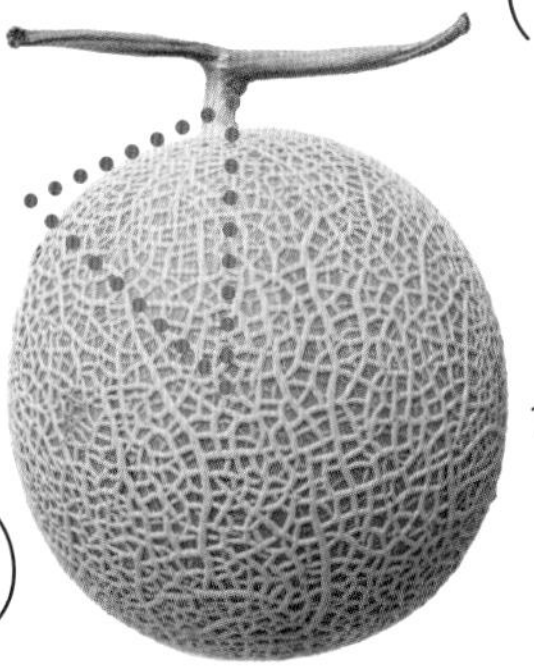

1/5 個で 100g

0.5 g

の食物繊維

エネルギー：40kcal
/100g 当たり
栄養：糖分、カリウム

イチゴ

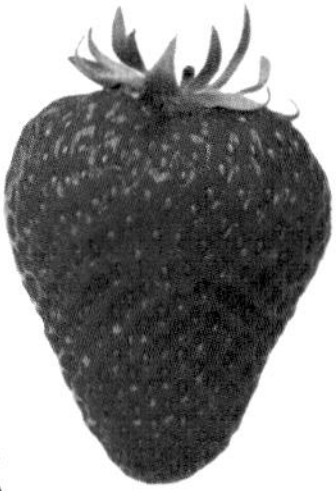

6～7個で100g
1.4g
の食物繊維

エネルギー：31kcal
/100g当たり
栄養：ビタミンC、葉酸、
アントシアニン

イチジク

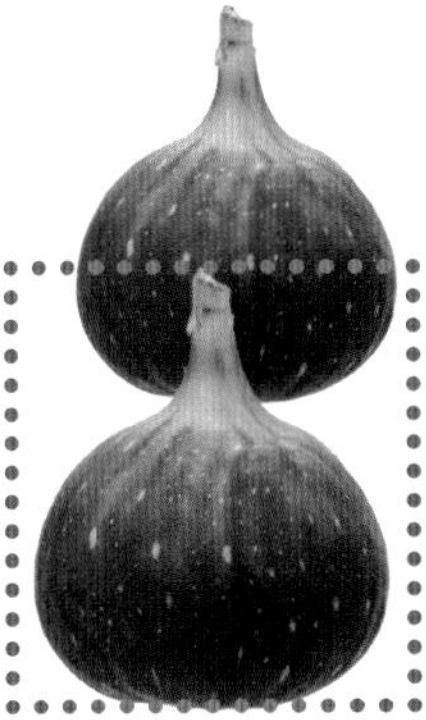

1個半で100g
1.9g
の食物繊維

エネルギー：57kcal
/100g当たり
栄養：カリウム、食物繊維、
アントシアニン

マンゴー

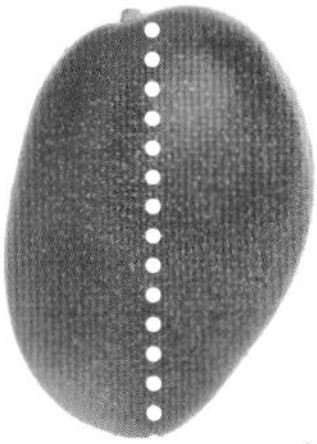

1/2弱で100g
1.3g
の食物繊維

エネルギー：68kcal
/100g当たり
栄養：ビタミンC、E、
カロテン

モモ

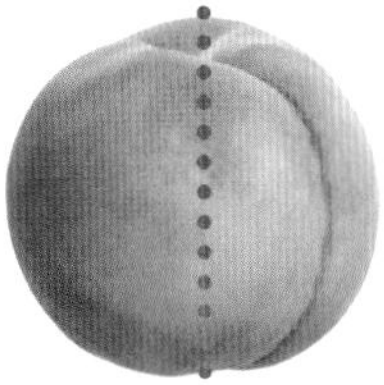

1/2個弱で100g
1.3g
の食物繊維

エネルギー：38kcal
/100g当たり
栄養：カリウム、食物繊維、
クエン酸

スイカ

1/24個で100g
0.3g
の食物繊維

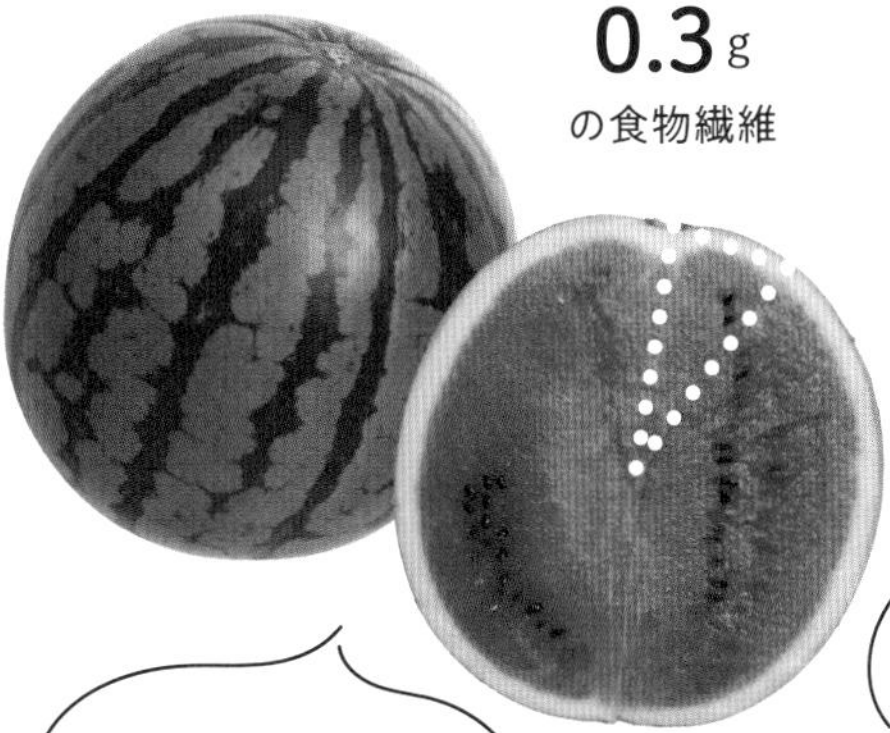

エネルギー：41kcal
/100g当たり
栄養：カリウム、シトルリン、
カロテン

パイナップル

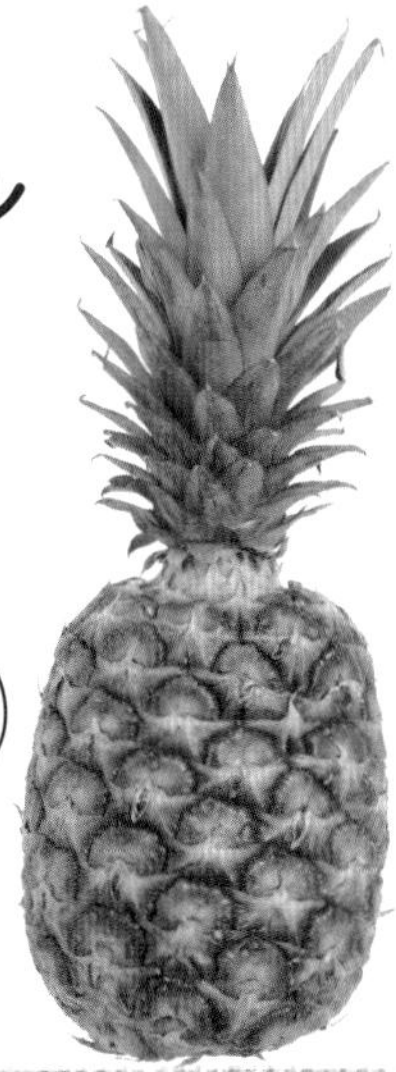

1/8個で100g
1.5g
の食物繊維

エネルギー：54kcal
/100g当たり
栄養：ビタミンB_1、C、
ブロメライン

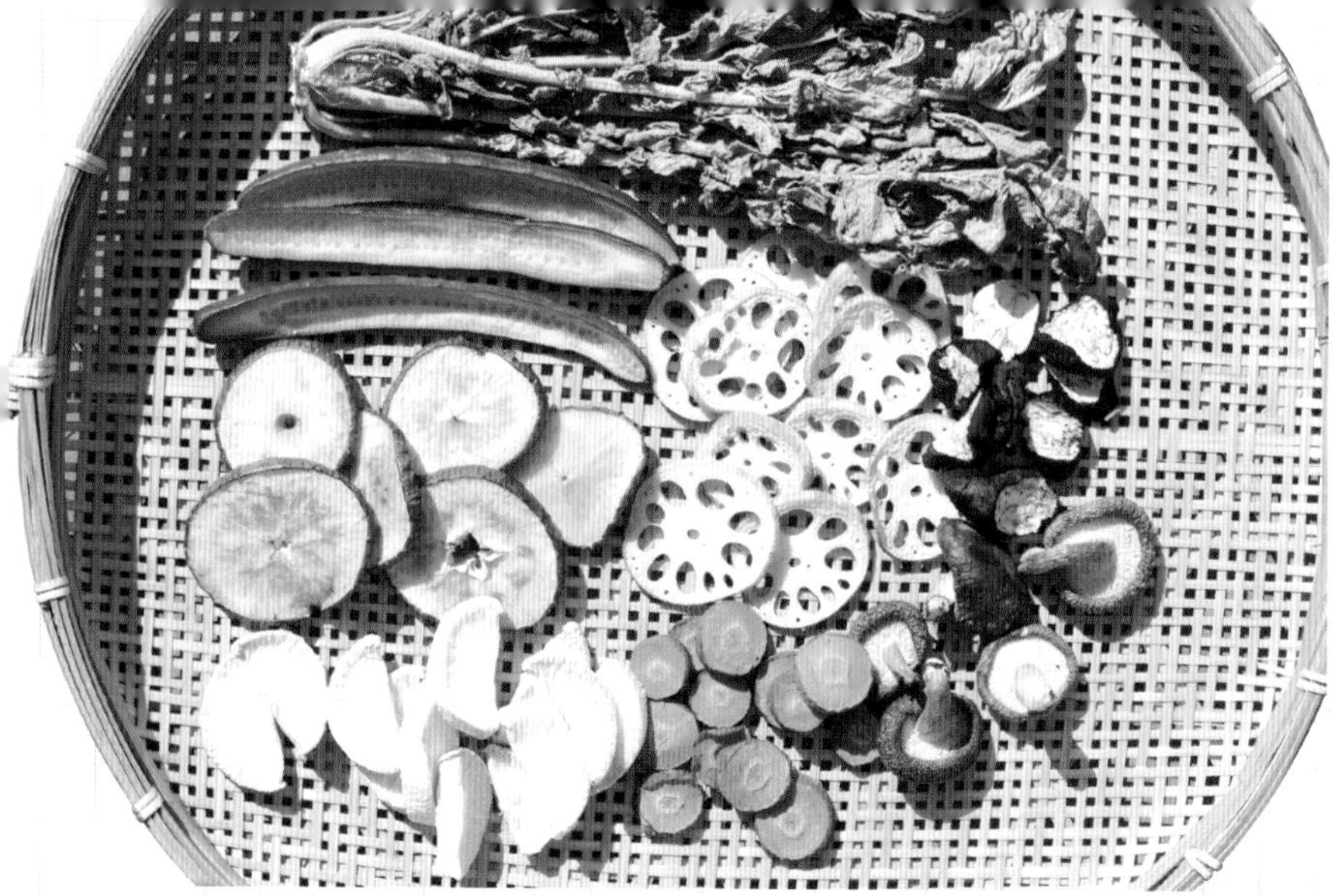

干し野菜

上手な干し野菜の作り方 point

日だまりの場所に合わせて

ベランダや窓辺など、風通しがよく日の当たる場所を選びましょう。そして天気のよい日に日の当たる場所に移動させながら野菜を干すとよいでしょう。

日が暮れたら取り込む

湿気を帯びるとすぐにカビが生えるので、夜露に当てないよう夕方には屋内に取り込みましょう。

生野菜の栄養価を凝縮

生野菜よりも栄養素が増加する干し野菜。特に、切り干しダイコンや干しシイタケは生野菜のときよりも多くの食物繊維が含まれ、便秘改善だけでなく血中コレステロールもへらします。

　また、干し野菜の戻し汁には栄養素がたくさん溶け出しているので、捨てずに使うようにしましょう。

主菜 干し野菜のスープカレー

材料（2人分）

お好みの干し野菜
（写真はオクラ、ナス、
ニンジン、ダイコン、
サツマイモ、カボチャなど）
…200g
水…1と1/2カップ
オリーブ油…大さじ1
ローリエ…1枚
A 豆乳…1/2カップ
カレー粉…大さじ1～2
砂糖…少々
しょうゆ…小さじ1
ウスターソース…小さじ1
塩、コショウ…各少々
玄米ご飯…茶碗2杯分

作り方

1 干し野菜は分量の水で戻す。
2 鍋にオリーブ油を熱し、水気をきった1の野菜を入れて炒め、全体に油が回ったら1の戻し汁、ローリエを加え、フタをして15分ほど煮込む。野菜が柔らかくなったらAを加えてさらに10分ほど煮込み、塩、コショウで味を調える。
3 2、ご飯をそれぞれ器に盛り、ご飯にかけていただく。

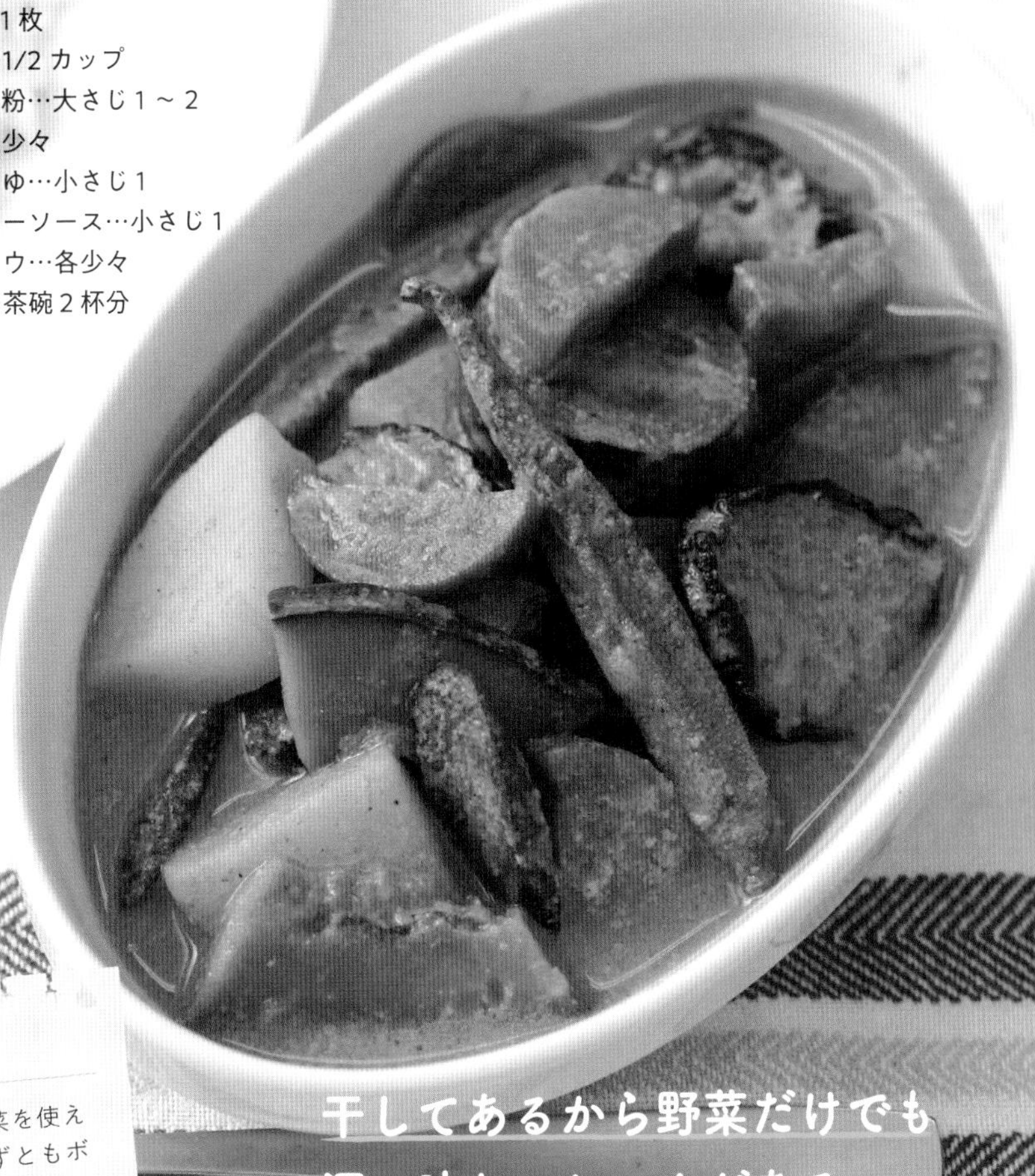

干してあるから野菜だけでも
深い味わいとコクがある

memo

たくさんの野菜を使えば、肉を使わずともボリューム感が出せます。

食物繊維総量（2人分）
10.0g

副菜 常備 切り干しダイコンのさっぱり漬け

材料（2人分）

切り干しダイコン（乾燥）…25g
ニンジン…15g
赤トウガラシ…1本
さきイカ…15g
A　酢、だし汁…各1/4カップ
　　砂糖…大さじ1
　　しょうゆ…小さじ1
　　塩…少々

作り方

1 切り干しダイコンはもみ洗いし、耐熱ボウルに入れてひたひたの水（分量外）を加え、5分おいて、ラップをかけて電子レンジで5～6分加熱し、ザルに上げて水気を絞り、食べやすい長さに切る。ニンジンは千切りにする。赤とうがらしは種を除き、小口切りにする。
2 ボウルにAを入れてよく混ぜ、1、さきイカを加えてよくあえ、冷蔵庫に入れ、一晩おき、味をしみ込ませる。冷蔵庫で3日間保存可能。

食物繊維総量（2人分）
3.5g

さきイカのうま味が
しっかりしみた
食欲増進の一品

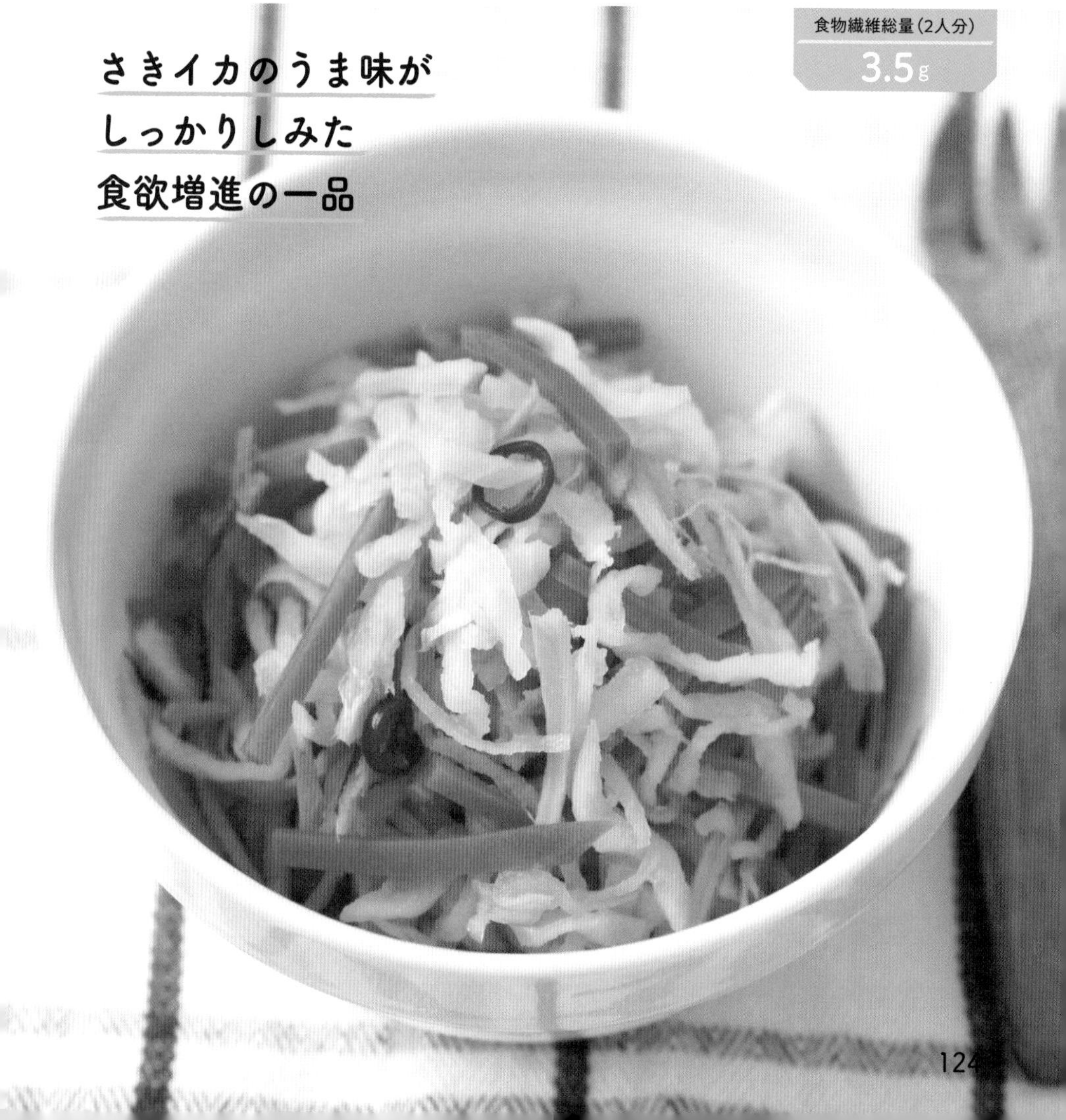

主菜

ドライトマトと切り干しダイコンの炊き込みご飯

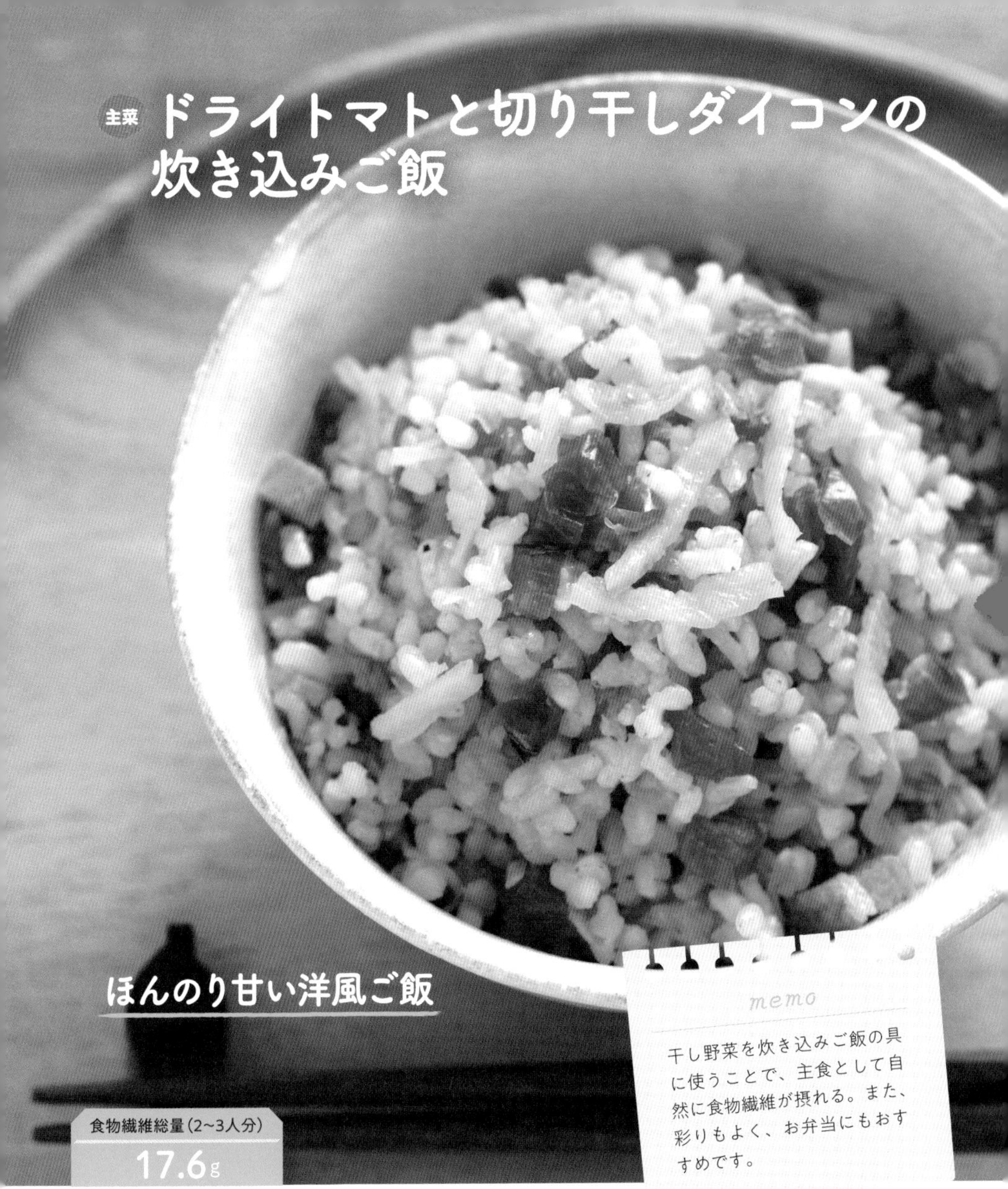

ほんのり甘い洋風ご飯

memo

干し野菜を炊き込みご飯の具に使うことで、主食として自然に食物繊維が摂れる。また、彩りもよく、お弁当にもおすすめです。

食物繊維総量（2~3人分）

17.6g

材料（2 ～ 3 人分）

ドライトマト…25g

切り干しダイコン…15g

ベーコン…4 枚

玄米…2 合

A　固形コンソメ（刻む）…1 個

　　塩、粗びきコショウ…各小さじ 1

作り方

1 玄米はかるく洗い、米の 1.3 倍の量の水に 3 時間以上浸しておく。ドライトマトは粗みじん切りにする。切り干しダイコンは戻し、水気をきって粗みじん切りにする。ベーコンは 1cm幅に切り、さっと炒める。

2 炊飯器に、1、A を入れて炊く。

3 炊きあがったらよくかき混ぜる。

コンニャク

1/2 枚弱で 100g
2.2 g
の食物繊維

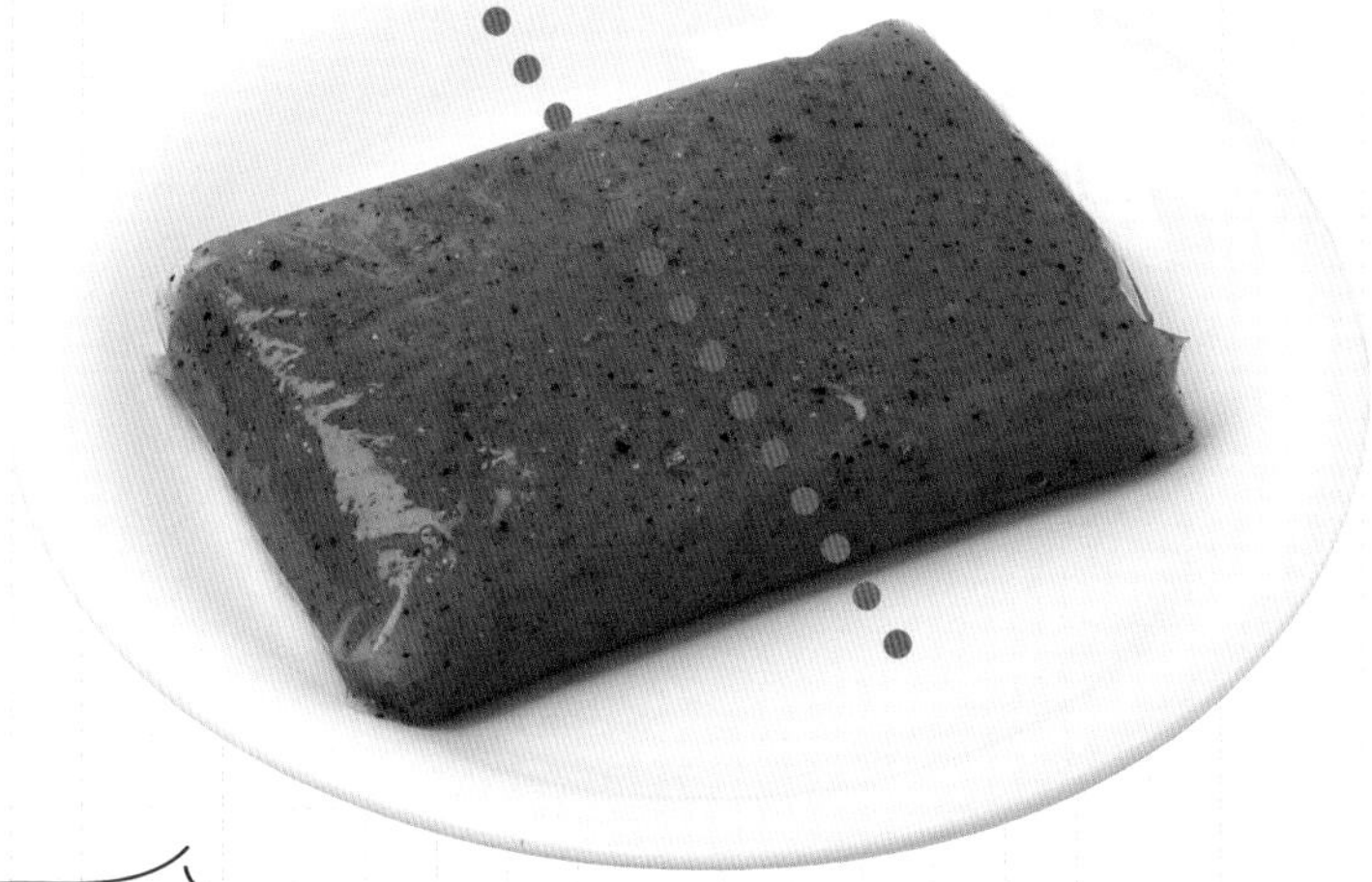

エネルギー：5kcal/100g 当たり
栄養：カリウム、カルシウム、食物繊維

コンニャク独自の食物繊維が便通をよくする

成分の97%が水分で低エネルギーなコンニャクには、グルコマンナンが含まれています。グルコマンナンは人間の消化酵素では分解できない食物繊維。これが消化されないまま腸に入り、便通をよくし、老廃物を体外に排泄します。

ただし、けいれん性便秘の人は食べすぎると便秘をこじらせてしまうので、注意を。

主菜 キムチ風味のコンニャクの炒め煮

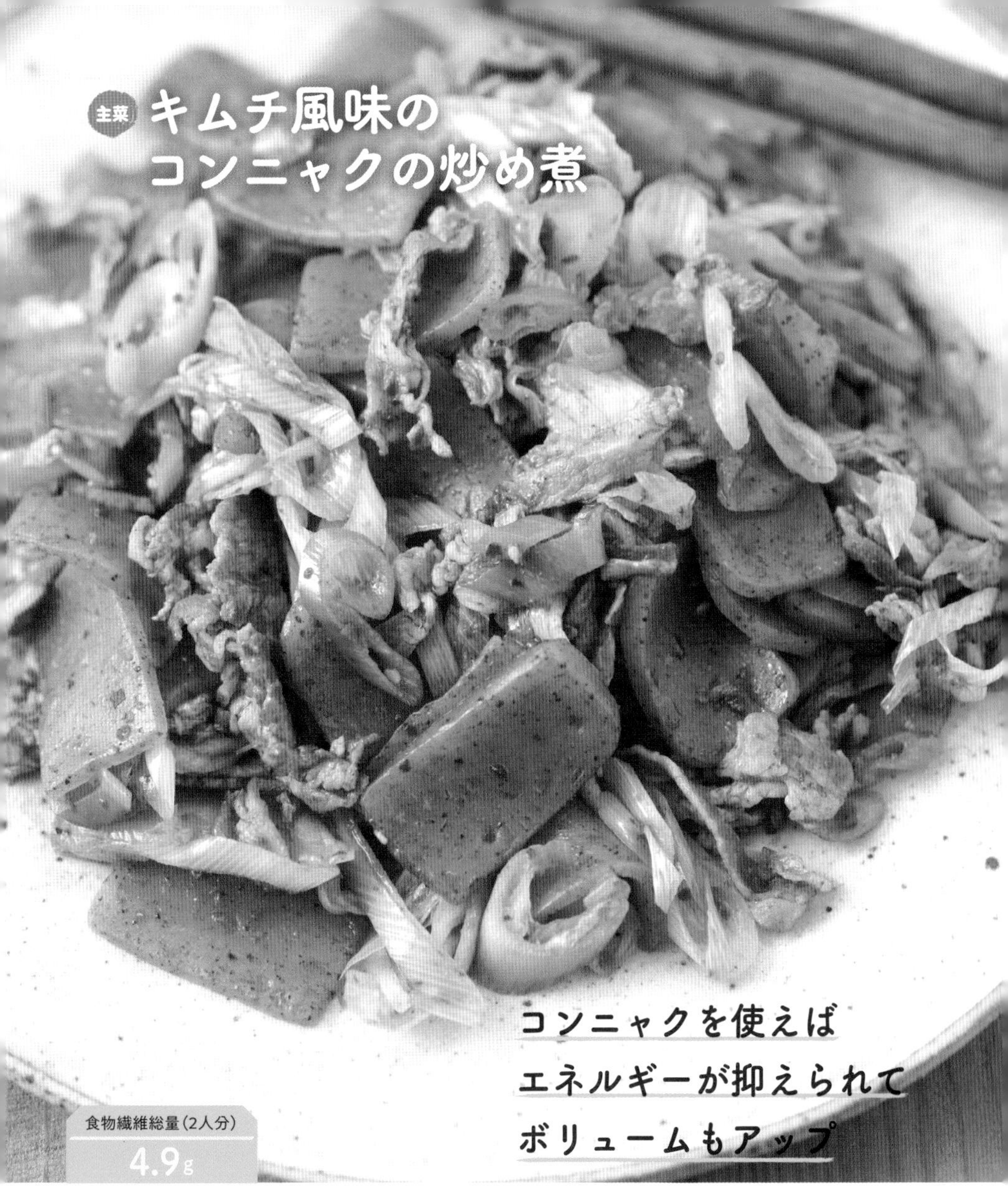

コンニャクを使えば エネルギーが抑えられて ボリュームもアップ

食物繊維総量（2人分）
4.9g

材料（2 人分）

コンニャク…1 枚
豚肉…100g
長ネギ…1/2 本
ハクサイキムチ…100g
ゴマ油…大さじ 1
A 顆粒鶏ガラスープ…小さじ 1
　しょうゆ…小さじ 2

作り方

1 コンニャクは色紙切りにして、さっとゆでて水気をよくきる。豚肉はひと口大に切る。ネギは斜め薄切りにする。ハクサイキムチはざく切りにする。

2 フライパンにコンニャクを入れてから炒りし、ゴマ油、豚肉、ネギを加えて炒め、キムチを加えて全体になじむまで炒め、A で味を調える。

食物繊維総量（2人分）
7.2g

主菜 糸コンニャクの酸辣湯《サンラータン》風

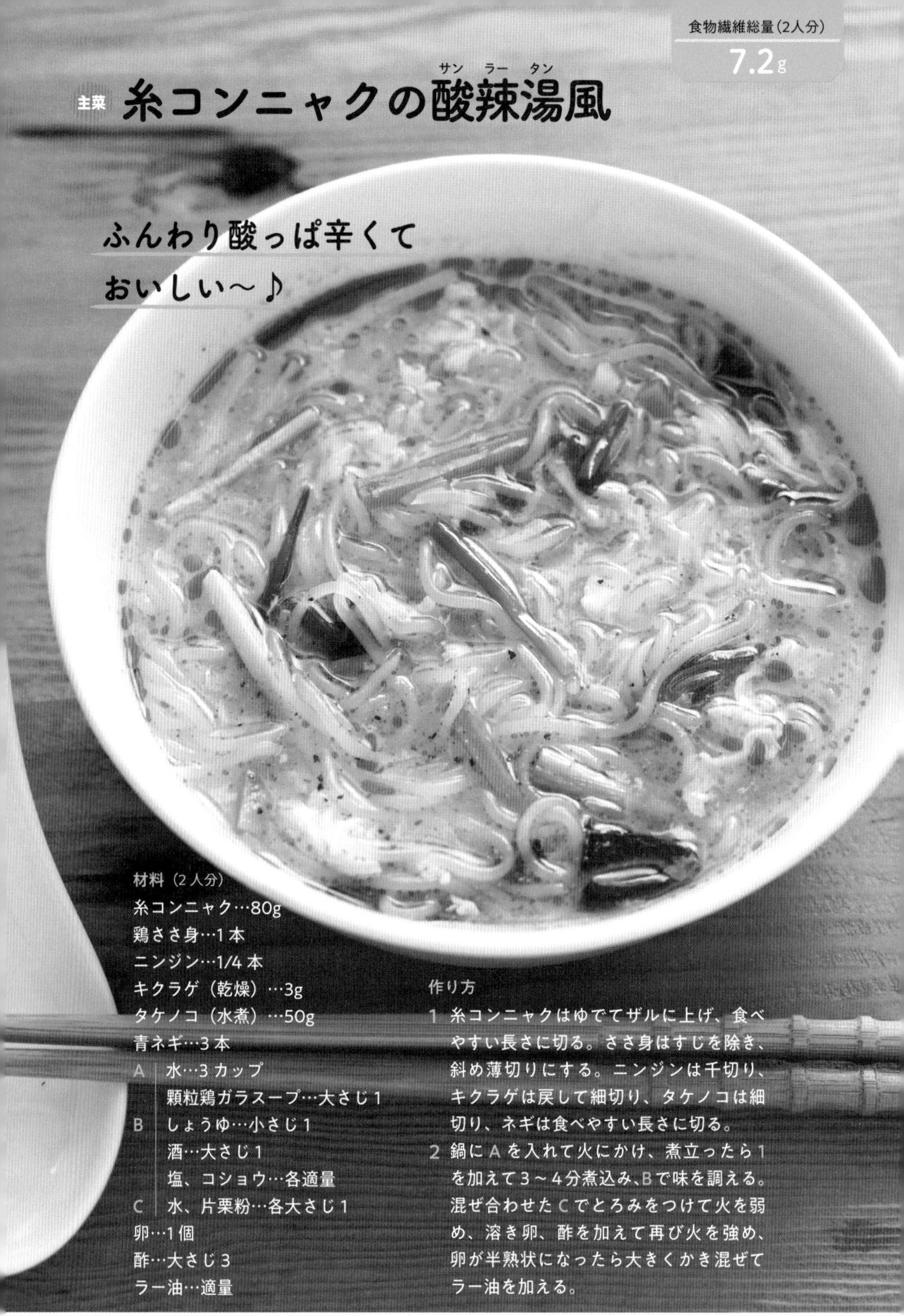

ふんわり酸っぱ辛くて
おいしい～♪

材料（2人分）
糸コンニャク…80g
鶏ささ身…1本
ニンジン…1/4本
キクラゲ（乾燥）…3g
タケノコ（水煮）…50g
青ネギ…3本
A 水…3カップ
　顆粒鶏ガラスープ…大さじ1
B しょうゆ…小さじ1
　酒…大さじ1
　塩、コショウ…各適量
C 水、片栗粉…各大さじ1
卵…1個
酢…大さじ3
ラー油…適量

作り方
1 糸コンニャクはゆでてザルに上げ、食べやすい長さに切る。ささ身はすじを除き、斜め薄切りにする。ニンジンは千切り、キクラゲは戻して細切り、タケノコは細切り、ネギは食べやすい長さに切る。
2 鍋にAを入れて火にかけ、煮立ったら1を加えて3～4分煮込み、Bで味を調える。混ぜ合わせたCでとろみをつけて火を弱め、溶き卵、酢を加えて再び火を強め、卵が半熟状になったら大きくかき混ぜてラー油を加える。

大豆加工食品

おから　1/3袋で100g
11.5g
の食物繊維

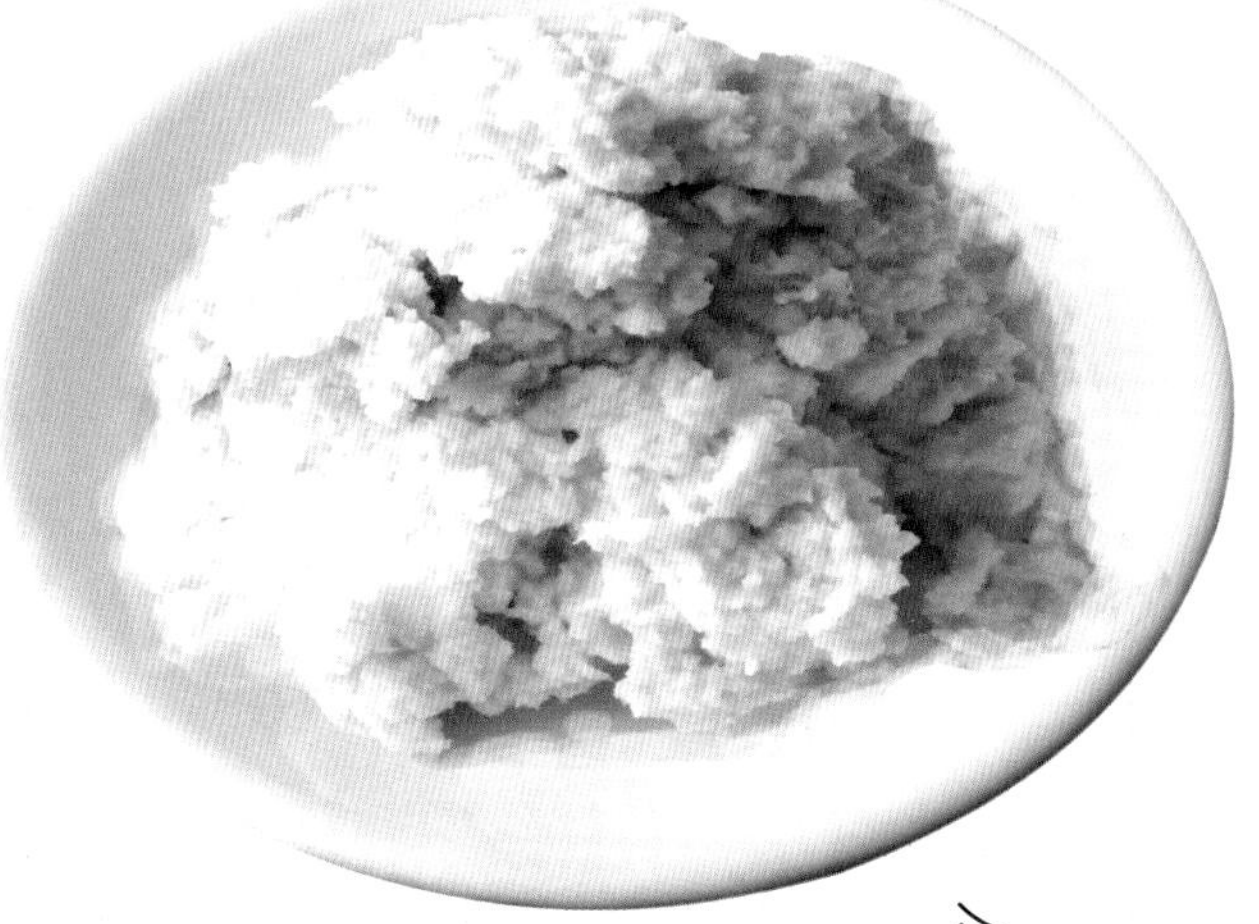

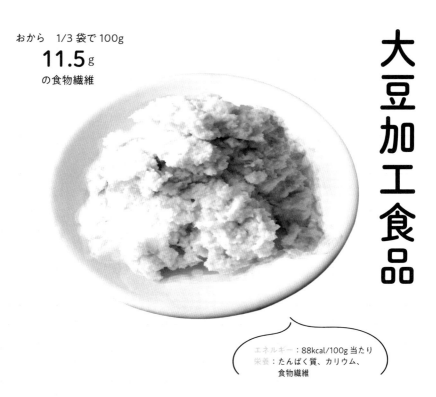

エネルギー：88kcal/100g当たり
栄養：たんぱく質、カリウム、食物繊維

消化もよく、低エネルギーでダイエットや美容の強い味方

良質なたんぱく質を多く含む大豆ですが、そのままでは皮が硬く消化されにくいのが難点。そこで、おすすめなのが大豆加工食品です。

大豆加工食品は大豆の栄養成分を効率よく吸収でき、また腸内ビフィズス菌をふやし、腸内環境を活発にさせるダイズオリゴ糖も上手に摂ることができます。

副菜

かわりおから

マグロの缶詰に
味つけはおまかせ！

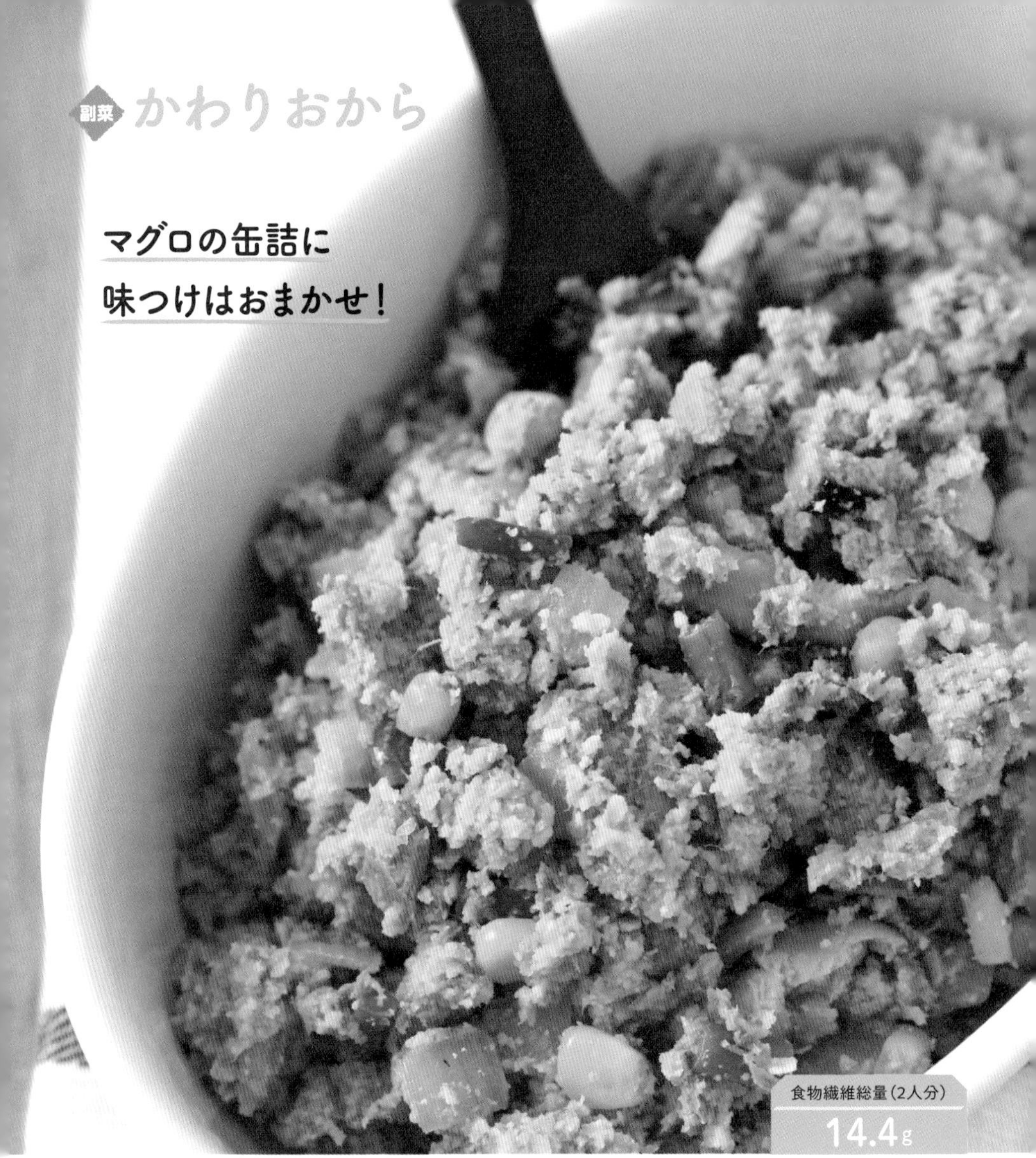

食物繊維総量（2人分）

14.4g

材料（2人分）

おから…180g
干しシイタケ…3枚
タマネギ…1/4個
サヤインゲン…5本
ゴマ油…小さじ1
コーン缶詰（ホール状）…大さじ4
マグロの缶詰（しょうゆ味）…1缶（180g）
A だし汁…2と1/2カップ
　ショウガのすりおろし…1かけ分

作り方

1 おからはから炒りする。
2 干しシイタケは戻して粗いみじん切り、タマネギは1cm角、サヤインゲンは1cm長さに切る。
3 フライパンにゴマ油を熱し、2、コーン缶を入れて軽く炒め、マグロ缶を加えて全体をほぐし、さらに1を加えて炒める。Aを加えて全体をよく混ぜ合わせ、汁気がほとんどなくなるまで炒め煮する。

主菜

煮やっこのアサリショウガあん

食物繊維総量（2人分）

3.9g

ショウガ風味のアサリだしがとっても美味

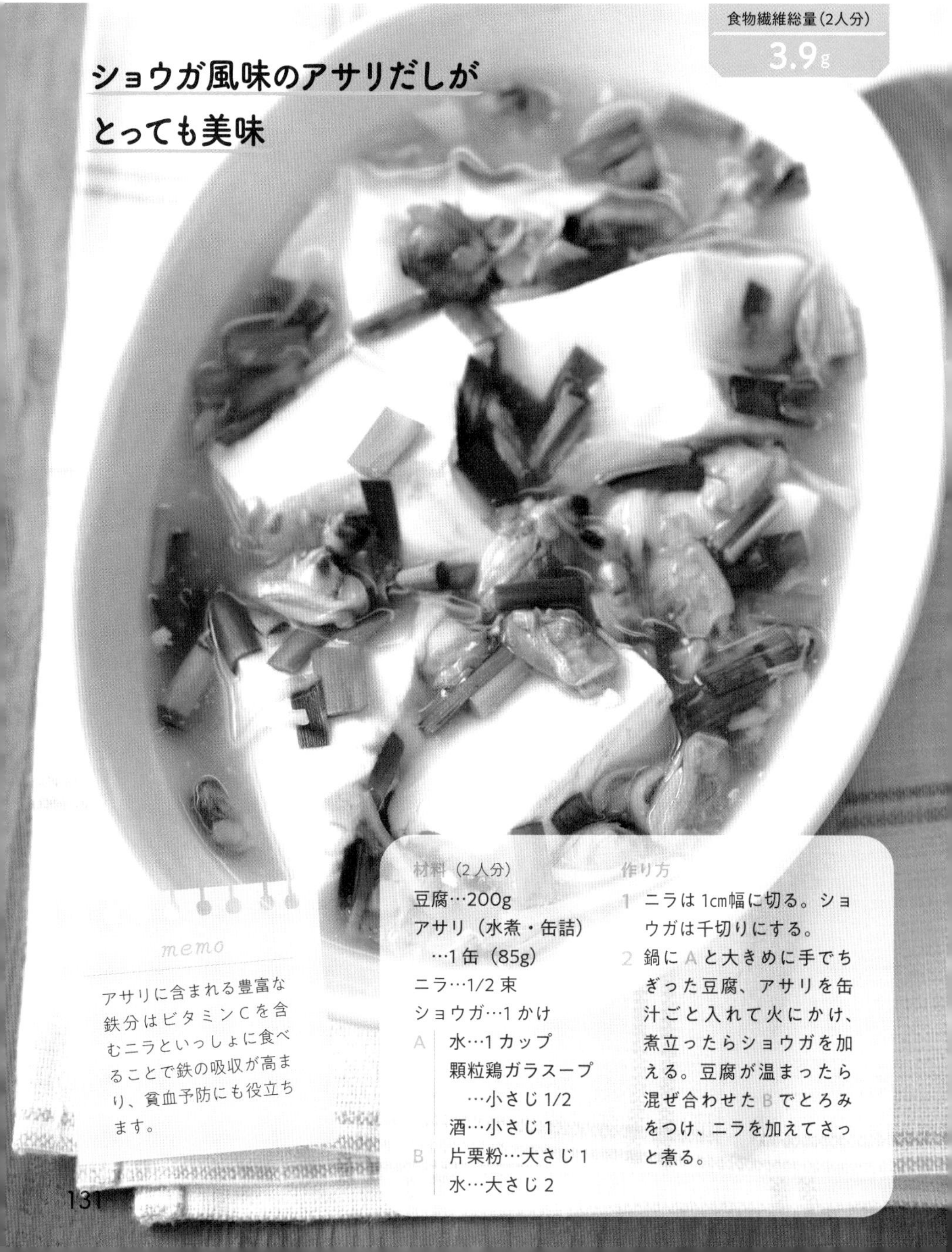

材料（2人分）

- 豆腐…200g
- アサリ（水煮・缶詰）…1缶（85g）
- ニラ…1/2束
- ショウガ…1かけ
- A 水…1カップ
  - 顆粒鶏ガラスープ…小さじ1/2
  - 酒…小さじ1
- B 片栗粉…大さじ1
  - 水…大さじ2

作り方

1. ニラは1cm幅に切る。ショウガは千切りにする。
2. 鍋にAと大きめに手でちぎった豆腐、アサリを缶汁ごと入れて火にかけ、煮立ったらショウガを加える。豆腐が温まったら混ぜ合わせたBでとろみをつけ、ニラを加えてさっと煮る。

memo

アサリに含まれる豊富な鉄分はビタミンCを含むニラといっしょに食べることで鉄の吸収が高まり、貧血予防にも役立ちます。

副菜

厚揚げと水菜のサラダ

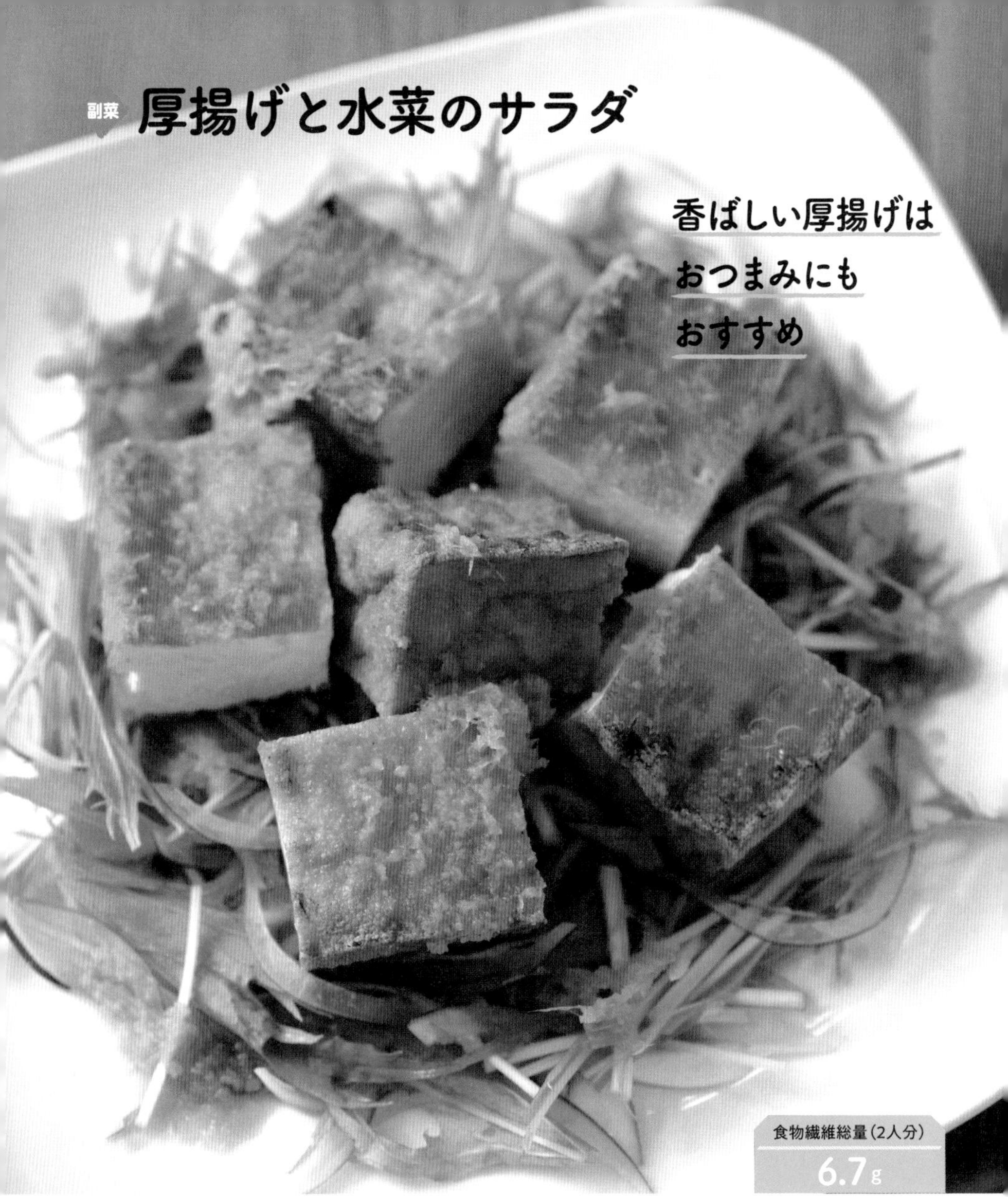

香ばしい厚揚げは
おつまみにも
おすすめ

食物繊維総量（2人分）
6.7g

材料（2人分）

厚揚げ…1枚
水菜…1株
紫タマネギ…1/4個
ミョウガ…1本
A めんつゆ（ストレート）…大さじ3
　ショウガのすりおろし…1かけ分

作り方

1 厚揚げは油抜きして、水気をしっかりふき、オーブントースターで表面がパリッとするまで焼いて6等分に切る。
2 水菜は3cm長さ、タマネギ、ミョウガは薄切りにして冷水にさっとさらし、水気をしっかりきる。
3 器に2を盛り、1を乗せて、混ぜ合わせたAをかける。

寒天

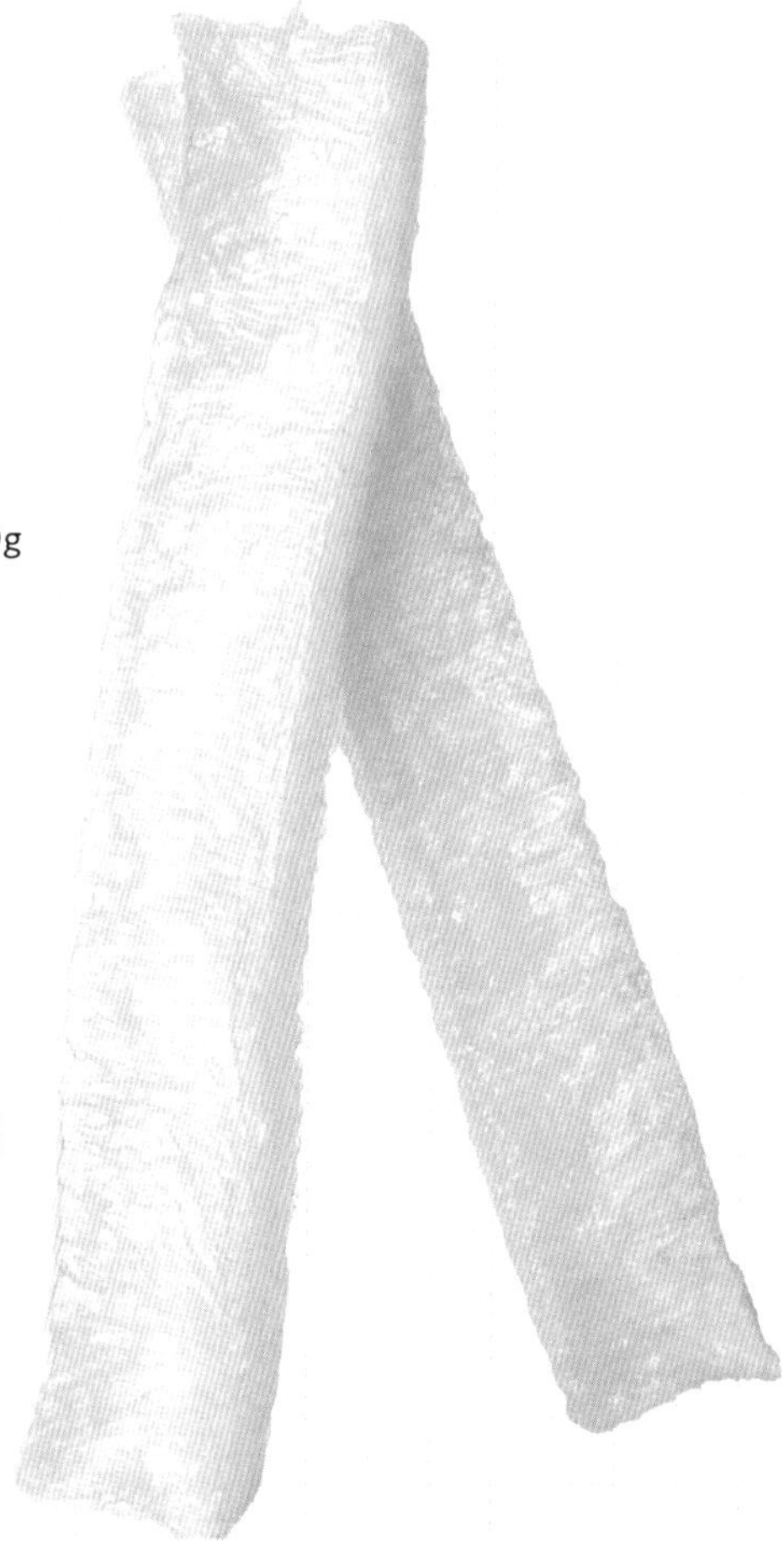

10本分で100g
74.1g
の食物繊維

エネルギー：159kcal
/100g当たり
栄養：食物繊維

便のカサをふやす低エネルギー食品

寒天には便の量をふやし、余分な脂肪やコレステロールを便といっしょに排出させ、ビフィズス菌のエサになって長寿菌の活動を活性化させる食物繊維が含まれています。

また、適度な水分をとじ込める寒天の保水力が柔らかく、排泄しやすい便を作ります。

食物繊維総量(2人分)
1.6g

副菜

ところてんとミニトマトの酢の物

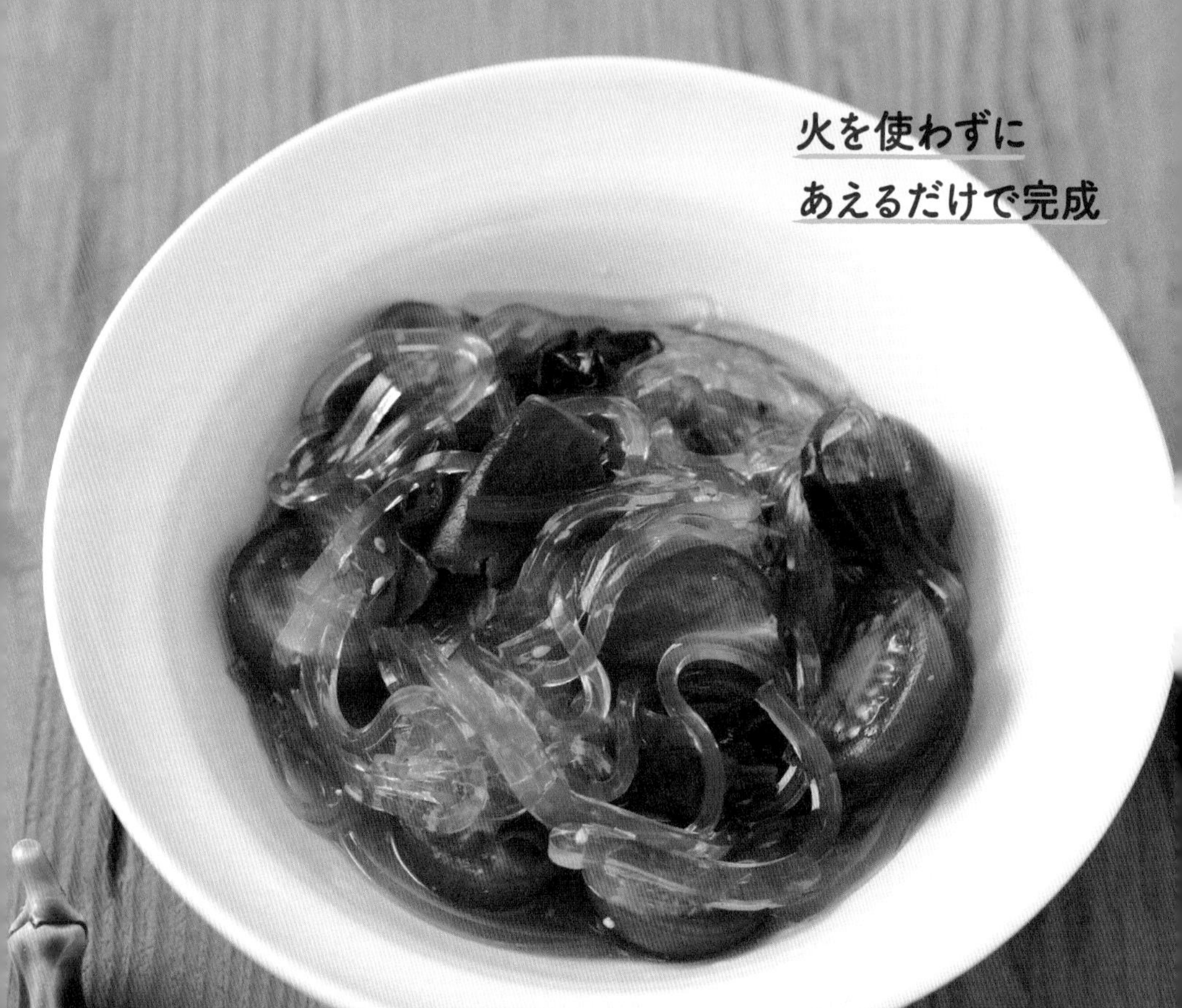

火を使わずにあえるだけで完成

材料と作り方(2人分)

ミニトマト4個は半分に切って、戻したワカメ(乾燥)2gとともにザルに入れて水気をきったところてん(市販品)120g、添付の合わせ酢、ゴマ油小さじ1/4と混ぜ合わせて器に盛り、炒りゴマ(白)小さじ1/4を指でひねりつぶしながら散らす。

memo

夏バテには酢の物がいちばん。酢に含まれる酢酸《さくさん》は、疲労回復を助け、胃酸の分泌を高めて消化を促進します。

副菜 野菜の煮こごり

材料（2人分）

粉末寒天…2.5g
ボイルエビ…50g
ヤングコーン（水煮）…4本
枝豆（冷凍・サヤを除いたもの）…50g
A　だし汁…1と1/4カップ
　酒、しょうゆ…各小さじ2
　ショウガの絞り汁、オリゴ糖
　　…各小さじ1と1/2

作り方

1 エビ、ヤングコーンは1㎝角に切る。
2 鍋に1、Aを入れ、混ぜながら温め、寒天を加えて、中火で2～3分沸騰させて煮溶かす。粗熱《あらねつ》がとれたら枝豆を加えて水でぬらした型に流し入れ、冷蔵庫で固める。
3 器に2をくずしながら盛る。

食物繊維総量（2人分）
5.4g

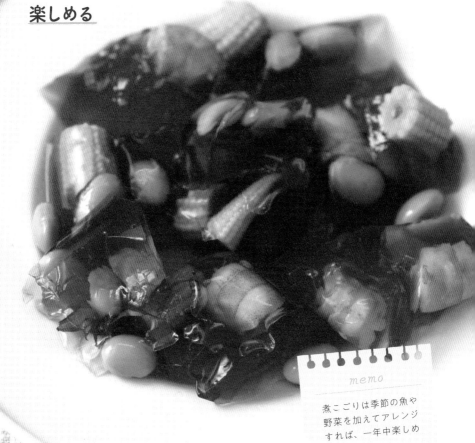

季節の野菜で楽しめる

memo

煮こごりは季節の魚や野菜を加えてアレンジすれば、一年中楽しめます。

副菜

寒天のエスニックサラダ

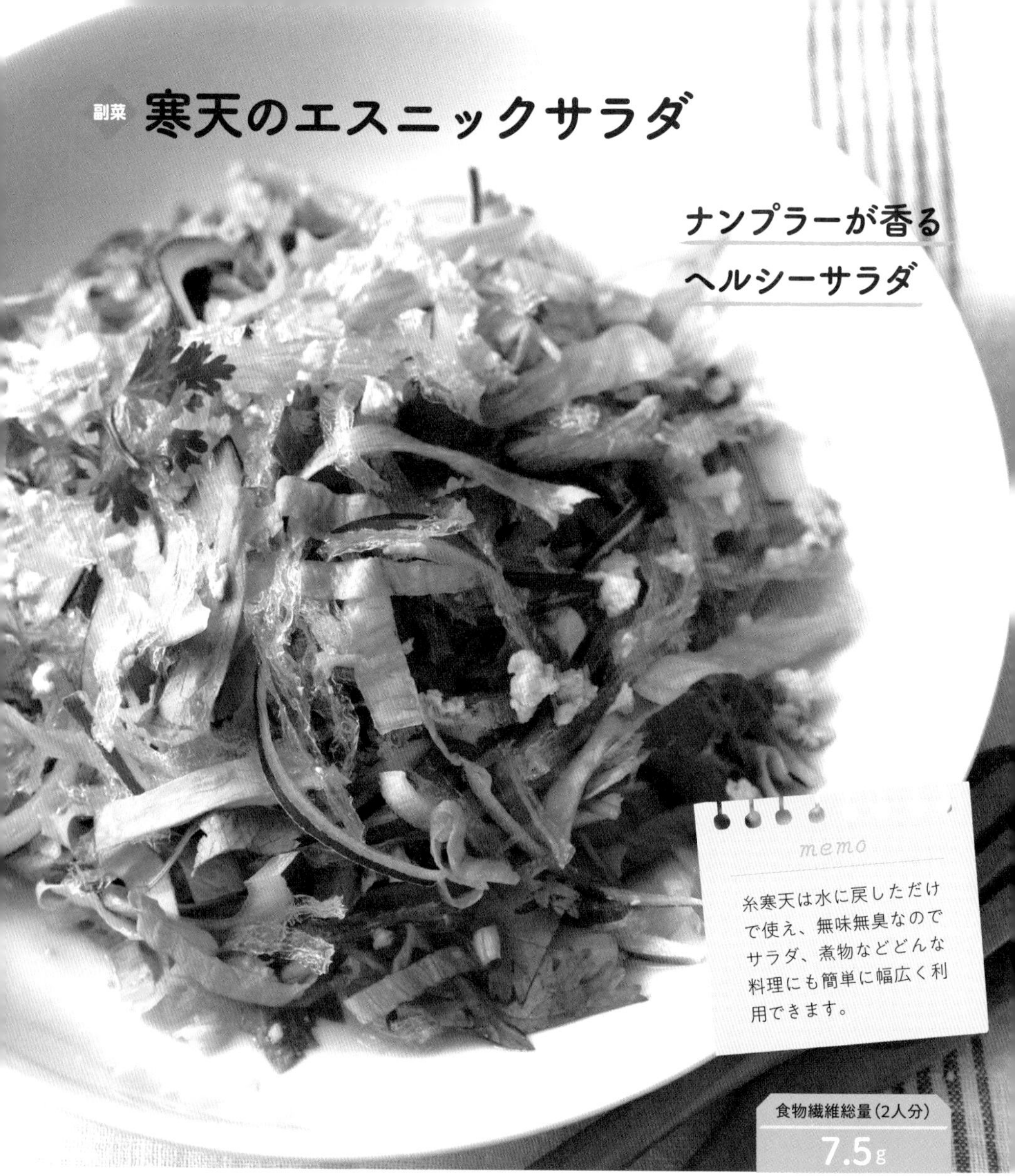

ナンプラーが香る ヘルシーサラダ

memo

糸寒天は水に戻しただけで使え、無味無臭なのでサラダ、煮物などどんな料理にも簡単に幅広く利用できます。

食物繊維総量(2人分)

7.5g

材料（2人分）

カット糸寒天（乾燥）…8g
鶏ひき肉…50g
紫タマネギ…1/4個
レタス…2枚
パクチー…適宜

A
ナンプラー、レモンの絞り汁…各大さじ1
オリゴ糖…小さじ1

作り方

1 寒天は水で戻し、水気をきる。タマネギは薄切り、レタスは細切り、パクチーはざく切りにして、水にさらし、水気をしっかりきる。

2 フライパンにひき肉を入れて炒め、肉の色が変わったらAを加えて火を止め、よく混ぜて1を加えてさらにさっと混ぜ合わせる。

ドライフルーツ

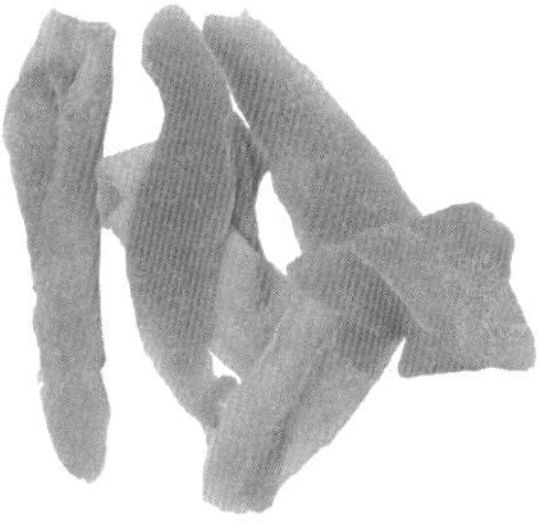
ドライマンゴー

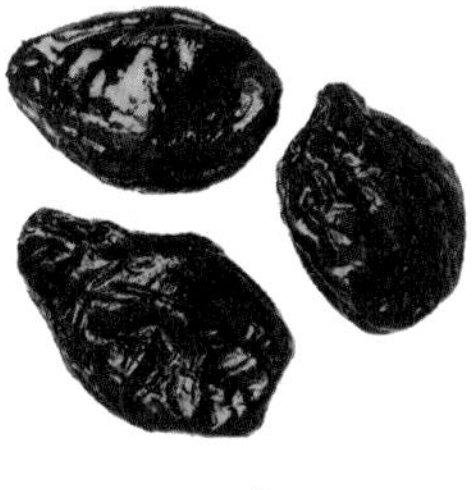
ドライプルーン

ドライプルーン
10個で100g
7.2g
の食物繊維

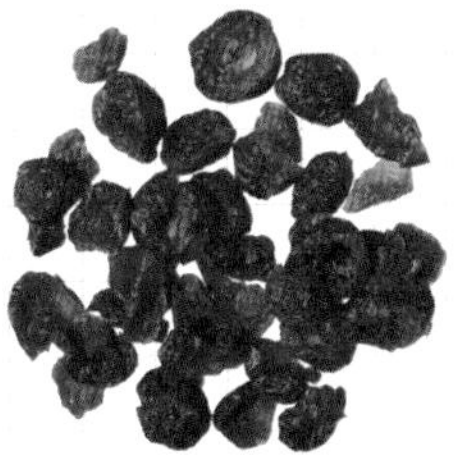
ドライクランベリー

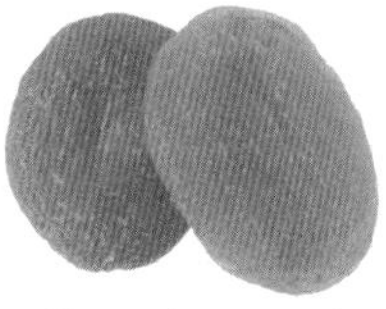
ドライアンズ

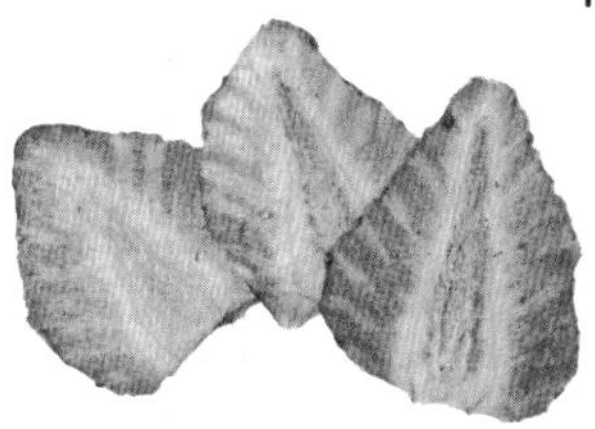
ドライイチゴ

食物繊維がたっぷりで強い甘みが魅力

レーズンやプルーン、アンズなどのドライフルーツは皮ごと食べられるので、食物繊維が生果《せいか》に比べて豊富。便秘解消に役立ちます。

カリウムやミネラル、ビタミンもバランスよく含み、むくみ予防や美肌効果が期待できます。手軽に食べられることからも常備しておきたい食材です。

副菜

手作りドライフルーツ

オーブンで短時間乾燥

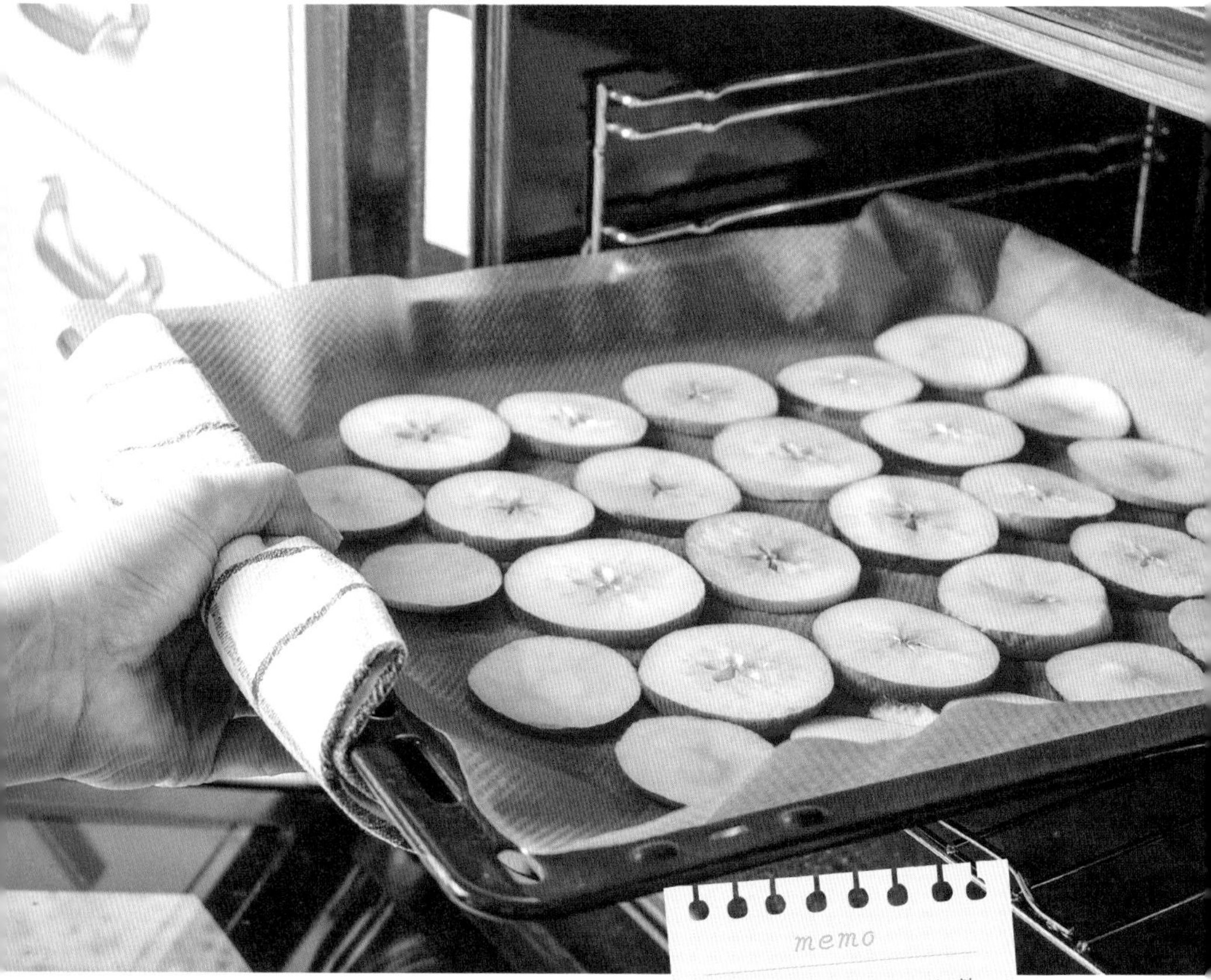

作り方（2人分）

好みのフルーツを、110℃に予熱したオーブンで加熱する。表面をカラッと仕上げたい場合は、さらに数時間天日干しをするとよい。

memo

切り方や食材によって加熱時間は異なるので途中様子を見ながら乾燥させましょう。手作りならではのジューシーな半熟乾燥もおすすめ。

ドライフルーツに向くフルーツ

ブドウ、キウイフルーツ、リンゴ、パイナップル、イチゴ、オレンジなど

主菜

ドライカレー

ドライフルーツの甘さがアクセント

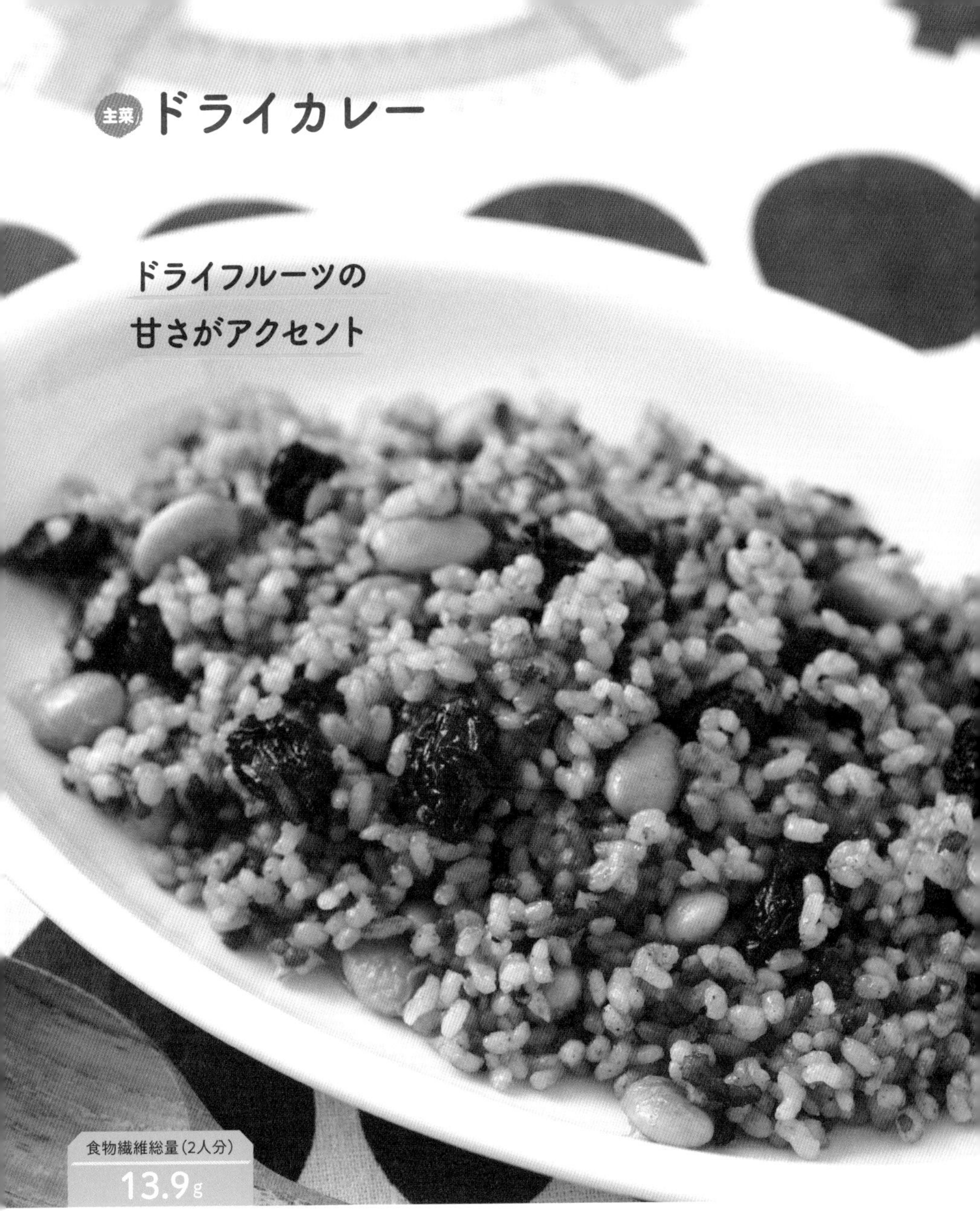

食物繊維総量（2人分）

13.9g

材料と作り方（2人分）

フライパンにサラダ油適量を熱し、牛ひき肉50g、ドライレーズン50g、サヤを除いた冷凍枝豆40gを中火で炒め、玄米ご飯茶碗2杯強を加えてさらに炒め合わせる。カレー粉大さじ1/2、ウスターソース大さじ1を加えて、しっかり混ぜ合わせ、塩、コショウ各適量で味を調える。

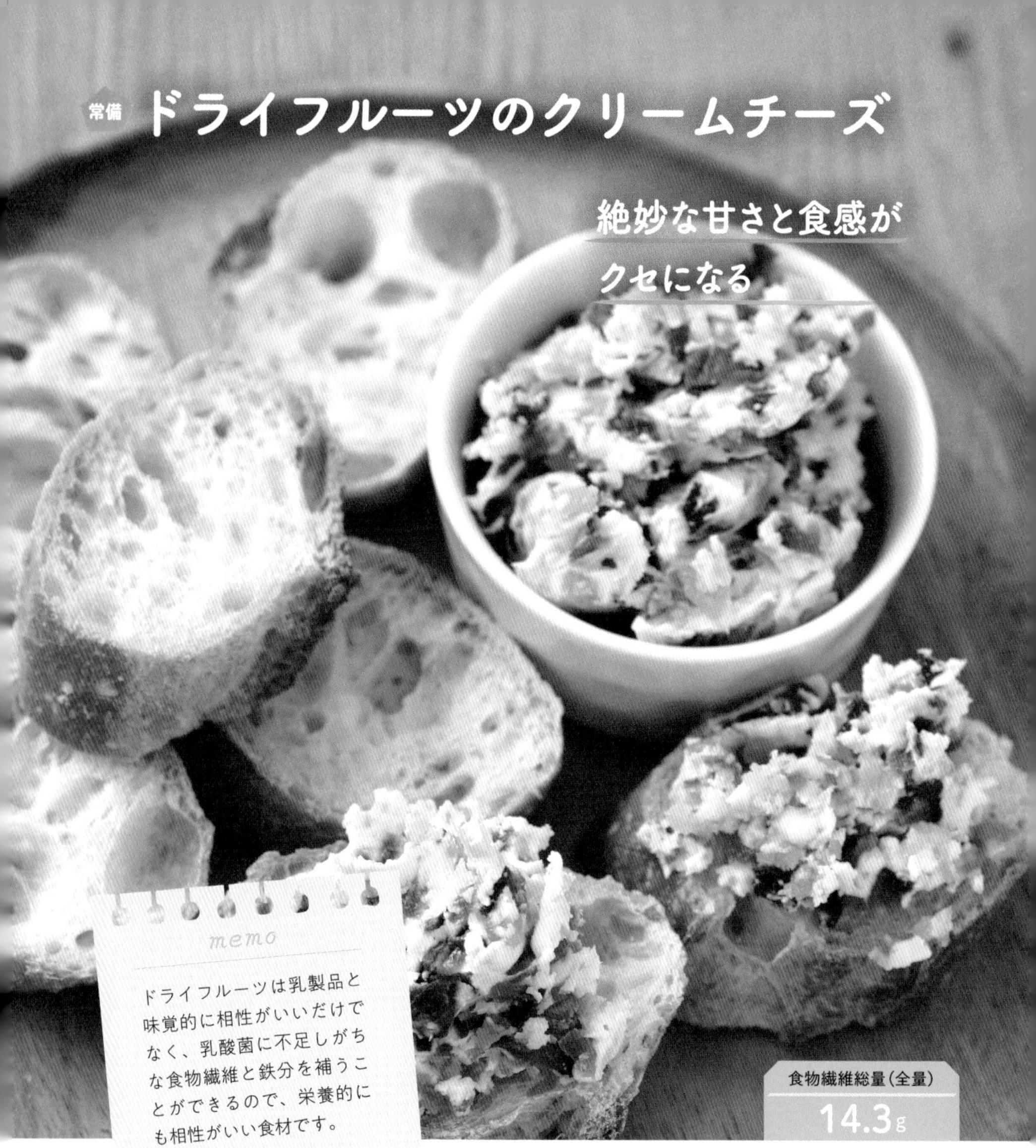

常備 ドライフルーツのクリームチーズ

絶妙な甘さと食感がクセになる

memo

ドライフルーツは乳製品と味覚的に相性がいいだけでなく、乳酸菌に不足しがちな食物繊維と鉄分を補うことができるので、栄養的にも相性がいい食材です。

食物繊維総量（全量）
14.3g

材料（作りやすい分量）

クリームチーズ…200g
ドライプルーン…100g
ドライアンズ…5個
クルミ…30g
レモンの絞り汁…小さじ2
フランスパン…適量

作り方

1 プルーン、アンズは粗みじん切りにする。クルミは粗く砕く。

2 ボウルに1、クリームチーズ、レモンの絞り汁を入れ、よく混ぜ合わせる。冷蔵庫に入れてしばらくなじませ、フランスパンなどにつけていただく。冷蔵庫で10日間保存可能。

納豆

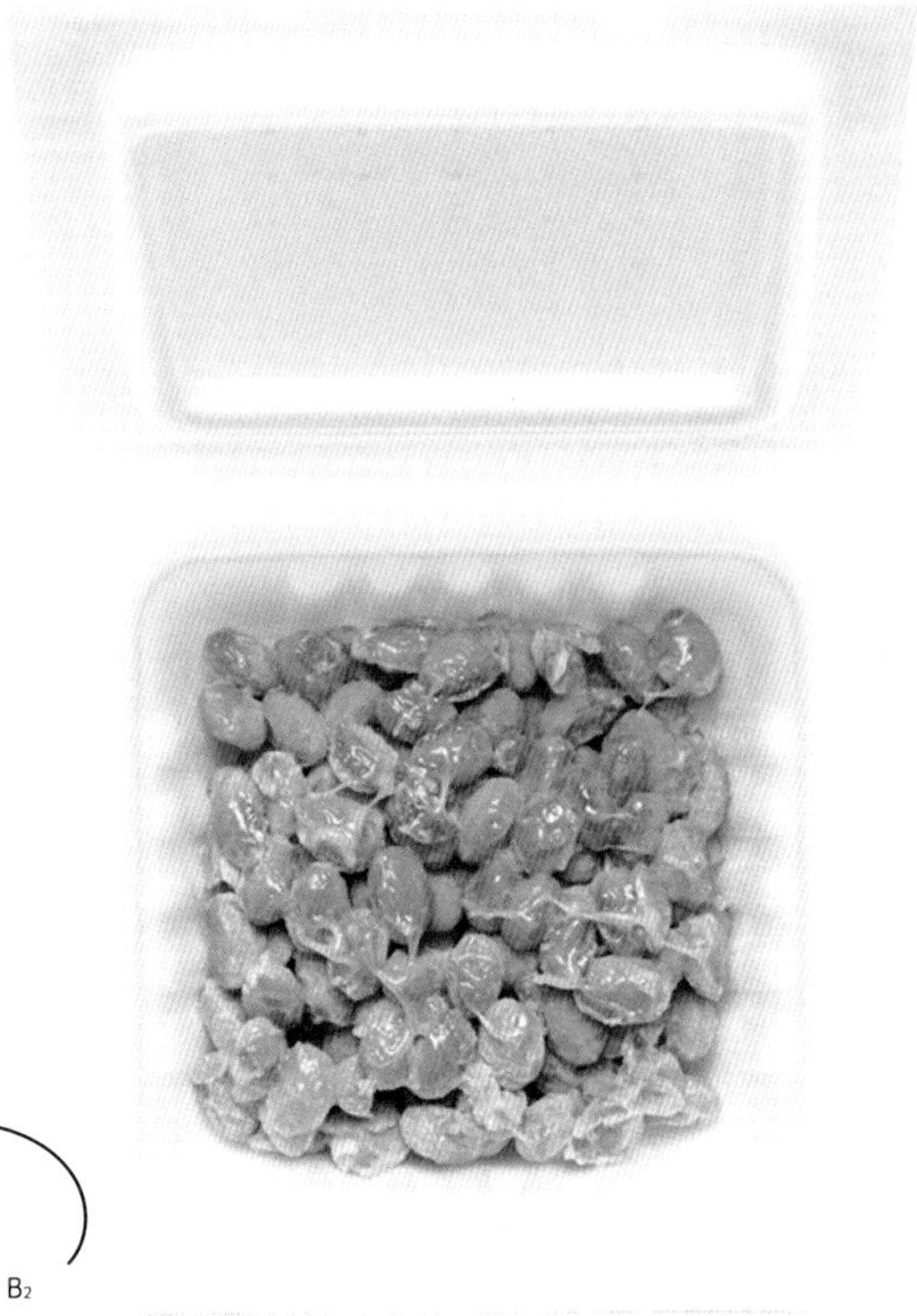

100gで
6.7g
の食物繊維
(1パック50g)

エネルギー：190kcal
/100g当たり
栄養：たんぱく質、
カリウム、ビタミンB_2

ネバネバパワーは おなかの 強い味方

納豆は蒸した大豆に納豆菌を加えて発酵させたもので、納豆菌そのものの働きとして、腸内環境を良好にします。また、大豆が原料なので長寿菌のエサになる食物繊維も豊富に含まれています。

この項では、24種類の変わり納豆をご紹介します。飽きることなく、毎日、納豆を食べ続けるためにこのレシピを活用してください。

変わり納豆24

食物繊維総量（1人分）
4.7g

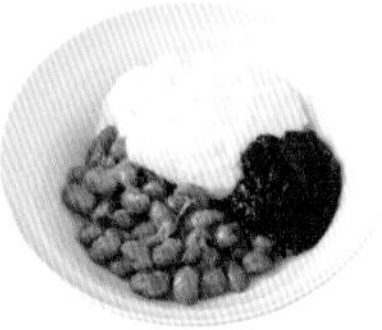

ナガイモ＋ノリ佃煮

材料と作り方（1人分）

ナガイモ30gはすりおろし、ノリの佃煮15gとともに納豆に乗せる。

食物繊維総量（1人分）
4.2g

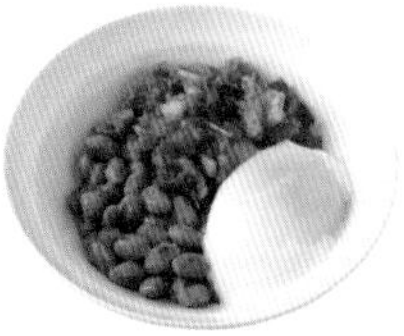

キムチ＋温泉卵

材料と作り方（1人分）

ハクサイキムチ30gは粗みじん切りにして、温泉卵（市販品）1個とともに乗せる。

食物繊維総量（1人分）
3.4g

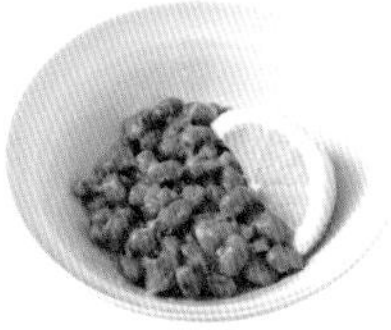

レモン＋オリーブ油

材料と作り方（1人分）

レモン1/8個は半月切りにして納豆に乗せ、オリーブ油適量をかける。

食物繊維総量（1人分）
4.6g

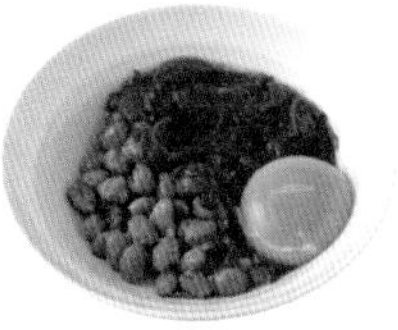

メカブ＋卵黄

材料と作り方（1人分）

メカブ40gと卵黄1個分を納豆に乗せる。

食物繊維総量（1人分）
4.0g

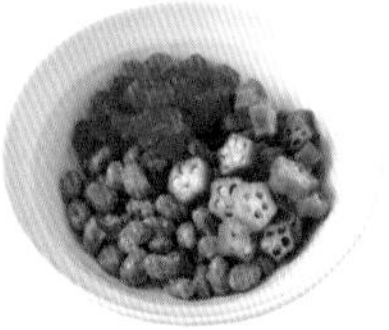

マグロ＋オクラ

材料と作り方（1人分）

マグロ（刺身用）4～5切れは5㎜角に切り、板ずりして小口切りにしたオクラ1本とともに納豆に乗せる。

食物繊維総量（1人分）
4.21g

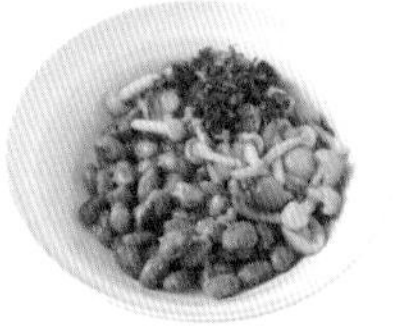

ナメコ＋青ジソ

材料と作り方（1人分）

ナメコ40gはゆでて水気をきり、粗みじん切りにした青ジソ1枚とともに納豆に乗せる。

食物繊維総量（1人分）
4.2g

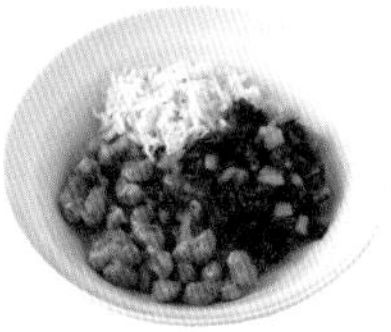

ホウレンソウ＋シラス

材料と作り方（1人分）

ホウレンソウ30gはゆでてざく切りにし、シラス15gとともに納豆に乗せる。

食物繊維総量（1人分）
4.0g

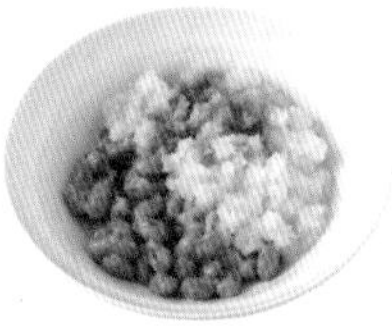

ダイコンおろし＋ポン酢

材料と作り方（1人分）

ダイコン50gはすりおろして納豆に乗せ、ポン酢適量をかける。

※食物繊維総量は納豆1パック（50g）を使った数値です。

食物繊維総量（1人分）
4.7g

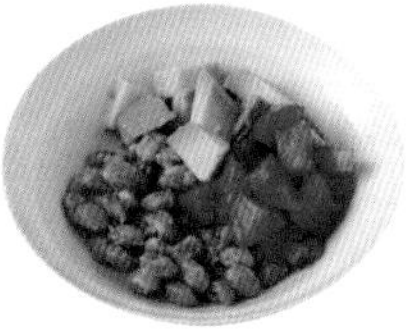

トマト＋アボカド

材料と作り方（1人分）

トマト20gとアボカド20gは1cm角に切り、納豆に乗せる。

食物繊維総量（1人分）
6.4g

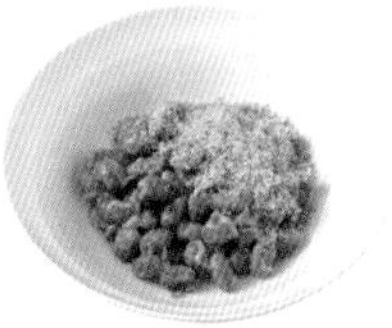

すりゴマ

材料と作り方（1人分）

すりゴマ（白）大さじ1を納豆にかける。

食物繊維総量（1人分）
4.5g

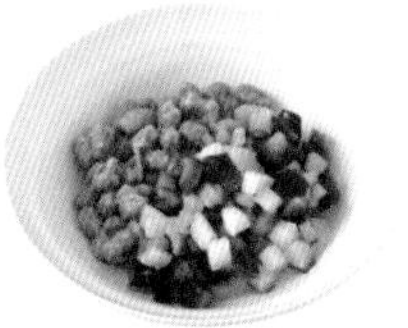

刻み漬物

材料と作り方（1人分）

お好みの漬物25gはさいの目切りにし、納豆に乗せる。

食物繊維総量（1人分）
4.0g

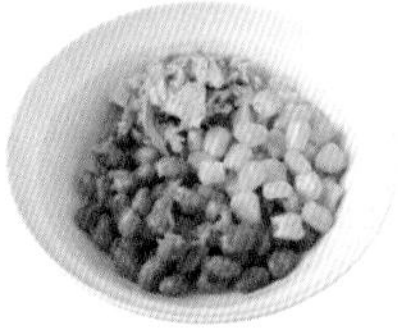

コーン＋ツナ

材料と作り方（1人分）

コーン缶詰（ホール状）20gとツナ缶詰20gを納豆に乗せる。

食物繊維総量（1人分）
3.8g

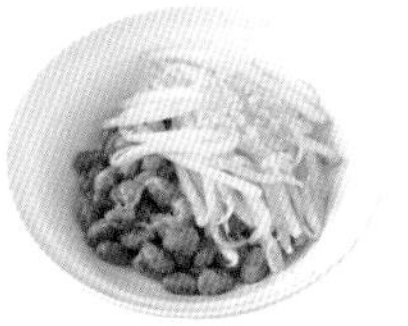

モヤシ＋ショウガ

材料と作り方（1人分）

モヤシ30gはさっとゆでて水気をきり、納豆に乗せて、粗みじん切りにしたショウガ5gを散らす。

食物繊維総量（1人分）
3.6g

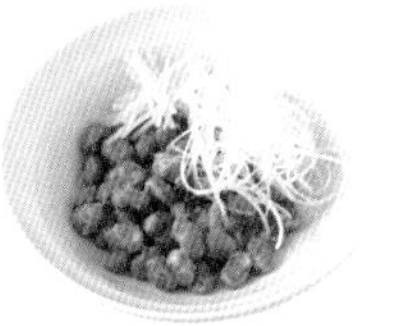

白髪ネギ＋ショウガ

材料と作り方（1人分）

長ネギ5gは白髪ネギにし、千切りにしたショウガ5gとともに納豆に乗せる。

食物繊維総量（1人分）
3.7g

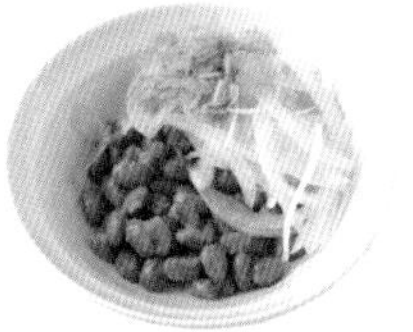

さらしタマネギ＋削り節

材料と作り方（1人分）

タマネギ20gは薄切りにして水にさらし、水気を絞って、削り節適量とともに納豆に乗せる。

食物繊維総量（1人分）
3.6g

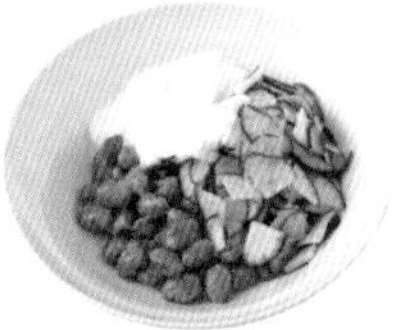

キュウリ＋ヨーグルト

材料と作り方（1人分）

キュウリ20gは薄いイチョウ切りにし、ヨーグルト大さじ1とともに納豆に乗せる。

食物繊維総量（1人分）
3.9g

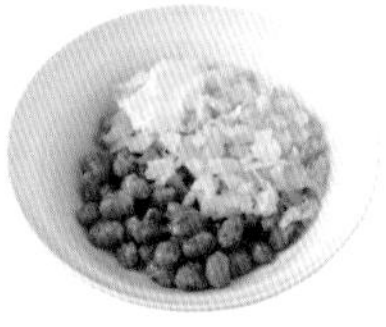

ゆでキャベツ＋からしマヨ

材料と作り方（1人分）

キャベツ30gはさっとゆでて粗みじん切りにし、納豆に乗せ、マヨネーズ、からし各小さじ1を混ぜて添える。

食物繊維総量（1人分）
3.4g

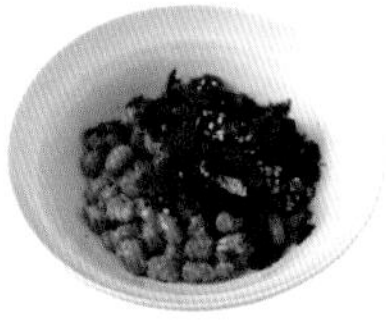

もみノリ＋ゴマ油＋塩＋ゴマ

材料と作り方（1人分）

もみノリ適量は納豆に乗せ、ゴマ油、塩、すりゴマ（白）各適量をかける。

食物繊維総量（1人分）
4.2g

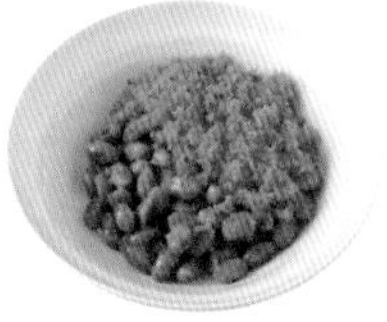

ニンジン＋オリーブ油＋塩＋コショウ

材料と作り方（1人分）

ニンジン30gはすりおろし、水気をきって、オリーブ油、塩、コショウ各適量と混ぜ合わせ、納豆に乗せる。

食物繊維総量（1人分）
3.6g

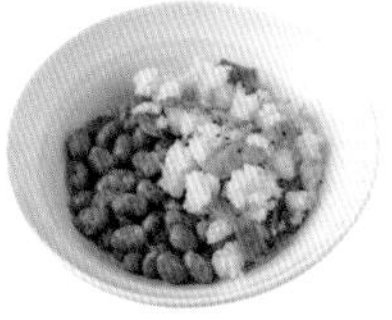

マッシュポテト＋ベーコン

材料と作り方（1人分）

ジャガイモ20gはゆでてつぶす。ベーコンは1cm幅に切って炒める。合わせて納豆に乗せ、お好みで粗びき黒コショウ適量をかける。

食物繊維総量（1人分）
4.5g

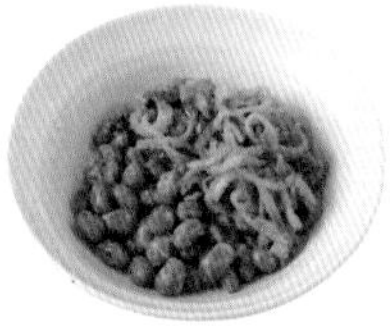

切り干しダイコンの煮物＋酢

材料と作り方（1人分）

切り干しダイコンの煮物30gを納豆に乗せ、酢適量をかける。

食物繊維総量（1人分）
4.0g

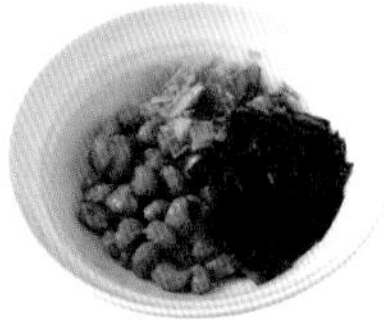

ワカメ（生）＋削り節＋ポン酢

材料と作り方（1人分）

ワカメ（生）20gは1cm角に切り、削り節2gとともに納豆に乗せ、ポン酢適量をかける。

食物繊維総量（1人分）
4.5g

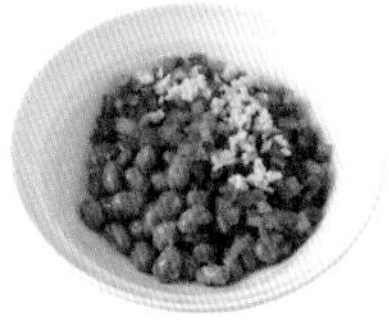

茎ワカメ（生）＋ショウガ

材料と作り方（1人分）

茎ワカメ（生）20gはみじん切りにして納豆に乗せ、みじん切りにしたショウガ5gを散らす。

食物繊維総量（1人分）
3.6g

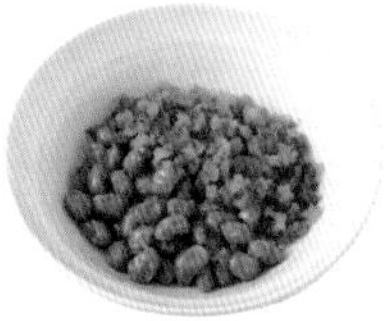

刻みピクルス

材料と作り方（1人分）

ピクルス15gは粗みじん切りにして納豆に乗せる。

酒粕

エネルギー：215kcal
/100g当たり
栄養：たんぱく質、食物繊維

板粕 1/3 枚で 100g

5.2g

の食物繊維

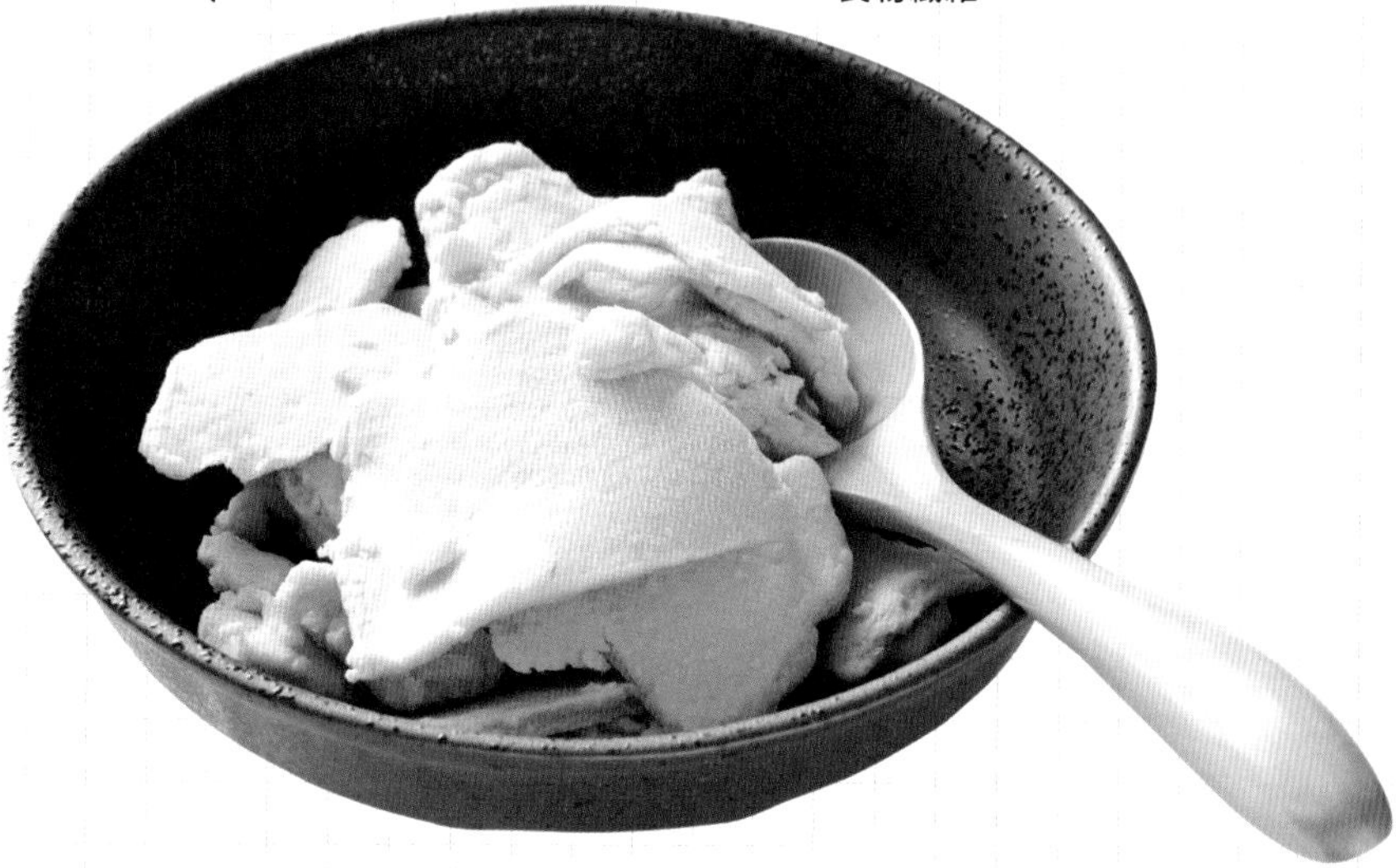

腸内環境を整える 今話題の 発酵食品

日本酒を作る際にできる酒《さけ》粕《かす》は、今注目されている発酵食品です。快便に役立つ食物繊維をはじめ、酵母やたんぱく質、ビタミンB群、ミネラル類、アミノ酸などが豊富に含まれており、体にいいのはもちろんのこと、美容にも効果があるとされています。

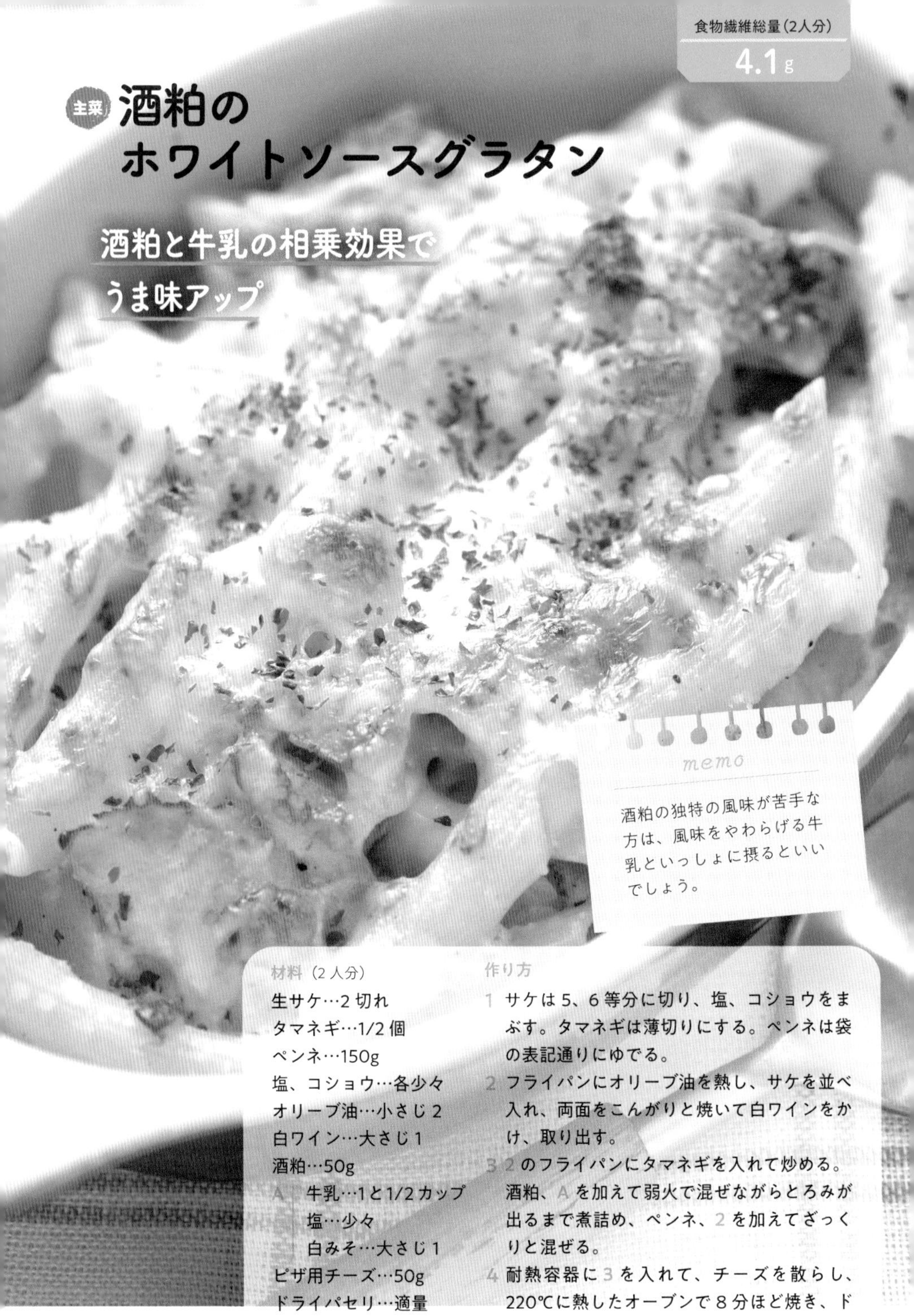

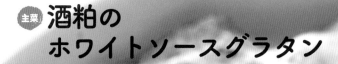

食物繊維総量（2人分）
4.1g

主菜

酒粕のホワイトソースグラタン

酒粕と牛乳の相乗効果でうま味アップ

memo

酒粕の独特の風味が苦手な方は、風味をやわらげる牛乳といっしょに摂るといいでしょう。

材料（2人分）

生サケ…2切れ
タマネギ…1/2個
ペンネ…150g
塩、コショウ…各少々
オリーブ油…小さじ2
白ワイン…大さじ1
酒粕…50g
A 牛乳…1と1/2カップ
　塩…少々
　白みそ…大さじ1
ピザ用チーズ…50g
ドライパセリ…適量

作り方

1 サケは5、6等分に切り、塩、コショウをまぶす。タマネギは薄切りにする。ペンネは袋の表記通りにゆでる。
2 フライパンにオリーブ油を熱し、サケを並べ入れ、両面をこんがりと焼いて白ワインをかけ、取り出す。
3 2のフライパンにタマネギを入れて炒める。酒粕、Aを加えて弱火で混ぜながらとろみが出るまで煮詰め、ペンネ、2を加えてざっくりと混ぜる。
4 耐熱容器に3を入れて、チーズを散らし、220℃に熱したオーブンで8分ほど焼き、ドライパセリを散らす。

食物繊維総量(2人分)
8.1g

副菜 豆乳粕汁

材料(2人分)

塩サバ…1切れ
ダイコン…10㎝
ニンジン…1/3本
長ネギ…1/3本
酒粕…50g
豆乳…1カップ
A　だし汁…1カップ
　　酒…小さじ2
B　薄口しょうゆ、塩…各少々

作り方

1 サバは4等分に切る。ダイコン、ニンジンは短冊切り、ネギは小口切りにする。
2 耐熱ボウルにちぎった酒粕を入れ、豆乳を加えて電子レンジで1分30秒ほど加熱し、だまがないようにしっかりと混ぜる。
3 鍋にAを入れてひと煮立ちさせ、サバ、ダイコン、ニンジンを加えてダイコンが柔らかくなったら、2を加えて全体に混ざったらネギを加えて煮、Bで味を調える。

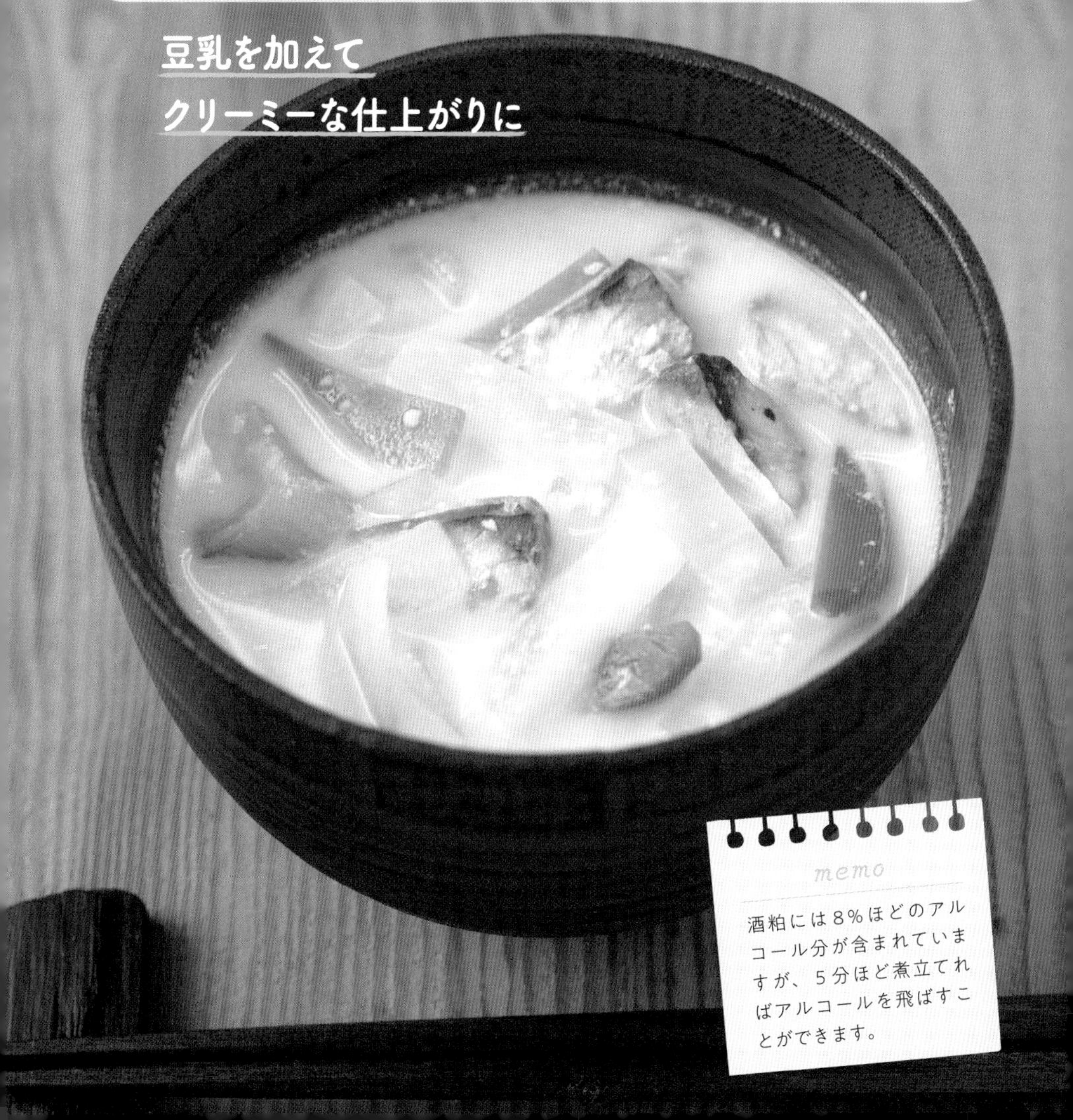

豆乳を加えて
クリーミーな仕上がりに

memo

酒粕には8%ほどのアルコール分が含まれていますが、5分ほど煮立てればアルコールを飛ばすことができます。

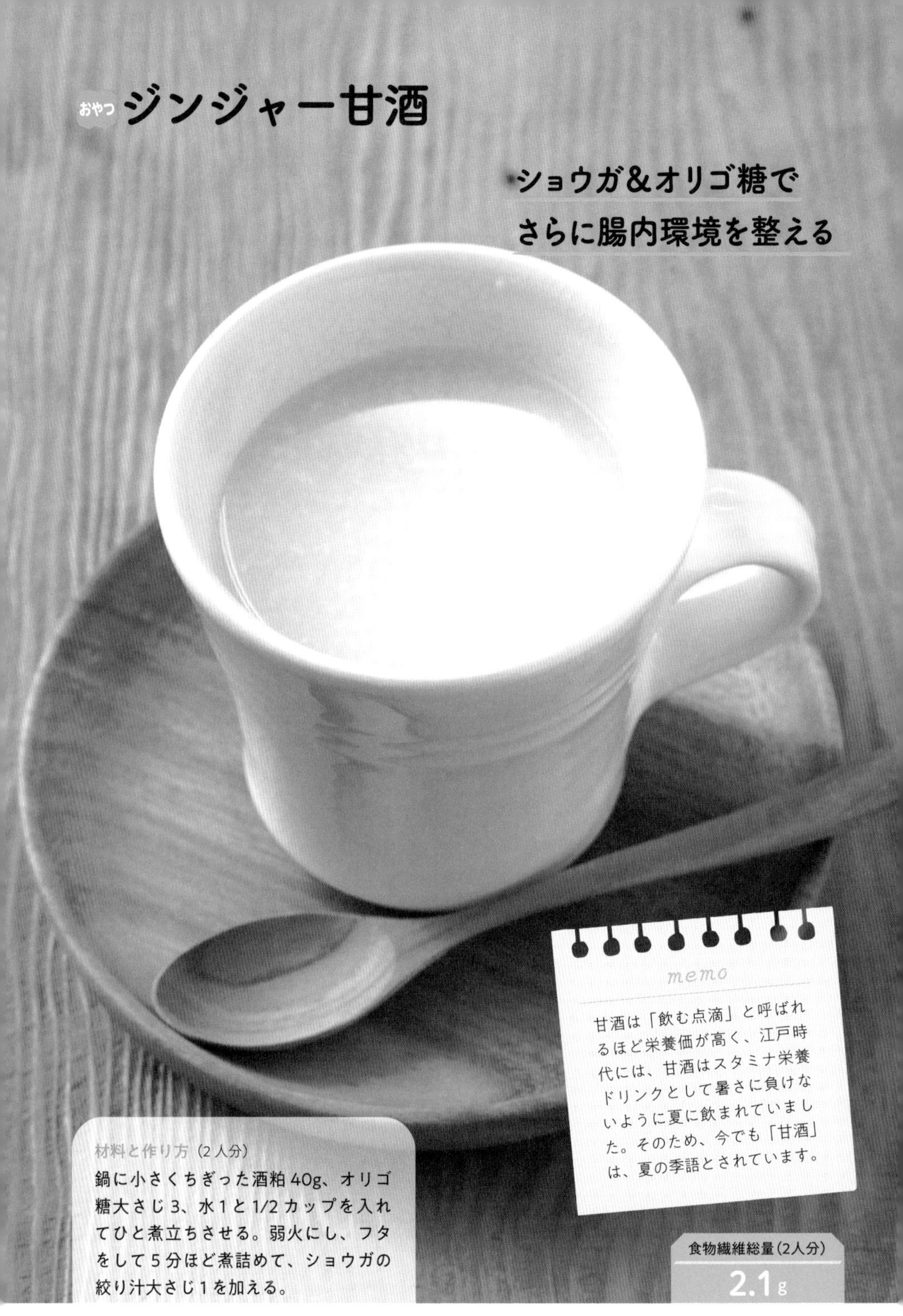

おやつ

ジンジャー甘酒

ショウガ&オリゴ糖で さらに腸内環境を整える

memo

甘酒は「飲む点滴」と呼ばれるほど栄養価が高く、江戸時代には、甘酒はスタミナ栄養ドリンクとして暑さに負けないように夏に飲まれていました。そのため、今でも「甘酒」は、夏の季語とされています。

材料と作り方（2人分）

鍋に小さくちぎった酒粕40g、オリゴ糖大さじ3、水1と1/2カップを入れてひと煮立ちさせる。弱火にし、フタをして5分ほど煮詰めて、ショウガの絞り汁大さじ1を加える。

食物繊維総量（2人分）

2.1g

手作りドリンク 23

生の野菜や果物には、食物繊維がたっぷり含まれています。でも、生の野菜や果物はかさがあり、たくさん食べることができません。

手作りドリンクにすることで、大量の食物繊維を効果的に摂ることができるのです。

なお、ジューサーは食物繊維を取り除いてしまうので、必ずミキサーを使いましょう。

食物繊維総量（1人分）
2.6g

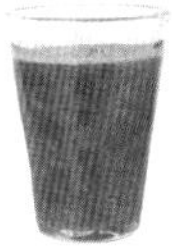

ニンジン

材料と作り方（1人分）

ニンジン…1/2本
パプリカ…1/2個
レモンの絞り汁
…小さじ1
水…3/4カップ

野菜をひと口大に切り、すべての材料をミキサーに入れてかくはんする。

食物繊維総量（1人分）
2.0g

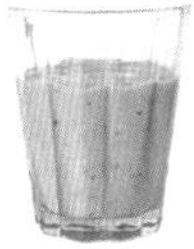

サツマイモ

材料と作り方（1人分）

サツマイモの輪切り
…2～3cm分
バナナ…1/2本
豆乳…60mℓ

サツマイモは電子レンジで加熱して柔らかくする。バナナをひと口大に切り、すべての材料をミキサーに入れてかくはんする。

食物繊維総量（1人分）
2.1g

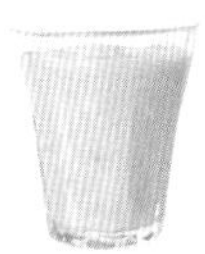

トウモロコシ

材料と作り方（1人分）

コーン缶（ホール状）
…30 g
バナナ…1本
牛乳…1/2カップ

バナナはひと口大に切り、すべての材料をミキサーに入れてかくはんする。

食物繊維総量（1人分）
4.1g

ゴボウ

材料と作り方（1人分）

ゴボウ…15～20cm
あんこ…30g
豆乳…1/2カップ

ゴボウは電子レンジで加熱して柔らかくし、すりおろしてすべての材料をミキサーに入れてかくはんする。

食物繊維総量（1人分）
2.5g

レンコン

材料と作り方（1人分）

レンコン…2/3節
ショウガ…1かけ
ハチミツ…大さじ1/2
水…1/2カップ

レンコンは電子レンジで加熱して柔らかくして野菜をひと口大に切り、すべての材料をミキサーに入れてかくはんする。

食物繊維総量（1人分）
2.0g

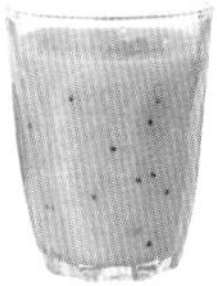

セロリ

材料と作り方（1人分）

セロリ…1/2本
キウイ…1/2個
水…1/2カップ

セロリとキウイはひと口大に切り、すべての材料をミキサーに入れてかくはんする。

食物繊維総量（1人分）
2.6g

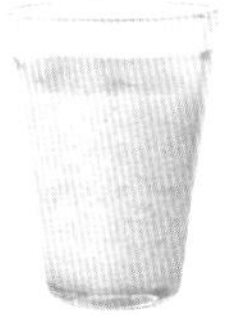

キャベツ

材料と作り方（1人分）

キャベツ…1～2枚
パイナップルの輪切り
…1～2枚
水…1/2カップ

キャベツとパイナップルはひと口大に切り、すべての材料をミキサーに入れてかくはんする。

食物繊維総量（1人分）
3.2g

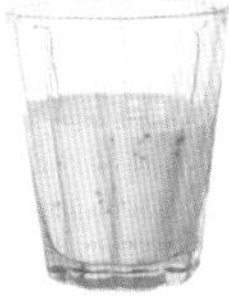

キャベツ

材料と作り方（1人分）

キャベツ…1～2枚
サツマイモの輪切り
…2cm
飲むヨーグルト（市販品）
…1/4カップ

サツマイモは電子レンジで加熱して柔らかくする。野菜をひと口大に切り、すべての材料をミキサーに入れてかくはんする。

食物繊維総量（1人分）
1.1g

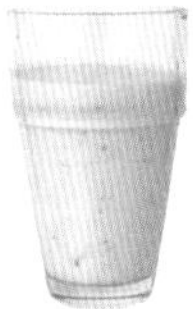

ヨーグルト

材料と作り方（1人分）

プレーンヨーグルト
…200g
キュウリ…1本

キュウリはひと口大に切り、すべての材料をミキサーに入れてかくはんする。

食物繊維総量（1人分）
0.1g

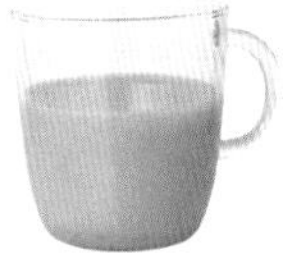

ショウガ

材料と作り方（1人分）

ショウガジャム
（81ページ参照）
…ティースプーン1杯分
ホットミルクティー
…3/4カップ

ミルクティーにショウガジャムを入れてよく混ぜる。

食物繊維総量（1人分）
2.0g

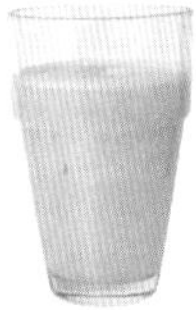

ショウガ

材料と作り方（1人分）

ショウガ…1～2かけ
ダイコンの輪切り…1cm
グレープフルーツ
ジュース…1/2カップ

ダイコンはひと口大に切り、すべての材料をミキサーに入れてかくはんする。

食物繊維総量（1人分）
5.1g

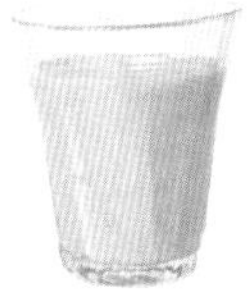

バナナ

材料と作り方（1人分）

バナナ…1本
すりゴマ（白）
…大さじ2
豆乳…3/4カップ

バナナはひと口大に切り、すべての材料をミキサーに入れてかくはんする。

食物繊維総量（1人分）
3.9g

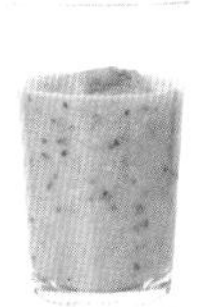

リンゴ

材料と作り方（1人分）

リンゴ…1/2個
ダイコンの輪切り…1cm分
黒酢…小さじ1
ハチミツ…大さじ1
水…1/2カップ

リンゴとダイコンはひと口大に切り、すべての材料をミキサーに入れてかくはんする。

食物繊維総量（1人分）
2.5g

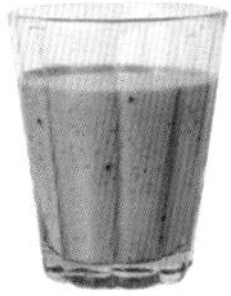

ヨーグルト

材料と作り方（1人分）

プレーンヨーグルト
…200g
冷凍ブルーベリー
…50 ~ 100g

すべての材料をミキサーに入れてかくはんする。

食物繊維総量（1人分）
0.5g

柑橘類

材料と作り方（1人分）

グレープフルーツ…1/4個
ミントの葉…3 ~ 4枚
炭酸水…1カップ

グレープフルーツはひと口大に切り、ミントとともにミキサーに入れてかくはんし、炭酸水を加え混ぜる。

食物繊維総量（1人分）
2.0g

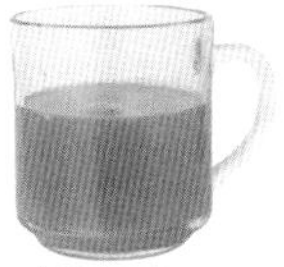

柑橘類

材料と作り方（1人分）

ミカンの絞り汁…2個分
スダチの絞り汁…大さじ2
ハチミツ…小さじ1
熱湯…1/2カップ

すべての材料を耐熱グラスに入れてよく混ぜる。

食物繊維総量（1人分）
6.9g

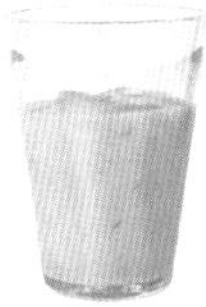

アボカド

材料と作り方（1人分）

アボカド…1/2個
モモの缶詰…モモ1個分
ヨーグルト…30g

アボカドとモモはひと口大に切り、すべての材料をミキサーに入れてかくはんする。

食物繊維総量（1人分）
1.6g

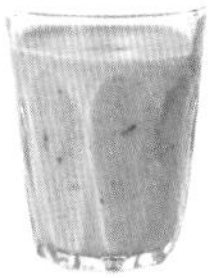

ドライフルーツ

材料と作り方（1人分）

ドライプルーン…2個
バナナ…1/2本
牛乳…3/4カップ

プルーンはひと口大に切り、水（分量外）少々とともに耐熱容器に入れて、電子レンジで加熱して柔らかくする。バナナをひと口大に切る。すべての材料をミキサーに入れてかくはんする。

食物繊維総量（1人分）
2.1g

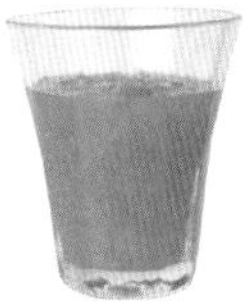

寒天

材料と作り方（1人分）

粉寒天…1g
マンゴージュース
…1カップ
レモンの絞り汁
…小さじ1

小鍋にすべての材料を入れて火にかけ、冷まして固める。

食物繊維総量（1人分）
1.9g

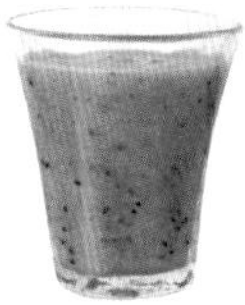

キウイフルーツ

材料と作り方（1人分）

キウイフルーツ…1/2個
キュウリ…1/2本
水…1/4カップ

キウイフルーツとキュウリはひと口大に切り、すべての材料をミキサーに入れてかくはんする。

食物繊維総量（1人分）
4.6g

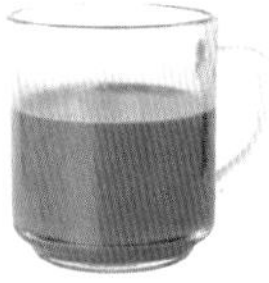

酒粕

材料と作り方（1人分）

酒粕…20g
ココア…大さじ1
牛乳…3/4カップ

小鍋にすべての材料を入れて加熱する。

食物繊維総量（1人分）
1.6g

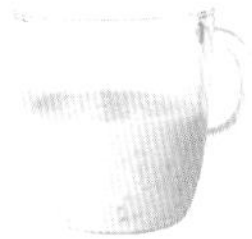

酒粕

材料と作り方（1人分）

酒粕…20g
バナナ…1/2本
牛乳…3/4カップ

バナナはひと口大に切り、小鍋にすべての材料を入れて火にかけ、バナナは木べらで軽くつぶす。

食物繊維総量（1人分）
1.9g

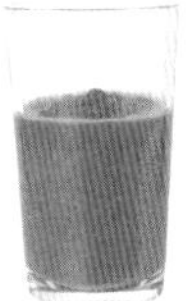

ドライフルーツ

材料と作り方（1人分）

ドライアンズ…2個
ニンジン…1/8本
水…1/4カップ

アンズはひと口大に切り、水少々（分量外）を加えて電子レンジで加熱して柔らかくする。ニンジンはひと口大に切る。すべての材料をミキサーに入れてかくはんする。

腸内環境を改善する そのほかの要素

ビタミンC

腸のぜん動運動を活発にする

ビタミンCといえば、レモンに代表される酸味の多い食品に多量に含まれていると思いがちです。しかし、レモンなど柑橘類の酸っぱさはクエン酸に由来しており、実はまったく酸味のない食品にも多量に含まれていることがあります（下の表参照）。

ビタミンCは、腸内のぜん動運動を活発にし、さらに便を柔らかくします。また、コラーゲンの生成を助け、メラニン色素の生成を阻害《そがい》して肌を美しく保つ効果や、免疫力を高める働きもあります。

しかし、体内に貯蔵できない栄養素なので、ビタミンCは毎日の食事で補う必要があります。

ただ、ビタミンCは加熱に弱い性質があります。野菜はさっと炒めて損失をおさえたり、果物なら生で食べたりと調理には工夫が必要です。

市販のサプリメントを使用するのもおすすめですが、ビタミンCを大量に摂ると下痢になる場合があるので注意が必要です。

ビタミンCの多い食品

グレープフルーツ、ユズ、レモン、ライム、オレンジ、カキ、
アセロラ、キウイフルーツ、トマト、グァバ、パパイヤ、
ブロッコリー、芽キャベツ、イチゴ、カリフラワー、ホウレンソウ、
マスクメロン、ブルーベリー、パセリ、ジャガイモ、サツマイモ

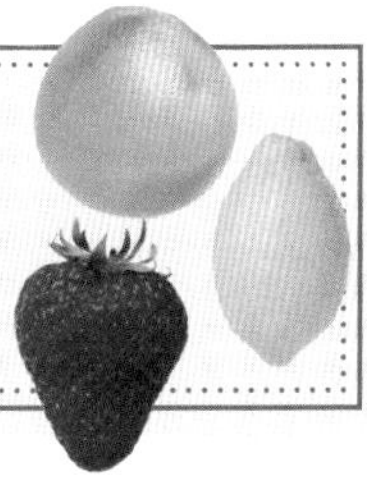

オレイン酸

血液をサラサラにする

オレイン酸とは、植物性脂肪や植物油に多く含まれる不飽和脂肪酸です。オリーブオイルやナッツ類、野菜であればアボカドなどに豊富に含まれています。

オレイン酸は、短時間では小腸で吸収されにくく、多めに摂ると大腸まで届き、腸を刺激して排便を促します。血中の悪玉コレステロールをへらし、善玉コレステロールをふやし、血液をサラサラにする効果もあります。そのため、動脈硬化や心臓病、高血圧の予防に有効とされています。

また、酸化しにくく、体内で発ガンのもととなる過酸化物質になりません。

先に挙げたオリーブオイルやナッツ類、アボカドなどは、さまざまな食材と合わせやすいので積極的に摂るといいと思います。

しかし、オレイン酸は脂肪酸の一種なので高エネルギーです。摂取するときは肉の量をへらし、野菜をふやすなど、総エネルギーを調整するといいでしょう。

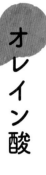

水

起床後コップ1杯の冷水で腸が動き出す

飲み物や食べ物から摂取した水の一部は大腸に届き、便に吸収されます。便を柔らかくし、スムーズな排便を促進するので、水分をきちんと摂取することは重要です。

野菜、汁物などから、１日に約１ℓ程度の水分は摂取できます。そのため、水は１日に1.5～２ℓを意識的に摂るといいでしょう。糖分の多いドリンクを避け、ミネラルが豊富なミネラルウォーターやお茶類をおすすめします。

ただし、夏場は発汗により腸に届く水分量がへるので、２ℓ以上の水を飲む必要があります。

また、１度に大量の水を飲むのは避けましょう。１度に大量の水を飲むとむくみの原因になります。水はこまめに分けて飲むようにしてください。

私がおすすめしたいのは、起床後すぐにコップ１杯（２００㎖）の冷水を飲むことです。空の胃が刺激されて大腸のぜん動運動が始まり、１日のはじめの腸の動きを促すことができます。なおその後は、必ず朝食を摂るようにしてください。

しかし、ストレスなどが原因とされるけいれん性便秘の方には、この方法は刺激が強すぎます。けいれん性便秘の方は、冷水ではなく常温の水に替えるといいでしょう。

カリウム

高血圧やむくみを防ぐ

カリウムはミネラルの1つで、海藻類や野菜、果物、肉類、魚類などほとんどすべての食品に含まれています。

主な働きとしては、体内の水分バランスの調節や筋肉の収縮を円滑に行います。

また、高血圧やむくみの原因となるナトリウムの排出を促します。

カリウムは、さまざまな食品をバランスよく摂取していれば、不足する心配はありません。

しかし、カリウム不足になると、高血圧や不整脈（脈が乱れること）、手のしびれなどの症状が出ます。下痢が続くときはカリウム不足に陥りやすいので注意しましょう。

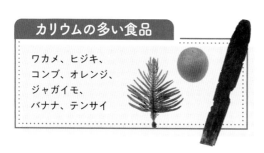

カリウムの多い食品

ワカメ、ヒジキ、
コンブ、オレンジ、
ジャガイモ、
バナナ、テンサイ

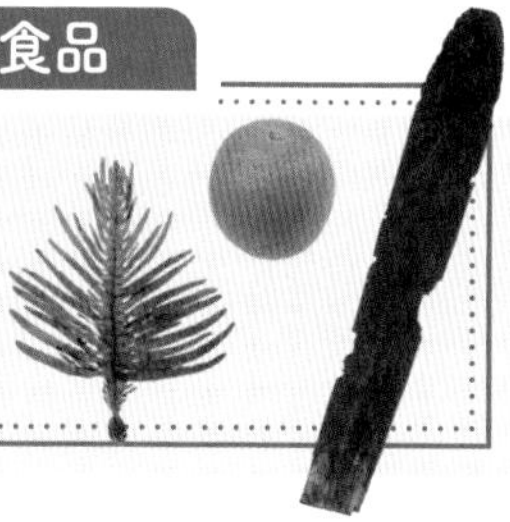

マグネシウム

お通じがよくなる

マグネシウムはミネラルの1つで、成人の体内に約30g存在し、その約6割は骨に含まれています。

主な働きは、カルシウムやリンとともに骨を形成すること。また、体内で300もの酵素（体内で起こる化学反応を促進する物質）の活性化を担っており、神経の興奮を鎮め、体内や血圧を調整します。

腸管の働きをよくする作用もあり、「塩類下剤」という下剤の一種に使われています。一時期ブームになった「にがりダイエット」というダイエットでは、にがりに大量に含まれるマグネシウムの働きによって、お通じがよくなり、ダイエット効果があるとされていました。

マグネシウムの多い食品

ゴマ、アーモンド、ヒジキ、コンブ、玄米、サツマイモ、にがり

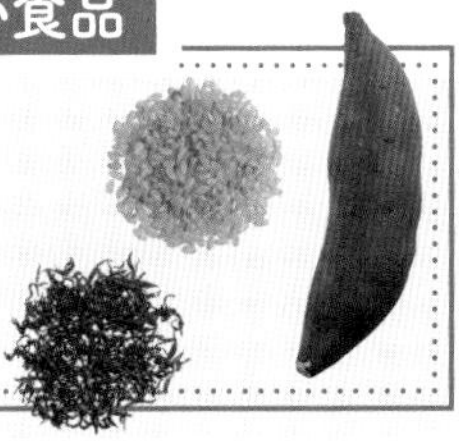

スタッフ

アートディレクション　石倉ヒロユキ
編集・執筆協力　吉田かずえ
デザイン　regia
写真　石倉ヒロユキ
料理制作　藤原美佐

本書は、マキノ出版より刊行された同名の書籍を再編集したものです。

体《からだ》が勝手《かって》にやせる食《た》べ方《かた》

監修者——辨野義己（べんの・よしみ）
発行者——押鐘太陽
発行所——株式会社三笠書房
〒102-0072 東京都千代田区飯田橋3-3-1
電話：(03)5226-5734（営業部）
：(03)5226-5731（編集部）
https://www.mikasashobo.co.jp
印　刷——誠宏印刷
製　本——若林製本工場

ISBN978-4-8379-2981-9 C0030

＊落丁・乱丁本は当社営業部宛にお送りください。お取替えいたします。
＊定価・発行日はカバーに表示してあります。